Neue Entwicklungen in der Dermatologie

Herausgegeben von
O. P. Hornstein, Erlangen
U. W. Schnyder, Zürich
J. Schönfeld, Heidelberg

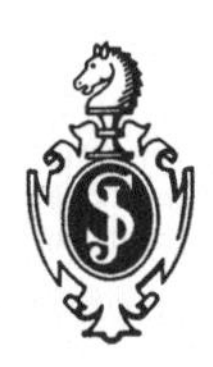

Springer-Verlag
Berlin Heidelberg New York Tokyo 1984

Inhalt

ISBN-13: 978-3-540-13553-1   e-ISBN-13: 978-3-642-69831-6
DOI: 10.1007/978-3-642-69831-6

Vorwort

Der ungemein rasche Fortschritt der medizinischen Wissenschaft läßt neue und scheinbar unumstößliche Erkenntnisse oft so schnell „veralten", daß es für den einzelnen Arzt immer schwieriger wird, die Übersicht über den aktuellen wissenschaftlichen Stand seines Fachgebietes zu behalten. Auch umfangreiche Handbücher sind wegen der sich zunehmend verkürzenden „Halbwertszeit" des medizinischen Wissens bei aller Unentbehrlichkeit nur ein begrenztes Gegengewicht dieser Entwicklung. Dagegen vermögen kürzere Abstände überblickende Reviews zu aktuellen diagnostischen und therapeutischen Problemen Informationslücken zu überbrücken und Zusammenhänge herzustellen, die bei punktueller Fortbildung leicht übersehen würden. Daher sind die Herausgeber des „Zentralblatts für Haut- und Geschlechtskrankheiten" und der Springer-Verlag seit 1977 dazu übergegangen, jedem Heft des Zentralblatts ein auf neuestem Stand befindliches, von einem Experten seines Gebietes geschriebenes Review voranzustellen.

Da die Zentralblätter seit jeher nur einen relativ kleinen, besonders in Kliniken und Instituten tätigen Leserkreis haben, kommt die in den Reviews enthaltene Informationsfülle kaum zur Kenntnis der praktizierenden Hautärzte. Es war daher wünschenswert, auch diesen Kollegen in den letzten Jahren erschienene Reviews gesondert zugänglich zu machen.

Der vorliegende kleine Band enthält 11 in den letzten Jahren erschienene Übersichtsarbeiten, die sich mit neuen therapeutischen Entwicklungen befassen oder die dermatologische Arzneimitteltherapie aus heutiger Sicht kritisch bewerten. Rezente neue Informationen wurden gegebenenfalls als kurzes Addendum angefügt. Es ist im Sinne der Herausgeber des Zentralblatts und des Springer-Verlags, auf diese Weise aktuelle, sowohl für die Klinik als auch für die Praxis relevante Aspekte der heutigen Dermato-Therapie einem sachverständigen Leserkreis zu vermitteln.

O. P. Hornstein   U. W. Schnyder   J. Schönfeld

Grundlagen der Therapie mit äußerlichen Arzneizubereitungen

M. Hundeiker

Zentrum für Dermatologie, Andrologie und Venerologie
am Klinikum der Justus Liebig-Universität Gießen

Zusammenfassung

Die Grundprinzipien der äußerlichen Arzneitherapie, die Systematik der Externa, wichtige Grundlagentypen und Wirkstoffgruppen, Interaktions- und Nebenwirkungsmöglichkeiten ihrer Bestandteile werden in einer Übersicht dargestellt. Die physikalischen Eigenschaften und Wirkungen der Vehikel sind insbesondere bei akuten entzündlichen Krankheiten, bei äußerlicher Behandlung im Unterschied zur systemischen Chemotherapie von wesentlicher Bedeutung. Sie müssen bei der Rezeptur und Anwendung externer Zubereitungen berücksichtigt werden.

Summary

The essentials of external dermatotherapy are delineated in a short review: Systematics of topical medicaments, important types of vehicles, additives and active agents, interactions and side effects. In the external pharmacotherapy, especially in the therapy of acute inflammatory diseases of the skin, the physical properties of vehicles are rather important in contrast to systemic pharmacotherapy. They must be taken into consideration in formulation and application of external therapeutics.

Einleitung

Entsprechend der besonderen Zugänglichkeit des Hautorgans ist das Spektrum der therapeutischen Methoden in der Dermatologie breiter als in anderen Fächern. Zur systemischen Pharmakotherapie, zur Strahlen- und Lichttherapie, zu physikalischen und operativen Methoden kommt als spezielles Element hinzu die externe medikamentöse Therapie. Diese wird auch von Nichtdermatologen viel geübt, aber selten beherrscht. Zu den Aufgaben des Dermatologen gehört es, ebenso wie als Lehrer den Studenten auch als Consiliarius den jeweils in anderen Dingen erfahrenen Kollegen gegenüber eine rational begründete äußerliche Behandlung zu vertreten (vgl. *Braun-Falco,* 1975). Darin muß auch der Nichtspezialist eine genügend sichere Basis bekommen, wenn er nicht durch ungezielte Maßnahmen Schaden anrichten soll. Die wichtigsten Gebrauchsbücher der Dermatotherapie (vgl. z.B. *Korting,* 1977; *Barker* u. *Millard,* 1979; *Steigleder,* 1981) sprechen vor allem den werdenden oder bereits praktizierenden Dermatologen an. Sie setzen dementsprechend hinsichtlich der Grundprinzipien manches voraus. Dieser Sektor erfordert ständig Aktualisierung durch Übersichten (vgl. z.B. *Schneider,* 1960; 1973; 1975; *Lüders,* 1975; *Tronnier, Hundeiker,* 1979).

Grundlagen der externen Therapie

Die Einsatzmöglichkeiten äußerlicher Medikamente sind abhängig von der zu erreichenden Schichttiefe des Gewebes (vgl. *Stüttgen,* 1981). Bei Lokaltherapeutica spielen physikalische Wirkungen eine viel größere Rolle als bei einer systemischen Behandlung. Bei enteraler oder parenteraler Pharmakotherapie dienen Trägersubstanzen oder Lösungsmittel meist nur als indifferente Hilfsstoffe. In der äußerlichen Behandlung dagegen haben die „Grundlagen" (Vehikel) wesentlichen Anteil an der therapeutischen Gesamtwirkung. Dies bedingt zugleich, daß individuelle Zubereitungen häufig vorteilhaft gegenüber Fertigpräparaten sind. Je akuter eine entzündliche Hautkrankheit, desto größer ist die Bedeutung der reinen „Grundlagen" (Extrembeispiel: feuchter Umschlag). Je chronischer die Krankheit, desto größer ist die Bedeutung des reinen „Wirkstoffes" (Extrembeispiel: reiner Teer ohne „Vehikel"). Die „Wirkstoffe" haben dabei mehr echte pharmakologische Effekte, die „Grundlagen" mehr physikalisch-chemische Wirkungen (vgl. *Schneider,* 1975; *Tronnier,* 1975; *Ippen,* 1978; *Krebs,* 1980). Hierzu zwei Beispiele:

Bei *akuten nässenden* Hautveränderungen strebt man eine Austrocknung an. Dies geschieht z.B. beim feuchten Umschlag („feucht auf feucht") ausschließlich physikalisch durch unterschiedliche Temperatur und Feuchtigkeit („Dochtwirkung") in Haut, Externum und Umgebung. Von eventuell zugesetzten „Wirkstoffen" sind keine wesentlichen Effekte zu erwarten; denn sie können kaum gegen den Wasserstrom in die Haut permeieren. Bei *chronischen* Entzündungen hingegen soll die Grundlage einen geschlossenen Film auf der Haut bilden und die Abdunstung verhindern. Sie führt dadurch zur Aufquellung der Hornschicht, Aufhebung der „Barrierefunktion" der Epidermis und Umkehrung des Flüssigkeitsstromes. Infolgedessen dringen inkorporierte Wirkstoffe aus der Grundlage besser in die Haut. Man kann die Penetration noch verstärken, indem man mit einer Plastikfolie dichtschließend abdeckt (Okklusiv-Verband).

Aus dem Zustand der Haut und den verfügbaren Vehikeln ergeben sich also die klassischen Prinzipien der externen Therapie entzündlicher Dermatosen:

Tabelle 1: Akuitätsgerechte Behandlung von Dermatosen

Stadium der Krankheit	*Behandlungsprinzip*
Akut (Bläschen, nässende Erosionen)	Feuchte Umschläge. Weniger macerierend sind feuchte Umschläge über „Öl" („Zinköl-feucht") oder feuchte Umschläge über Öl über Pinselung („Pyoctanin-Zinköl-feucht", bei Infektionen). Kurz: „Feucht auf feucht" („Vehikel als Arznei").
Subakut (Papeln, Erythem, Schwellung)	Feuchte Umschläge über Paste oder über Pinselung; dann Paste über Pinselung; schließlich Paste allein (Vehikel und Arznei wirken). ö/w-Cremes.
Chronisch (Lichenifikation, Schuppung)	Salben über Pinselung; dann allein w/ö-Emulsionssalben oder lipophile (Fett-)Salben; dann wirkstofftragende Externa unter Okklusiv-Verband; schließlich z. B. reiner Teer (ein Beispiel für „Arznei als Vehikel").

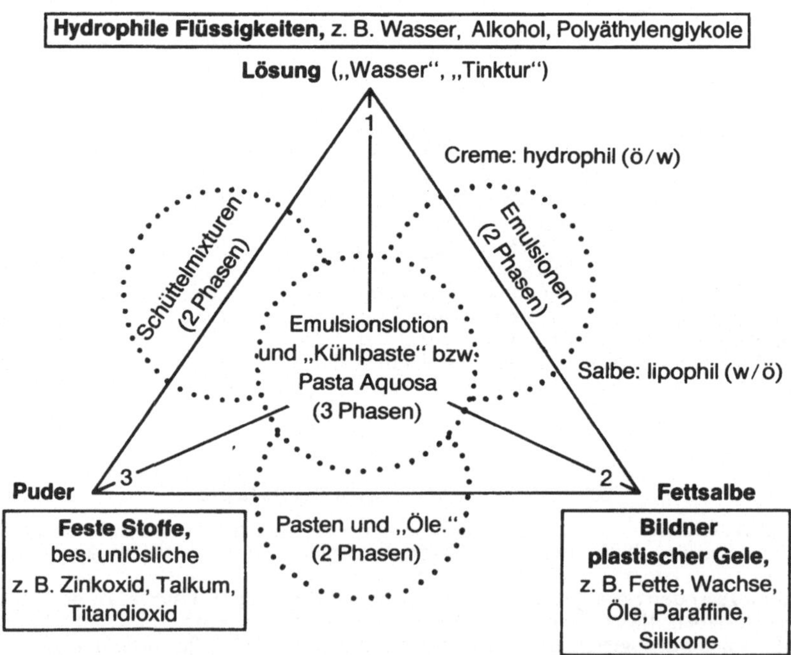

Abb. 1. Möglichkeiten der Zusammensetzung von Externa, dargestellt als „Phasendreieck." Die Ecken (1, 2, 3) geben die „reinen" Phasen wieder; auf den Verbindungslinien sind die zwei- und dreiphasigen Zubereitungen aufgetragen. Eine dreiphasige „Kühlpaste" ist gewissermaßen eine „Creme" mit suspendierten Feststoffen.

Zubereitungsformen äußerlicher Arzneimittel

Die Einarbeitung von Wirkstoffen in Externa zwingt zu Kompromissen zwischen der für den jeweiligen Hautzustand physikalisch idealen Grundlage und den Löslichkeitsverhältnissen der Wirk-Substanz; denn Voraussetzung für ihre Wirkung sind die Freisetzung aus der Grundlage (Liberation), die Aufnahme in das Epithel (Absorption) und u.U. das Eindringen in tiefere Schichten (Permeation). So können z.B. Glucocorticoide gut in reine Paraffinkohlenwasserstoffe inkorporiert werden, werden daraus jedoch nicht so gut freigesetzt wie aus Emulsionen. Deshalb haben die meisten Fertigpräparate kompliziert zusammengesetzte Grundlagen als Vehikel für die jeweiligen Wirkstoffe. Dafür werden Hilfsstoffe der Galenik benötigt: Lösungsvermittler, Emulgatoren, Konservantien. Die prinzipiellen Möglichkeiten der Zusammensetzung von Externa sind in der Schemazeichnung Abb. 1, die sich daraus ergebenden Grundtypen äußerlicher Medikamente in Tabelle 2 zusammengestellt (vgl. *Brandau,* 1977, sowie *Führer,* 1973; *Lüders,* 1975; *Schneider,* 1975; *Marghescu,* 1975; *Tronnier,* 1975; *Hundeiker,* 1979; *Nürnberg,* 1979; *Jörs,* 1980; *Ude,* 1982).

Tabelle 2: Systematik der äußerlichen Arzneizubereitungen

Zubereitungsform	Definition und Charakteristika	Anwendungsgebiet	Vorteile	Nachteile
1. Lösungen	Dünnflüssige Lösungen von Arzneistoffen in hydrophilen Lösungsmitteln, wie Wasser oder niederen Alkoholen	Akute entzündliche Dermatosen (vesiculöses, nässendes Ekzem) oder entzündliche Schwellung	Hemmung der Krustenbildung, Kühleffekt („Dochteffekt" auf Sekretfluß)	Starke Austrocknung, schmerzhafte Spannung, wenn die Flüssigkeit nicht stetig ersetzt wird
Feuchte Verbände (Feuchtigkeit muß verdunsten können)	Wasser ohne oder mit desinfizierendem oder Gerbstoffzusatz	s. oben	s. oben	Maceration bei langer Anwendung
2. Tinkturen	Dünnflüssige Lösungen von Arzneistoffen, oder Drogenauszüge mit alkoholischen oder anderen niedrig siedenden Lösungsmitteln; auch in Verdünnungen mit Wasser	Chronische infiltrierte und lichenifizierte Herde; vesiculäre Veränderungen, besonders im Palmar- und Plantarbereich, auch an behaarten Körperstellen, Nagelbett u.s.w.	Penetrationsbeschleunigung; schnelle Austrocknung; keine störenden Auflagerungen	Manchmal Brennen beim Auftragen, vorübergehende Reizung (dann u. U. Alkoholkonzentration verringern durch Wasserzusatz!)
3. Lotionen	Frei fließende Suspensionen von Pulvern in hydrophilen Lösungsmitteln oder in Emulsionen, vorzugsweise des Typs O/W. Die Bezeichnung wird auch für mehr als 2-phasige Flüssigkeiten benutzt	Subakute Entzündung mit geringer Exsudation; von Maceration bedrohte Hautareale (z. B. submammär); auch bei flächenhaftem Pruritus	Wirken wie ein „flüssiger Puder": Kühleffekt, leichte Verteilbarkeit, geringere Austrocknung	Austrocknung, u. U. Krustenbildung mit Exsudat
Schüttelmixtur (mit Pinsel aufzutragen)	Feste Phase in wäßriger Phase dispergiert ohne stabilisierende Zusätze			

Tabelle 2 (Fortsetzung)

Zubereitungs-form	Definition und Charakteristika	Anwendungs-gebiet	Vorteile	Nachteile
4. Öle	Bei Raumtemperatur frei fließende Lösungen, sowie Suspensionen von Pulvern, in fetten Ölen oder fettartigen Grundstoffen	Akute bis subakute Entzündung. Kombinierbar mit Farbstoff-Lösungen und feuchten Umschlägen	weniger macerierend als feuchte Verbände allein, schnell austrocknend, dadurch kühlend	Krustenbildung, schwer entfernbar, vor Therapiewechsel Abölen oder Abbaden nötig
5. Salben	Streichfähige, praktisch wasserfreie Zubereitungen.	Hyperkeratotische Veränderungen. Erweichen und Ablösen von Krusten. Lichenifikation; alle Formen „trockener Haut"	Aufweichender Effekt auf die Hornschicht; abdeckend. Hydrophobe Salben können besonders einfach (ohne allergenpotente Hilfsstoffe) zusammengesetzt sein	Geringe Verdunstung, Wärmestau. Einschränkung der Perspiratio insensibilis (zu dicke Salbenschicht vermeiden!)
Hydrophobe Salben	Salben aus fettartigen Grundstoffen, in die sich kaum Wasser einarbeiten läßt			
Hydrophile Salben	Salben aus unterschiedlichen Grundstoffen, die Emulgatoren enthalten und Wasser aufnehmen können			Bei hydrophilen Salben mit Wollfettemulgatoren und Konservierungsstoffen besteht höhere Allergisierungsgefahr, besonders bei Dauerpatienten (Ulcus cruris!)
6. Cremes	Streichfähige, nichttransparente Zubereitungen aus Fetten oder fettartigen Grundstoffen und Wasser.	Dermatitiden ohne keratotische Veränderungen; subakute bis subchronische Dermatitiden	Gut dosierbar. Zuführung von Feuchtigkeit und „Fett" zugleich	Trotz „Fettanteil" durch Emulgatoren und Wasseranteil austrocknend. Galenisch komplizierter als Salben (Emulgatoren, Konservantien)
Lipophile Cremes	Cremes vom Typ Wasser in Öl			
Hydrophile Cremes	Cremes vom Typ Öl in Wasser			
Amphiphile Cremes	Cremes vom Typ einer Mischemulsion			

Tabelle 2 (Fortsetzung)

Zubereitungs-form	Definition und Charakteristika	Anwendungs-gebiet	Vorteile	Nachteile
7. Gele	Streichfähige, transparente Zubereitungen aus „gerüstbildenden" Quellstoffen und Flüssigkeit, die Arzneistoffe enthalten können	Therapie an Stellen, die leicht abwaschbare optisch unauffällige Mittel erfordern, z. B. im Haar, oder festhaftenden mechanisch beanspruchbaren Wirkstoff-Film, z. B. an Extremitäten. Übergänge zu „flüssigen Pflastern"	Besonders leicht und gleichmäßig verteilbar, leicht abwaschbar. Ausgeprägt kühlende Wirkung nach Auftragen, verbleibender wirkstoffhaltiger Film, abwaschbar	Galenisch komplizierte Zubereitungsformen, bei organischen Quellstoffen mit Konservantien und allergenpotenten Hilfsstoffen; nur geringe Wirkstoffliberation nach Antrocknen
Lipogele	Wasserfreie „Gele" aus fetten oder fettartigen Grundstoffen			
Hydrogele (Gel im engeren Sinne)	Wasserreiche Gele, die praktisch frei von Fetten oder fettartigen Substanzen sind. Evtl. Alkoholzusatz			
Emulsionsgele	Wasserhaltige Gele, die Fette oder fettartige Grundstoffe und wie Cremes Emulgatoren enthalten.			
8. Pasten	Noch streichfähige Zubereitungen mit hohem Gehalt an suspendiertem Pulver	Bei circumscripten akuten (z. B. Herpesbläschen) und bei flächigen erythematösen Herden; zur Langzeittherapie, Nachbehandlung chronisch verlaufender Hautkrankheiten und zur Anwendung an intertriginösen Stellen. Abdecken unbeteiligter Haut bei Ulcus- oder Warzenbehandlung	Vereinigt die Vorzüge von Schüttelmixtur und Salbe: Arzneiträger mit Oberflächenwirkung, langer Haftung und langsamer Wirkstoffabgabe. Keine Einschränkung der Perspiratio insensibilis. Aufnahme von Sekreten bei mäßiger Austrocknung (Kühleffekt)	Schlecht entfernbar, außer „Dreiphasenpasten". Bei Krustenbildung evtl. Wärmestau. Pasten müssen mindestens 1 × tgl. aufgetragen werden
Lipophile Pasten	Pasten auf der Basis von Salbengrundlagen, fetten oder fettartigen Grundstoffen oder lipophilen Cremegrundlagen			
Hydrophile Pasten	Pasten auf der Basis hydrophiler Cremegrundlagen oder Grundstoffe.			

Tabelle 2 (Fortsetzung)

Zubereitungs-form	Definition und Charakteristika	Anwendungs-gebiet	Vorteile	Nachteile
9. Puder	Pulver oder Pulvergemische, die geringe Mengen flüssiger oder halbfester Substanzen enthalten können	Wirkstoffhaltig auf Nähten und Wunden; sonst als Abdeckung, evtl. mit anderen (3. – 8.) Grundlagen als Haftunterlage	Einfache Zusammensetzung und Applikation, austrocknend und abdeckend. Aufsaugvermögen für Sekrete	Haftet allein kaum, bildet mit Sekreten oder Blut harte Krusten. Wenig Permeation inkorporierter Wirkstoffe. Mineralpuder dürfen nicht in die Tiefe gelangen (Fremdkörperreaktion)
Streupuder	Rieselfähiges Pulver	Aufstreuen auf Haut oder (steril) in (Operations-) Wunden		
Kompaktpuder	Puder in Festkörperform, deren Abrieb appliziert wird			
10. Sprays und Aerosole	Versprühbare Dermatica, die neben der Arzneizubereitung Treibgase enthalten können. Grundlagen 2 – 9 und 11 können mit eingearbeitet sein	Gleichmäßiger Wirkstoffauftrag bei Hautkrankheiten, bei denen physikalische Grundlagenwirkungen nicht angestrebt werden	Gleichmäßige Stoffverteilung, auch ohne verbleibende Grundlagenanteile	Wenig gezielte Applikation, u. U. Irritation durch rasch verdunstende Lösungsmittel oder Treibgas; teuer
11. Pflaster	Zubereitungen, die als fester Film auf der Haut haften und Arzneistoffe enthalten können	Scharf umschriebene längeranhaltende Wirkstoffapplikationen; Befestigung anderer Wirkstoffträger, Verbände, Okklusion. Bei flüssigen Pflastern Übergang zu „Gelen"	Wirkstoffe werden einfach und genau angewandt.	Irritation durch Klebstoffe, Maceration, bakterielle und Pilzinfektionen unter „feuchter Kammer" bei manchen Zubereitungen ist zusätzliche Befestigung mit Heftpflaster nötig.
Feste Pflaster	Gewebe oder Folien mit Klebemasse und evtl. Wundauflage aus Mull, Zellstoff o. ä. Wundauflagen wie auch Klebemassen können Arzneistoffe enthalten			
Flüssige Pflaster, Lacke, Firnisse	Dünnflüssige Zubereitungen filmbildender Substanzen, die nach raschem Verdunsten der Lösungsmittel einen elastischen Film auf der Haut hinterlassen und Arzneistoffe enthalten können	s. oben	besonders genaue Applikation	leichtes Eintrocknen der einmal geöffneten Flasche. Geringe Eindringtiefe des Lackes.

Tabelle 2 (Fortsetzung)

Zubereitungs-form	Definition und Charakteristika	Anwendungs-gebiet	Vorteile	Nachteile
12. Temporärer Hautersatz	Folien oder spongoide Platten aus natürlichen Kolloiden oder synthetischem Material (z. B. Polyurethan)	Vorübergehende Deckung von Ulcera oder Wunden	Spätere endgültige Hautdeckung unter besseren Bedingungen; Wundreinigung, Granulationsanregung	Arbeitsaufwendig, gelegentlich Unverträglichkeiten
13. Therapeutische Badezusätze	Zubereitungen von flüssiger bis fester Konsistenz, die in wäßriger Verdünnung als Teil- oder Vollbad verwendet werden und Arzneistoffe enthalten können	Großflächige Schuppen- und Krustenablösung, Aufbringen und gleichmäßige Einwirkung z. B. von Fetten oder Gerbstoffen, Vorbereitung anderer externer Maßnahmen (bessere Permeation)	Gleichmäßige Wirkstoffverteilung, Entfernung von Auflagerungen ohne mechanische Beanspruchung	Großer Verlust-Anteil, u. U. schwierige Anwendung bei wenig mobilen Patienten
14. Therapeutische Kopfwäschen	Zubereitungen waschaktiver Substanzen, die mit Wasser an der behaarten Kopfhaut angewendet werden, mit eingearbeiteten Wirkstoffen	Bei Kopfhautkrankheiten. Schuppen und Krustenlösung, Entfernung anderer Externa-Grundlagen aus dem Haar.	Gleichmäßige Stoffverteilung, angenehmste Anwendung gegenüber anderen Grundlagen	Großer Verlustanteil, z. T. sehr umweltschädliche Bestandteile, wie z. B. incorporierte Cadmium- oder Selensalze

Tabelle 3: Funktionelle Gruppierung der Externagrundlagen

Mueller (1979) hat eine Klassierung vorgeschlagen, die auf der Mischbarkeit der Grundstoffe mit Fetten bzw. mit Wasser beruht. Damit lassen sich ihre wesentlichsten Eigenschaften auf der Haut, wie Abwaschbarkeit, Okklusiv- und Kühleffekt, erklären. Wesentlich dabei ist die Trennung der W/O- und der O/W-Emulsionen durch die Einschaltung der Klasse der „amphiphilen" Externa.

L = lipidmischbar, W = wassermischbar, O = Okklusiveffekt, K = Kühleffekt.

	L	W	O	K
1. Lipophile Externa				
Wasserfreie und Wasserhaltige	+	–	+ + +	–
„Quasi-Emulsionen"	+	–	+ +	(+)
lipophile Emulsionen (W/O)	+	–	+ +	–
2. Amphiphile Externa				
Emulgierbare Externa (→ W/O) nicht abwaschbar	+	(+)	+ +	–
Emulgierbare Externa (→ O/W) abwaschbar	+	+	+	–
Polyäthylenglykole	(+)	+	–	–
3. Hydrophile Externa				
hydrophile Emulsionen (O/W)	–	+	(+)	+
Hydrogele	–	+	–	+ +
„Cutansuspensionen" (Lotionen)	–	+	–	+ +

Bausteine für Rezepte: Einfache Grundlagen und geeignete Zusätze

Wichtige weiterführende Übersichten dieses Gebietes aus letzter Zeit stammen von *Schneider* (1973), *Tronnier* (1975), *Lüders* (1975), *Rohde* et al. (1976), *Tronnier* u. *Schmohl* (1982), *Ude* (1982). Die folgende Darstellung folgt dem Prinzip des Phasendreiecks (Abb. 1). Sie ergänzt Tabelle 2.

Einphasige Zubereitungen

Flüssigkeiten

Feuchter Umschlag mit Wasser, physiologischer Kochsalzlösung oder verdünntem Alkohol. Antimikrobielle Zusätze: $KMnO_4$ wird rezeptiert als 20%ige wäßrige Lösung, zu verdünnen bis zu einer hellrosa Farbe; $AgNO_3$ wird rezeptiert als 5%ige wäßrige Lösung, 1 : 100 zu verdünnen. — Rezeptbeispiel 1.
Pinselung mit wäßriger oder alkoholischer Lösung. Antimikrobielle Zusätze sind vor allem Triphenylmethanfarbstoffe: Pyoctanin als 0,5% — 2%ige wäßrige Lösung, evtl. mit 1%igem Na-Bicarbonat gepuffert (weniger reizend), für Mundschleimhaut auch in 70%igem Äthanol; Brillantgrün als 1% — 2%ige wäßrige Lösung; Fuchsin als 1%ige alkoholische Lösung. — *Solutio Castellani* DRF enthält Acid. boric. 1,0, Aceton 6,0, Resorcin 10,0, alkoholische Fuchsinlösung 10,0. Aqua phenolat. ad 100. Sie ist breit antimikrobiell wirksam, aber nicht auf erosiven Flächen anwendbar; ihr Resorcin kann gelegentlich allergisieren. Als farbloser „Kompromiß" kann „Solutio Castellani DRF sine colore", d.h. ohne Fuchsin, verschrieben werden. Eine Abwandlung der *Tinctura Arning* wirkt ebenfalls antimikrobiell, auch antiphlogistisch. Sie enthält Tumenol. ammon. (ähnlich, aber farblos: Leukichthol) 4,0, Anthrarobin 1,0, Äther 10,0, Tinct. Benzoes ad 30,0; vor Gebrauch schütteln. Achtung: Alkoholische Lösungen brennen auf erosiven Flächen! — Rezeptbeispiel 2.

Bildner plastischer Gele

Öle oder *Fette,* wie Oliven- oder Erdnußöl, Jojobawachs (teuer, aber ohne Konservierung haltbar), Vaseline. Vaselinhaltige Salben nicht im Gesicht anwenden (Mineralölakne)! Zahlreiche Wirkstoffzusätze sind möglich (Tetracyclinvaseline z.B. ist die einfachste, risikolose Antibioticasalbe). — Rezeptbeispiel 3.
Vaseline ist ein plastisches Kohlenwasserstoffgel aus einer Mischung flüssiger und fester verzweigtkettiger und cyclischer Paraffine. In geringen Mengen sind auch aromatische Kohlenwasserstoffe und n-Paraffine mit Kohlenstoffketten von C_{22} bis C_{23} enthalten. Diese bauen ein netzartiges Festkörpergerüst auf, das im wesentlichen aus submikroskopisch zusammenhängenden Fransenmizellen besteht (vgl. *Nürnberg,* 1979). Trotz einiger physiologischer Nachteile gehört auch heute noch Vaseline zu den meist verbreiteten Salbengrundlagen oder es stellt zumindest einen wesentlichen Faktor in kombinierten Rezepturen dar. Diese Beliebtheit verdankt sie neben ihrer chemischen Stabilität und Indifferenz vor allem ihren ausgezeichneten physikalischen Eigenschaften, ihrer guten Konsistenz und außerdem ihrer geringen Allergenität.
Gemische von Bildnern plastischer Gele (einphasig): Ungt. Alcoholum lanae DAB 7 aus Wollwachsalkoholen 6,0, Cetylstearylalkohol 0,5, Vaseline ad 100. — Ungt. emulsificans DAB 7 (hydrophile Salbe) aus emulgierendem Cetylstearylalkohol 30,0, Paraffin. subliquid. 35,0 und Vaseline ad 100,0. — Ungt. Diachylon DAB 6 aus Bleipflaster 40,0 und Vaseline ad 100,0. Häufige Wirkstoffzusätze sind Salicylsäure 3% — 10%, Schwefel 2% — 30% (nicht in Ungt. Diachylon: Pb-Sulfid-Bildung!), Teere bis zu Pix lithanthracis, jeweils ca. 2% bis 10% bei chronischen Ekzemen. — Rezeptbeispiel 4 und 5.

Feste Stoffe (Puder)

Zinkoxid, Talcum, Titandioxid, auch Stärke. Wo Fremdkörperreaktionen vermieden werden müssen, verwendet man Milch- oder andere Zucker, auch als Grundlage antimikrobieller Puder. Vorwiegend antimikrobielle Arzneizusätze sind Salicylsäure 3% bis 5%, Schwefel 5% bis 10%, Vioform 5% — 10%. — Rezeptbeispiel 6.

Zweiphasige Zubereitungen

Schüttelmixturen („flüssige Puder"): Lotio alba aquosa DRF besteht aus Zinkoxid 20,0, Talcum 20,0. Glycerin 30,0, Wasser ad 100,0. — Lotio alba spirituosa DRF besteht aus Zinkoxid, Talcum, Glycerin, Spiritus dilutus, Wasser ana ad 100,0. Zusätze: Schwefel, Teere, Vioform. Dermatologische *Öle* und *Pasten* (Puder in Öl oder Fett): Ol. zinci DRF besteht aus Zinkoxid und Olivenöl a̅a̅: häufige Arzneizusätze sind Brillantgrün 1%, Schwefel 5 — 10%, Teere 3 — 20%. — Pasta zinci DAB 7 besteht aus Zinkoxid 25,0, Reisstärke 25,0, Vaseline ad 100,0. Arzneizusätze sind Resorcin, Salicylsäure, Teere (z.B. Tumenol 2% — 10% in der Ekzembehandlung). — Rezeptbeispiel 7 und 8.
Emulsionen aus hydrophilen und lipophilen Phasen (s. Tabelle 2. Nr. 5 — 7): Ungt. Alcoholum Lanae aquosum DAB 7 besteht aus Wollwachsalkoholsalbe und Wasser a̅a̅ (Wasser-in-Öl). Arzneizusätze: Glucocorticoide, Teere. — Ungt. emulsificans aquosum DAB 7 besteht aus Ungt. emulsificans (s.o.) 30,0, Wasser ad 100,0 (Typ Öl-in-Wasser). Arzneizusätze: Salicylsäure, Schwefel, Teere, Glucocorticoide. — Rezeptbeispiel 9.
Ob der Wirkstoff in der hydrophilen oder lipophilen Phase der Grundlage enthalten ist, beeinflußt stark Verteilung und Eindringen. Durch die Talgdrüsen ist die Permeations-Kontaktfläche für die lipophile Phase größer (vgl. *Ude,* 1982).

Dreiphasige Zubereitungen

Pastae aquosae sind Kühlpasten: Pasta zinci mollis DRF besteht aus Zinkoxid 30,0, Olivenöl 20,0, Lanolin (wasserhaltig) ad 100,0. Arzneizusätze: antipsoriatisch Dihydroxyanthranol 0,125% — 5% jeweils mit

0,4% Salicylsäure als Konservans, das zusätzlich antimikrobiell und antiekzematisch wirkt: Salicylsäure 2% − 10%, Schwefel 5% − 30%, Tannin 2% − 10%, Teere oder Schieferöle (z.B. Lanaftal oder Tumenol) 5% − 20%. − Insbesondere bei Patienten mit Beinleiden, die häufig gegen Wollwachsalkohole usw. allergisiert sind (vgl. *Hornstein* u. *Schreiber*, 1973; *Eberhartinger* u. *Schmiedel*, 1975; *Ebner* u. *Lindemayr*, 1977; *Hundeiker*, 1979; 1980), kann als Pastengrundlage statt Pasta zinci mollis auch eine durch Zusatz von bis 20% Oleum arachidis (Erdnußöl) weicher gemachte und mit dem indifferenten Aerosil (SiO$_2$) stabilisierte harte Zinkpaste (DAB 7) benutzt werden; sie ist nahezu universal verwendbar. − Rezeptbeispiel 10.

Tabelle 4: Rezeptbeispiele

1. Silbernitrat
    Wasser ad
    M. f. Solut. D. ad. Vitr. nigr.
    S. : 1 : 100 verdünnen!
	2,5
	100,0
		Bei akuten erosiv nässenden infizierten oder superinfektionsgefährdeten Dermatosen, rasch lindernd, breit antimikrobiell, ohne Allergiegefahr. Nachteil: Wäscheverfärbung. Umschlag stets feucht halten.

2. Pyoctanin
    Natr. bicarbon.
    Wasser ad
    M. f. Solut.
    S. zum Aufpinseln auf die Haut
	1,0
	1,0
	100,0
		Breit antimikrobiell gegen Bakterien wie Pilze, zugleich juckreizlindernd. Kann unter zahlreichen anderen Mitteln wie Ölen oder Pasten angewendet werden. Praktisch keine Allergiegefahr, gut verträglich. Nachteile: Nicht in offene Wunden (proliferationshemmend), intensive Färbung.

3. Pix Lithanthracis
    Schwefel āā
    Schmierseife
    Vaseline āā ad
    M. f. Ungt. Wilkinson
	17,5
	100,0
		Stärkste „radikale" Salbe bei chronischen Ekzemen, ekzematisierten hyperkeratotischen Mykosen (über Farbstofflösung!), u. U. inveterierten Psoriasisherden. Bis zu 5 Tagen unter Verband einwirken lassen. Nachteile: Farbe, Geruch.

4. Dihydroxyanthranol
    Salicylsäure
    Vaseline
    M. f. Ungt.
    S.: Psoriasissalbe zum Einreiben
    (nicht in die Augen bringen!)
	0,5
	0,4
	100,0
		Typische Psoriasissalbe, sicherstes Präparat für diese Indikation. Dihydroxyanthranol (= Anthralin, Cignolin) wird von 0,05% bis zu mehreren Prozent immer erst dann verdoppelt, wenn kein Fortschritt der Besserung erkennbar ist. Nachteile: Reizung, Verfärbung der Wäsche. Gute Erfolge sind auch z. T. erzielt worden durch Kurzzeiteinwirkung hoher Konzentrationen mit anschließendem Abbaden.

5. Salicylsäure
    Ricinusöl q.s.
    Ungt. Diachylon ad
    M. f. Ungt.
    S.: zum Einreiben
	5,0
	100,0
		Zum Ablösen von Hyperkeratosen, besonders z. B. bei chronischen Ekzemen, Mykosen, Psoriasis an Händen oder Fußsohlen. Nicht mit Schwefel kombinieren! Bleigehalt!

6. Vioform
    Zinkoxid
    Talkum āā ad
    M. f. Pulvis
    S.: Streupulver
	3,0
	50,0
		Bei oberflächlichen nässenden infizierten Veränderungen. Achtung: Mineralpuder nicht unter die Oberfläche geraten lassen (Fremdkörperreaktion).

7. Tannin
    Schwefel
    Zinkpaste DAB 8
    Olivenöl ad
    M. f. Pasta
	2,0
	5,0
	75,0
	100,0
		Milde antiinflammatorische, antiekzematöse und antimikrobielle Paste, z. B. bei subakuten mikrobiell-entzündlichen Veränderungen, wie Windeldermatitis, Candidiasis, auch über Farbstofflösung.

8. Tumenol
    Zinkpaste DAB 8
    Olivenöl ad
    M. f. Pasta
    S.: dünn einreiben
	5,0
	75,0
	100,0
		Milde „Ekzempaste" mit breiter Wirkung, besonders bei atopischer Dermatitis. Kann mit Farbstofflösungen unterlegt werden.

9. Hydrocortisonacetat
    Ungt. Alcohol. lanae
    aquos. ad
    M. f. Ungt.
	1,0
	100,0
		Wirtschaftliches Glucocorticoidexternum (wie Fertigpräparate: nicht zur Daueranwendung!).

Tabelle 4 (Fortsetzung)

10. Dihydroxyanthranol	0,5	Psoriasispaste bei akuten stark entzündlichen Veränderungen, bei denen eine Vaselingrundlage (Beispiel 4) nicht der Akuitätsphase (Tab. 1) entsprechen und zu stark reizen würde.
Salicylsäure	0,4	
ol. olivar.	20,0	
Past. zinci dur. DAB ad	100,0	
M. f. Pasta		
S.: Psoriasispaste, dünn einreiben		
(nicht in die Augen bringen)		

Die rezeptierten Mengen müssen dem Bedarf bis zur Wiedervorstellung entsprechen (vgl. „Salbenmännchen". Abb. 2).

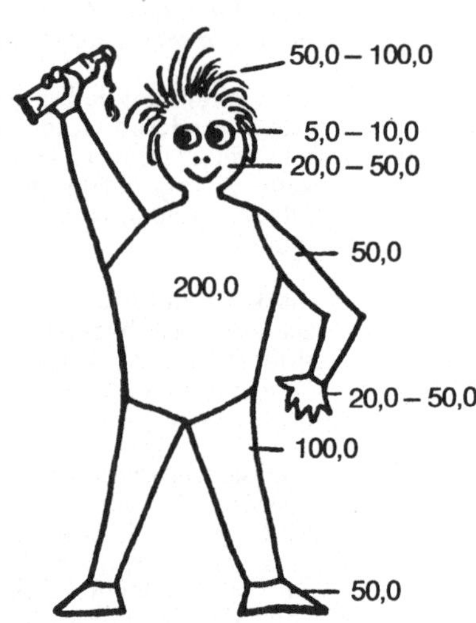

Abb. 2. Übliche Mengen bei der Verordnung von Salben (nach *Lembeck*). Bei der Behandlung des ganzen Körpers sind täglich 80.0 bis 100.0 erforderlich!

Wichtige Wirkstoffe für Externa-Rezepturen

Antimikrobiell, antimykotisch (unspezifisch): Schwefel $KMnO_4$, (nur schwach), $AgNO_3$, Rivanol; Chinoline (z.B. Vioform, Xeroform); vor allem aber Triphenylmethanfarbstoffe: Fuchsin, Brillantgrün, Pyoctanin (Gentianaviolett) (vgl. *Paetzold,* 1980). – Zu vermeiden sind halogenierte Salicylanilide an lichtexponierten Stellen wegen Sensibilisierungsgefahr sowie organische Quecksilberverbindungen wegen der Gefahr erheblicher Schwermetallabsorption.
Antibakteriell (spezifisch): Tetracycline. Eigentlich sollten extern nur solche Mittel eingesetzt werden, die nicht systemisch verwendet werden; die Ausnahmestellung der Tetracycline beruht auf ihrer geringen allergenen Potenz. Weniger günstig sind in dieser Hinsicht Chloramphenicol oder Aminoglykosid-Antibiotica. Zu vermeiden ist die äußerliche Anwendung von Sulfonamiden an lichtexponierten Stellen (Photoallergien; *Ippen,* 1976), von Mafenid oder Penicillin.
Antimykotisch (spezifisch): Miconazol, Econazol, Clotrimazol, Amphotericin B. Mit weniger breitem Spektrum gegen Dermatophyten lokal Tolnaftat, systemisch Griseofulvin, gegen Hefen Nystatin lokal, systemisch mit breiter Wirkung Ketoconazol.
Antiparasitär: Hexachlorcyclohexan. Chorphenotan.
Antipsoriatisch: Dihydroxyanthranol (Anthralin, Cignolin). Chrysarobin ist heute wegen toxischer Begleitstoffe nicht mehr im Gebrauch. Tioxolon eignet sich besonders für den Kopfhaarbereich.
Antiphlogistisch und antiproliferativ wirken *Schieferöle* und *Teere* sowie *Glucocorticoide.*
Teere sind Gemische von Phenolen und cyclischen Kohlenwasserstoffen. *Schieferöle* sind reich an Thiophen, anderen schwefelhaltigen Verbindungen und stickstoffhaltigen Basen. Beide wirken antiphlogistisch, vor allem bei chronisch-entzündlichen Infiltraten, daher stark antiekzematös und antipruriginös, auch leicht antimikrobiell. Wir ordnen sie in der „Teer-Reihe" nach ihrer Wirksamkeit (umgekehrt zur

Verträglichkeit) ansteigend an: 1. Ichthyol (Ammonium sulfichthyolicum) und Leukichthol aus Schiefer-Öl, 2. Tumenol aus Schiefer-Öl, 3. Liquor carbonis detergens (L.c.d.), ein farb- und geruchloses, nicht lichtsensibilisierendes Teer-Derivat, nicht verträglich mit Ungt. molle oder Pasta zinci mollis; 4. Pix lithanthracis (ungereinigter Steinkohlenteer), 5. Ol. Rusci (Birkenteer). − Teere in Fettgrundlagen werden leichter resorbiert (toxische Nebenwirkungen!) als aus Pasten. Man vermeide auch Teeranwendungen auf großen Flächen. Die Anwendungsmöglichkeiten im Gesicht sind eingeschränkt durch lokale Nebenwirkungen wie Teerfolliculitis.

Glucocorticoide wirken *antiphlogistisch,* z.B. bei Ekzemen, Erythrodermien, Lupus erythematodes, Lichen ruber planus, und *antiproliferativ,* z.B. bei chronischem Ekzem mit Lichenifikation oder Psoriasis (vgl. *Gloor* u. *Wirth,* 1981). Die vielen verschiedenen Glucocorticoidexterna unterscheiden sich in der dermatotherapeutischen Wirksamkeit mehr quantitativ als qualitativ. Vor allem ist die Zahl der eingebauten Fluor- oder Chloratome nicht unbedingt ein Maß der „Stärke". Halogeneinbau bewirkt vor allem durch Elektronenabzug aus benachbarten Substitutionsorten dort stärkere Elektropositivität bzw. Bindungsfähigkeit an Protonenacceptorstellen in Receptormolekülen. Änderungen an Ringsystem oder Seitenketten führen eher zu qualitativen oder quantitativen Wirkungsänderungen, solche an Seitenketten allein bewirken vorwiegend Änderungen der „Mobilität" (Löslichkeit, Penetration usw.). Wirkungsstärke, bezogen auf gleiche Konzentrationen, und Nebenwirkungen gehen aber nicht immer parallel. Die Receptoraffinität für bestimmte Corticoide ist individuell, lokal und situativ verschieden, deshalb werden relativ viele ähnliche Präparate benötigt. Reines Cortison oder Prednison werden äußerlich nicht angewendet, da sie erst im Organismus aktiviert werden müßten. Die Permeation aus Externa kann durch Folienokklusionsverbände oder Zusatz von Moisturizern (*Gloor* u. *Lindemann,* 1980) gesteigert werden (vgl. auch *Weirich,* 1978; *Ernst,* 1980; *Queille* u. *Saurat,* 1980). Routinemäßige Kombination mit antiinfektiösen Mitteln zur Verhütung einer Superinfektion ist umstritten (s. Multikombinationspräparate!). Glucocorticoide sind „Zeitraffer". Sie wirken nicht kurativ, sondern nur symptomatisch-suppressiv. Rezidive sind nach Absetzen möglich, wenn die Ursache inzwischen nicht gefunden und beseitigt ist. Sie dürfen niemals ohne Diagnose angewendet werden, wie dies leider häufig zu beobachten ist nach dem Motto: „Erstmal 14 Tage Steroide. Wenn's bis dahin nicht besser ist, müssen Sie zum Dermatologen." Nebenwirkungen bei langfristiger Anwendung: Atrophie, Striae, Erytheme, Corticoidpurpura, Capillarektasien, Infektion, im Gesicht Steroidrosacea, periorale Dermatitis, Steroidakne (vgl. *Ippen* u. *Bernecker,* 1976; *Konietzko,* 1979). Deshalb: Corticoidexterna niemals über Wochen ohne Pause anwenden!

Antiekzematös, juckreizlindernd: Schwefel, (schwach), Hg-Präcipitat (nahezu Specificum gegen seborrhoisches Ekzem), Teere, Glucocorticoide. Zu vermeiden sind äußerliche Anwendungen von Antihistaminica, Lokalanaesthetica auf Paraaminobenzoesäurebasis, oder Daueranwendung von Glucocorticoiden (s. oben).

Schälend wirken Salicylsäure, Harnstoff, Resorcin, Sapo kalinus, Vitamin A-Säure, Selen-Disulfid. Zu vermeiden ist β-Naphthol wegen Intoxikationsgefahr.

Salicylsäure hat je nach Konzentration, Vehikel und Hautzustand unterschiedliche Wirkungen. Acetylsalicylsäure wirkt ähnlich (*Weirich,* 1978; *Gloor* et al., 1978; 1982):
− breit antimikrobiell auf Bakterien, pathogene Hefen, Dermatophyten, Schimmelpilze, und zwar ohne Resistenzerzeugung;
− ansäuernd und alkalineutralisierend auf die Hautoberfläche;
− gering photoprotektiv, d.h. Ultraviolett-absorbierend;
− penetrationsfördernd für gleichzeitig oder anschließend applizierte sonstige Wirkstoffe;
− entzündungshemmend, antiekzematisch;
− in niedrigen Konzentrationen oberflächlich adstringierend und antipruriginös;
− keratoplastisch (keratinisationsfördernd) in Konzentrationen zwischen 0,5% und 2% (nach manchen Autoren bis zu 5%), besonders in Pasten und Salbenformen;
− antiepidermoplastisch, d.h. hemmend auf überschießende Proliferationsprozesse der Epidermis, dies aber offenbar vorzugsweise im „subkeratolytischen" Konzentrationsbereich und in speziellen Excipientien (Lösungen oder Absorptiv-Fettsalben);
− in „subkeratolytischen" Konzentrationen von ca. 1% bis 4% lediglich squamolytisch (schuppenlösend, d.h. exfoliativ auf ungenügend keratinisierte parakeratotische Hornschicht, hornschichterweichend, keratostatisch und keratinisationsnormalisierend;
− in „keratolytischen" Konzentrationen von 5% bis 60% zunehmend stark corneolytisch (hornschichtabschälend) und schließlich epidermolytisch (mazerierend, epidermisablösend), besonders bei protrahierter und okklusiver Applikation (z.B. als Salicyl-Guttaplast® bei Warzen)

„Echte" Keratolytica wirken unmittelbar auf Hornzellen oder Interzellularverbindungen der Hornschicht. *Salicylsäure* z.B. führt in Anwesenheit von Wasser ab 3% zur Aufspaltung der Verbindungen und Ablösung intakter Hornzellen. Penetration und Wirkung sind konzentrationsabhängig. Vorteilhaft ist, daß lebende Zellen relativ gering angegriffen werden (*Roberts,* 1980).

Indirekte (metabolische) Keratolytica, wie *Vitamin A-Säure,* beeinflussen die Epidermopoese und verändern die Keratinisation. Die Verkittung der Hornzellen wird vermindert. *Recorcin* wirkt ab 10% über Eiweißquellung keratolytisch (*Christophers,* 1979).

Moisturizer beeinflussen den Quellungszustand der Hornschicht. Der wichtigste ist Harnstoff. *Urea* (Harnstoff) wirkt durch verstärkte Aufnahme von Wasser und Bindung desselben an intracelluläre Proteine. Die Substanz wird dadurch allein ein wichtiges Therapeuticum, besonders bei Verhornungsstörungen, beeinflußt aber auch stark Permeation und Verfügbarkeit anderer Stoffe (*Fiedler,* 1977; *Ernst,* 1980; *Wohlrab* u. *Hassler,* 1981; *Taube* et al., 1981; *Gloor,* 1982).

Interaktionen und Inkompatibilitäten bei äußerlichen Arzneimitteln

Arzneistoffe verlieren durch Verarbeitung mit Gelbildnern und Salbengrundlagen immer an Wirkung. Die verschiedenen Faktoren, welche sich auf die Wirkstoff-Freigabe auswirken, können auf physikalisch-chemischen oder chemischen Reaktionen beruhen.
Der Einfluß der Hilfsstoffe und Salbengrundlagen auf die Wirkstoff-Freigabe ist nicht nur von der chemischen Struktur der Arzneisubstanz, sondern auch von der Zusammensetzung des Arzneimittelträgers abhängig. Neben Hauptvalenzreaktionen können Wechselwirkungen zwischen gleichsinnig geladenen oder nichtionischen Wirkstoffen und Hilfsstoffen Einfluß haben. Sie beruhen meist auf Nebenvalenzreaktionen (Wasserstoffbrücken, Dipol-Reaktionen, van der Waals'sche Kräfte). Sie haben im allgemeinen weniger Einfluß auf die Wirkstoff-Freigabe als Hauptvalenzreaktionen. Das Ausmaß der Wirkungsverminderung hängt dann mehr von Struktur und Molekulargewicht des Wirkstoffes ab (vgl. *Dolder,* 1980; *Stüttgen,* 1981).
Die vielen in Fertig-Externa eingearbeiteten Zutaten, insbesondere bei den Salbengrundlagen, werden oft als „Firmengeheimnisse" nicht genau deklariert, sind nicht eindeutig zu erkennen und erlauben so keine Voraussage über die zu erwartenden Reaktionen. Dies gilt ganz besonders bei Rezepturkombinationen aus verschiedenen Handelspräparaten. Hier darf ohne vorausgehende Versuche eine verläßliche galenische Prognose nicht erwartet werden. Interessierte Apotheker werden meist gern dabei helfen. Manche Herstellerfirmen geben auch zu ihren Fertigpräparaten Tabellen aus, die mögliche und manchmal sinnvolle Mischungen aufzeigen.
Interaktion=pharmakologische, meist ungünstige Wechselwirkung zwischen zwei oder mehreren Wirkstoffen (z.B. Hyperämicum + Adstringens)
Inkompatibilität=physikalisch-chemische Wechselwirkung zwischen zwei oder mehreren Bestandteilen einer Arzneiform, verbunden mit dem Auftreten einer unvorhergesehenen, nicht beabsichtigten und unerwünschten Erscheinung bei der Zubereitung, Lagerung oder Anwendung eines Mittels.
manifeste Inkompatibilität ist ein bereits während oder nach Herstellung oder aber spätestens bei der Anwendung sofort erkennbarer Mangel der galenischen Eigenschaften einer Arzneiform, der eine korrekte therapeutische Anwendung unmöglich macht, den Therapieeffekt vermindert oder aufhebt.
larvierte Inkompatibilität ist ein auf Unverträglichkeit ihrer Bestandteile beruhender, jedoch sensorisch nicht erkennbarer Mangel einer Arzneiform, welcher ihre therapeutische Wirkung vermindert oder ganz aufhebt (*Dolder,* 1980; *Gloor,* 1982).

Wichtige Inkompatibilitäten zwischen verschiedenen Wirkstoffen in Externa

Acidum boricum (heute nur noch als ansäuernder Zusatz): alkalisch reagierende Stoffe
Acidum salicylicum: Zinkoxid, Alkaloide (trotzdem Inkorporation von Salicylsäure z.B. in Cignolin-Zinkpasten zur Erhaltung der Cignolinwirksamkeit
Acid. tannicum: Alkaloide, Metallsalze, Gelatine, Eiweiß, Kal. perm., Schleime, Alkalien
Argentum nitricum: Jodide, Alkali, Tannin, Zucker, Eiweiß, organische Stoffe
Bismutum subgallic. (Dermatol): Schwefel, Alkalien
Bismutum subnitricum: Schwefel, Sulfide, Gerbstoffe, Argentum nitricum
Campher: Chloralhydrat, Phenol, Thymol, Menthol, Resorcin, Naphthol
Glycerin: Kaliumpermanganat
Hydrargyrum-Salze: Eiweiß, Alkalien, Alkaloide, Chloride, Bromide, Jodide
Jod: Tannin, Metallsalze, Gummi, Amylum, äther. Öle, Ammoniak (explosiv)
Jodoform, organische Jodpräparate: Arg. nitr., Mineralsäuren, Alkalien, Kaliumpermanganat, Hg-Salze
Jodsalze: Kaliumpermanganat, Liq. Ferri sesquichlorati, Alkaloide, Ag-, Pb- und Hg-Salze, Resorcin, Ammoniak
Jodtinktur: alle Kombinationen
Kaliumpermanganat: Jod, Schwefel, Glycerin, Alkohol, Phenol, Tannin, Kohle, Zucker (explosiv), Lykopodium
Liquor carbonis detergens: Adeps lanae, Aluminium, Erdalkalien, Schwermetallsalze
Menthol: Campher, Phenol, Naphthol, Resorcin, Thymol
Methylenblau: Ätzalkalien
β-Naphthol: Campher, Menthol, Phenol, Salicylsäure
Phenol: Campher, Menthol, Naphthol, Paraff. liquid., Pyrogallol, Resorcin, Thymol, Jod, Collodium, Alkali, Kaliumpermanganat (explosiv!)
Resorcin: Campher, Phenol, Jodsalze
Rivanol: Acid. salicylic., Acid. tannic., Ag-Verbindungen, Chloramin, Ichthyol, Hg bichlorat., Jod, Liq. Alum. acet., Tumenol-Ammonium
Schwefel: Kaliumpermanganat, Metallsalze
Seifen: Säuren und Saure Salze, Hg-Chlorid, Metallsalze
Silicone: Mineralwachse, Kaliseifen, Carbowax, Glycerin
Thymol: Campher, Menthol
Tumenol-Ammonium: Argentum nitricum, Trypaflavin, alkalisch reagierende Stoffe

Wichtige Inkompatibilitäten von Lösungsmitteln, Salbengrundlagen und Gelbildnern mit Wirkstoffen

Methyl-Alkohol: Eiweiß, (Fällung), Gelatine, Kaliumpermanganat (explosiv), Mucilago
Polyäthlenoxyd, Plastibase !: Sublimat, Jod, Jodkali, Phenol, Resorcin, Arg. nitr., Tannin, Pyrogallol, Salicylsäure
Unguentum emulsificans aquosum; Lanette: Thesit, Rivanol, Neomycin, Bacitracin, Gentamycin
Unguentum alcoholum lanae aquosum (Cholesterin): Thesit, Teere, Schieferöle, (Pix lithanthracis, Liquor carbonis detergens, Tumenol, Ichthyol)
Bentonit: Acriflavin, Aluminiumchlorid, Atropinsulfat, Benzalkoniumchlorid, Gentianaviolett, Neomycinsulfat, Procainhydrochlorid, Vitamin-B$_1$-chloridhydrochlorid, Zinksulfat
Methylcellulose: Bismutum subgallic., gelbes Quecksilberoxyd, Glycerin, Kaliumpermanganat, Phenol, Resorcin, Tannin
Natriumcarboxymethylcellulose: Acriflavin, Benzalkoniumchlorid, Bismutum subgallic., gelbes Quecksilberoxid, Gentianaviolett, Kaliumpermanganat, Kupfersulfat, Natriumcitrat, Neomycinsulfat, Perubalsam, Schwermetalle, Silberchlorid, Teer.
Polyacrylsäure: Atropinsulfat, Äthylmorphin, Ephedrin-hydrochlorid, Irgamid-Natrium, Pilocarpinhydrochlorid, Quartäre Ammoniumbasen, Silbernitrat, Tannin, Zinksulfat.
Traganth: Acriflavin, Benzalkoniumchlorid, Bismutum subgallic., gelbes Quecksilberoxid, Gentianaviolett, Perubalsam, Teer.

Unerwünschte Wirkungen von Externa

Nebenwirkungen können durch Grundlagenbestandteile, Konservantien oder Wirkstoffe bedingt sein. Zu ihrer Vermeidung bzw. leichteren Aufklärung ist es daher unbedingt erforderlich, daß jedes Externum voll deklariert ist.
Inkompatibilitäten von Wirkstoffen miteinander (z.B. Schwarzfärbung nach gleichzeitiger Anwendung von Bleiverbindungen, wie in Ungt. diachylon, und Schwefel) oder mit Grundlagenbestandteilen lassen sich vermeiden. Man hüte sich vor vermeintlich raffinierten neuen Rezepterfindungen oder Mischungen. Wohl aber können Wirkstoffkonzentrationen vielfach variiert werden!
Unspezifische Reizung ist durch nicht dem Hautzustand entsprechende Grundlagen oder durch eine zu hohe Wirkstoffkonzentration bedingt.
Spezifische toxische Effekte können auf Grundlagenbestandteilen (z.B. Vaselinakne) oder Wirkstoffen (Teerfolliculitis, Corticoidakne, Corticoidatrophie) beruhen.
Sensibilisierungen sind in der Dermatologie häufiger. Manche Stoffe sensibilisieren gegen *Licht* (Tetracycline, Teere) oder bilden unter der Lichteinwirkung hautreizende (z.B. Vioform) oder stark allergenpotente (z.B. bei extern aufgebrachten Antihistaminica oder halogenierten Salicylaniliden) Verbindungen. – Zahlreiche Stoffe sind von vornherein stärker *allergen,* was bei der Rezeptur in Rechnung zu stellen ist. Manche Stoffe führen kaum jemals zur Allergisierung, wie z.B. Vaseline, Tetracycline, Triphenylmethanfarbstoffe; sie sind im allgmeinen unbedenklich. – Andere sind nur mäßig potente Allergene, lösen aber bei häufiger Anwendung und/oder bestimmten Patientengruppen (Beinleiden!) oft Ekzeme aus, z.B. Wollwachsalkohole, Parahydroxybenzoesäureester oder Neomycin. Sie müssen also unter Berücksichtigung von Anamnese und Zustand der Haut vorsichtiger eingesetzt werden. – Manche Mittel sind bei externer Anwendung an Haut oder Schleimhaut entweder so leicht durch weniger allergisierende Stoffe zu ersetzen oder mit einem so hohen Allergisierungsrisiko belastet, daß ihre Inkorporation in Externa nicht vertretbar ist. Hierzu zählen Sulfonamide sowie Antihistaminica an belichteten Stellen, Penicillin, Mafenid, Paraaminobenzoesäure-Lokalanaesthetica wie Benzocain oder Tetracain.
Dabei können die gleichen Substanzen in der systemischen Therapie unverändert nützlich, notwendig und u.U. viel weniger antigenpotent sein als bei äußerer Anwendung, wie z.B. Penicilline oder gar Antihistaminica. Antihistaminica sind im übrigen bei oraler oder parenteraler Gabe weit besser wirksam. Sie sedieren unterschiedlich stark, was anfangs im Straßenverkehr berücksichtigt werden muß.
Meist läßt bei kontinuierlicher Einnahme die Sedation innerhalb der ersten Woche wieder nach.
Wegen der vielen möglichen Nebenwirkungen sind für den Nichtspezialisten wenige nebenwirkungsarme, einfach zusammengesetzte Externa-Rezepturen sicherer als eine Polypragmasie oder komplizierte „Universalpräparate“.
Unter solchen Multikombinationspräparaten finden sich oft Zusammenstellungen, für die jede rationale Begründung fehlt. Wer denkt schon daran, welch unsinniges Gemisch an Küchengewürzextrakten im gewohnten „Franzbranntwein“ auf die Haut gebracht wird? Noch schlimmer sind Kombinationen, die für die betreffende Indikation unnütze, aber mit Nebenwirkungen belastete Bestandteile enthalten (z.B. Glucocorticoide in sog. „Hämorrhoidenzäpfchen“). Eine Extremsituation liegt bei Spezialitäten mit Inhaltsstoffen vor, welche geeignet sind, die als Indikation angegebene Krankheit hervorzurufen! Halogene, aber auch starkwirkende Glucocorticoidderivate können acneiforme Eruptionen auslösen. Man wird also z.B. „Aknetherapeutica“ mit solchen Zusätzen nicht verordnen!

Tabelle 5: Arten des Vorgehens bei der externen Therapie

	„Unspezifische" klassische Galenica: meist Eigenrezepturen (z. B. Farbstoffe)	„Spezifische" Therapeutica: meist Fertigpräparate (Glucocorticoide, Antibiotica)	Multikombinationspräparate („Schrotschußtherapie"): stets Fertigpräparate
Zusammensetzung	einfach, bekannt	meist kompliziert	unübersichtlich
Nebenwirkungsrisiko und Allergisierungsgefahr	gering	höher	sehr hoch
Vorauszusetzende Schärfe der Diagnostik	Gruppendiagnose, breiter Einsatz	spezifische Diagnose, gezielter Einsatz	keine Diagnose, ungezielter Einsatz
Verordnung	Einzelrezeptur	einfacher	ohne Nachdenken
Wirtschaftlichkeit	meist gut	meist geringer	meist geringer
Durchführung	oft weniger angenehm (Farbe, Geruch)	meist angenehm	angenehm, einfach
Behandlungserfolg	meist zuverlässig	meist zuverlässig	unvorhersehbar!

Literatur

1. *Barker, D. J., Millard, L. G.:* Essentials of skin disease management. Oxford-London-Edinburgh-Melbourne: Blackwell (1979). — **2.** *Brandau, R.:* Ein Diskussionsbeitrag zur Definition der Darreichungsformen von Dermatica. Z. Hautkr. 52, 853 — 858 (1977). — **3.** *Braun, W.:* Die allergologische Bedeutung der p-Hydroxybenzoesäureester als Konservierungsmittel in kosmetischen und dermatologischen Externa. Hautarzt 22, 531 — 535 (1971). — **4.** *Braun-Falco, O.:* 100 Jahre äußerliche Behandlung von Hautkrankheiten: Von der Empirie zur pharmakologisch begründeten Dermatotherapie. Hautarzt 26, 374 — 377 (1975). — **5.** *Christophers, E.:* Wie wirken Keratolytica? Hautarzt 30, 224 — 225 (1979). — **6.** *Dolder, R.:* Inkompatibilitäten bei der Therapie mit dermatologischen Externa. Aktuelle Derm. 6, 213 — 224 (1980). — **7.** *Eberhartinger, C., Schmiedel, A.:* Kontaktallergie bei Ekzemen am Unterschenkel. Wien. med. Wschr. 125, 391 — 394 (1975). — **8.** *Ebner, H., Lindemayr, H.:* Ulcus cruris und allergisches Kontaktekzem. Wien. klin. Wschr. 89, 184 — 188 (1977). — **9.** *Ernst, T.-M.:* Zur Wirkungssteigerung des Hydrocortisons unter Harnstoffzusatz. Z. Hautkr. 55, 806 — 812 (1980). — **10.** *Fiedler, H. P.:* Harnstoff: Eigenschaften-Wirkung-Verwendung. Berufsdermatosen 25, 63 — 66 (1977). — **11.** *Fiedler, H. P.:* Reinigung und Pflege der Haut. In: Korting, G. W. (Hrsg.): Dermatologie in Praxis und Klinik, Bd. 1, S. 7.26 — 7.34. Stuttgart-New York: G. Thieme, 1980. — **12.** *Führer, C.:* Moderne Salbengrundlagen. In: Braun-Falco, O., Petzold, D. (Hrsg.): Fortschritte der praktischen Dermatologie und Venerologie, Bd. 7, S. 73 — 87. Berlin-Heidelberg-New York: Springer, 1973. — **13.** *Gloor, M., Wirth, H., Schnyder, U. W.:* Pharmakologie der Salizylsäure bei topischer Applikation — eine Übersicht über die Literatur der letzten 20 Jahre. Zbl. Haut- u. Geschl.-Kr. 139, 283 — 291 (1978). — **14.** *Gloor, M., Lindemann, J.:* Über die Wirkung von Keratolytica und Moisturizern auf die Bioverfügbarkeit von Triamcinolonacetonid in der Haut bei topischer Anwendung. Derm. Mschr. 166, 102 — 106 (1980). — **15.** *Gloor, M., Wirth, H.:* Über die Wirkung von Steinkohlenteer auf die Zellkinetik in der Epidermis. Verh. Dtsch. Dermat. Ges., 32. Tagung, Westerland, 16. — 20. Sept. 1980, Hautarzt 32, Suppl. 5, 438 — 440 (1981). — **16.** *Gloor, M.:* Wassergehalt des Stratum corneum: Bedeutung, Abhängigkeiten, Meßmethoden, therapeutische Beeinflußbarkeit. Zbl. Haut- und Geschl.-Kr. 147, 103 — 107 (1982). — **17.** *Gloor, M.:* Pharmakologie dermatologischer Externa. Berlin-Heidelberg-New York: Springer, 1982. — **18.** *Hornstein, O. P., Schreiber, W.:* Zunehmende Sensibilisierung gegen externe Medikamente. Therapiewoche 23, 1674 — 1686 (1973). — **19.** *Hentrich, K.:* Solupix in Salbenrezepturen. Derm. Mschr. 166, 810 — 812 (1980). — **20.** *Hundeiker, M.:* Äußerliche Behandlung von Hautkrankheiten und Verordnung von Externa. In: Habermann, E., Löffler, H.: Spezielle Pharmakologie und Arzneitherapie, 3. Aufl., S. 69 — 87. Berlin-Heidelberg-New York: Springer, 1979. — **21.** *Hundeiker, M.:* Konservative Behandlung des Ulcus cruris varicosum. In: Hach, W. (Hrsg.): Chronische periphere Ödeme. Ergebnisse der Angiologie Bd. 17, S. 35 — 45. Stuttgart-New York: F. K. Schattauer, 1980. — **22.** *Hundeiker, M.:* Behandlungsprinzipien und Lokaltherapie bei Ulcera crurum. In: Klüken, N., Brändle, J., Stemmer, R. (Hrsg.): Die venöse Hämodynamik. S. 399 — 403. Stuttgart-New York: F. K. Schattauer, 1980. — **23.** *Ippen, H., Bernecker, H. A.:* Corticoid-Externa: Wirkungsweise und Wirksamkeit als Ursache von „Nebenwirkungen". Dtsch. med. Wschr. 101, 1263 — 1267 (1976). — **24.** *Ippen, H.:* Photoallergien: Pathogenese und Therapie. Fortschr. prakt. Derm. Venerol. Bd. 8, Hrsg. O. Braun-Falco u. S. Marghescu, S. 205 – 209. Berlin-Heidelberg-New York: Springer (1976). – **25.** *Ippen, H.:* Fragen der externen Therapie von Dermatosen. Dermatosen 26, 33 – 34 (1978). – **26.** *Ita, E.:* Lokaltherapie des Ulcus cruris. Fortbildungstage der österreichischen Dermatologen, Zürs, 1. – 6.2.1976. Schrifttum u. Praxis 7, 79 – 80 (1976). – **27.** *Jörs, H. J.:* Dermatikagrundlagen. In: Korting, G. W. (Hrsg.): Dermatologie in Praxis und Klinik, Bd. 1, S. 7.23 – 7.26. Stuttgart-New York: G. Thieme, 1980. – **28.** *Jung, E. G.:* Dermatologie der Zukunft. Dt. Derm. 25, 8 – 16 (1977). – **29.** *Kessler, H. J.:* Vergleich lokaler Antiseptica und Antibiotica bei der topischen Therapie. Auftreten mikrobieller Resistenzerscheinungen. Mykosen 23, 285 – 289 (1980). – **30.** *Köster, W.:* Therapie und Biochemie von Hautkrankheiten nach P. G. Unna. Berlin: Grosse (1978). – **31.** *Konietzko, D.:* Erwünschte und unerwünschte Wirkungen bei der Anwendung von Kortikoidexterna. Dt. Derm. 27, 71 – 73 (1979). – **32.** *Korting, G. W.:* Therapie der Hautkrankheiten. 3. Auflage. Stuttgart-New York: F. K. Schattauer, 1974. – **33.** *Krebs, A.:* Allgemeine Therapie der Haut. In: Korting, G. W. (Hrsg.): Dermatologie in Praxis und Klinik, Bd. 1, S. 7.1 – 7.11. Stuttgart-New York: G. Thieme, 1980. – **34.** *Lämmerhirt, K.:* Therapeutische Gele. Mat. Med. Nordm. 29, 101 – 112 (1977). – **35.** *Lembeck, F.:* Das 1 × 1 des Rezeptierens, 6. Aufl. Stuttgart: G. Thieme 1977. – **36.** *Lüders, G.:* Klassische und moderne Prinzipien externer Dermatotherapie. Z. Hautkr. 49, 945 – 949 (1975). – **37.** *Maddin, St.:* Current dermatologic management. 2nd. ed. St. Louis: C.V. Mosby, Comp., 1975. – **38.** *Marghescu, S.:* Grundlagen der externen Dermatotherapie. Therapiewoche 25, ·(1975) 2790 – 2803. – **39.** *Mueller, K. H.:* Systematik der Externa. Fette-Seifen-Anstrichmittel, 81, 133 – 136 (1979). – **40.** *Nürnberg, E.:* Welche galenischen Grundlagen werden heute für die Hautbehandlung eingesetzt? Hautarzt 29, 61 – 67 (1978). – **41.** *Nürnberg, E.:* Neue Entwicklungen in der Galenik externer Dermatika. Zbl. Haut- u. Geschl.-Kr. 142, 79 – 91 (1979). – **42.** *Paetzold, W. H.:* Die in vitro-Empfindlichkeit von Candida gegenüber Triphenylmethan-Farbstoffen. Z. Hautkr. 55, 824 – 833 (1980). – **43.** *Queille, C., Saurat, J.-H.:* Classification des corticoïdes locaux commercialisés en France. Ann. Derm. vénér. (Paris) 107, 1091 – 1092 (1980). – **44.** *Raab, W.:* Dermatologie und Pharmakologie – einige Besonderheiten der dermatologischen Pharmakologie. Verh. Dtsch. Dermat. Ges., 30. Tagung, Graz, 10. – 14.9.1974. Hautarzt, Suppl. 1, 16 – 20 (1976). – **45.** *Roberts, D. L., Marshall, R., Marks, R.:* Detection of the action of salicylic acid on the normal stratum corneum. Brit. J. Derm. 103, 191 – 196 (1980). – **46.** *Rohde, B., Schmersahl, P., Schneider, J.:* Katalog dermatologischer Wirkstoffe. Reinbeck, Hermal-Chemie, 1976. – **47.** *Schaefer, H., Schalla, W., Shroot, B.:* Anthralin – facts, trends and unresolved problems. Zbl. Haut- u. Geschl.-Kr. 146, 272 – 282 (1981). – **48.** *Scherwitz, C., Meinhof, W.:* Antimykotica für die externe Behandlung von Dermatomykosen. Hautarzt 25, 463 – 470 (1974). – **49.** *Schneider, W.:* Salben und Salbengrundlagen. Fortschritte der praktischen Dermatologie und Venerologie, Bd. 3, Hrsg. A. Marchionini u. H. Röckl, S. 238 – 250. Berlin-Göttingen-Heidelberg: Springer 1960. – **50.** *Schneider, W.:* Gesichtspunkte zur Wahl von Trägersubstanzen in der Dermatologie, Fortschritte der Praktischen Dermatologie und Venerologie, Bd. 7, Hrsg. O. Braun-Falco u. D. Petzoldt, S. 81 – 87. Berlin-Heidelberg-New York: Springer 1973. – **51.** *Schneider, W.:* Grundsätzliche Gesichtspunkte in der modernen Ekzemtherapie. Hautarzt 26, 88 – 91 (1975). – **52.** *Steigleder, G. K.:* Therapie der Hautkrankheiten mit Hinweisen zur Differentialdiagnose. 2. Aufl., Stuttgart: G. Thieme (1981). – **53.** *Stüttgen, G.:* Pharmakokinetik und Effektivität von Hauttherapeutika. Hautarzt 31, 199 – 207 (1981). – **54.** *Taube, K. M., Zaumseil, R. P., Wohlrab, W. et al.:* Untersuchungen zur topischen Behandlung unter Harnstoffeinfluß. Derm. Mschr. 167, 85 – 90 (1981). – **55.** *Tronnier, H.:* Arzneimittel in der externen dermatologischen Therapie. Akt. Dermatol. 1, 105 – 117 (1975). – **56.** *Tronnier, H., Schmohl, U.:* Taschenbuch dermatologischer Rezepturen 2. Aufl. Reinbeck; Hermal Chemie (1982). – **57.** *Ude, P.:* Wirkstoffe, Wirkstoffträger und Hautorgan. Zbl. Haut- u. Geschl.-Kr. 147, 187 – 195 (1982). – **58.** *Weirich, E. G.:* Zur Pharmakologie der Dermatocorticoide. Z. Hautkr. 53, 133 – 140; 189 – 194; 209 – 216; 247 – 254 (1978). – **58.** *Weirich, E. G.:* Tierexperimentelle Untersuchungen über die Salizylsäurewirkung auf die normale Haut. Ärztl. Kosmetologie 8, 242 – 245 (1978). – **60.** *Wilkinson, D. S.:* Topical Therapy. In: Textbook of Dermatology, ed. by A. Rook, D. S. Wilkinson, J. F. G. Ebling, 3rd. ed., Vol. 2, pp. 2293 – 2328, Oxford-London-Edinburgh-Melbourne: Blackwell (1979). – **61.** *Wohlrab, W., Hassler, N.:* Penetrationskinetik von Harnstoff in die menschliche Haut. Derm. Mschr. 167, 277 – 283 (1981).

Wirkstoffe, Wirkstoffträger und Hautorgan

P. Ude
2086 Ellerau bei Hamburg

Zusammenfassung

Lokalbehandlung und systemische Arzneiapplikation weisen sehr unterschiedliche Charakteristika auf. Dadurch unterscheiden sich ebenfalls beabsichtigte Wirkung und nicht beabsichtigte Wirkung.
Target-Konzentration, Eindringmechanismus, Abbau und Ausscheidung des Wirkstoffes sowie Ort und Dauer der Wirkung werden durch die jeweilige Applikationsart entscheidend mitbestimmt. Diese Unterschiede können zum Beispiel aus toxikologischer Sicht belangvoll sein.
Für lokaltherapeutische Belange ist die Kenntnis des Hautorgans, der Wirkstoffeigenschaften und des Wirkstoffvehikels ebenso Voraussetzung wie das Wissen um deren gegenseitige Beeinflussung untereinander. Zusätzliche Einflußfaktoren auf die Haut werden erörtert.
Berücksichtigung aller dieser Zusammenhänge und Faktoren kann zur Optimierung der Arzneieffekte und zur Minimierung ihrer Nebeneffekte führen. Voraussagen zum Verhalten von Wirkstoffen an der Haut lassen sich zum Beispiel durch gemeinsame chemische Charakteristika nur selten treffen. Einzeluntersuchungen fast jeden Wirkstoffes sind erforderlich. In vitro-Modelle und Tierexperimente verschaffen vororientierende und theoretische Erkenntnisse. In vivo-Untersuchungen an Humanhaut lassen sich für klinische Aussagen wegen der zentralen Rolle des Hautorgans und dessen Variabilität nicht ersetzen. Eine kleine Anzahl von Wirkstoffen wird erörtert, Literaturangaben weisen auf die große Anzahl weiterer Studien hin.

Summary

Local treatment and systemical application of drugs have generally different characteristics of their own which also distinguish the intended and not intended effect.
Thus, the mode of application determines the mechanism of penetration, the target concentration, the metabolism and excretion as well as localisation and duration of its response. These differences can be important for instance with regard to toxicological consequences.
For topical treatment, structural and functional knowledges of the epidermis as well as of the drug and its vehicle are prerequisites. Other factors taking influence are discussed.
If full consideration is given to all these factors and their possibilities of interaction, an optimal effect of the therapeutical substance can be achieved, minimizing at the same time its side-effects.
Chemical similarities of drugs rarely allow prediction on their similar mode of action on the skin. Therefore, individual studies on the action of nearly every drug are indispensable. Experiments in vitro and on animals procure informative and theoretical data. In vivo investigations on human skin remain a necessity because of its principle role and its variability for physiological and clinical evidence. A small number of drugs are discussed. Bibliography gives account of a greater number of further studies.

Bis zur Jahrhundertwende ging man davon aus, daß die Funktion der Haut neben Barriere und Grenzzone als Schutz für den Organismus einzig die der Ausscheidung erfülle, man nahm an, daß die Aufnahme von Substanzen in oder durch die Haut in den Organismus grundsätzlich nicht möglich sei. Dementsprechend wurden die sekretorische Leistung von Schweiß und Talgdrüsen, die Hautwasserabgabe durch die Perspiratio insensibilis und die Thermoregulation wesentlich früher untersucht. Erst später wandte sich das Interesse der Aufnahme von Stoffen durch die Haut zu.
Im Vordergrund standen toxikologische und arzneiliche Aspekte. Toxikologische Gesichtspunkte der Stoffaufnahme, wie sie in der letzten Zeit besonders Bedeutung erlangt haben, aber auch schon in den Weltkriegen durch lokale Anwendung von Kampfstoffen bekannt waren, spielen bei den folgenden Ausführungen keine Rolle. Bei ihnen handelt es sich vorwiegend um Kontakt des Toxins in reiner Form; während die arzneilichen Gesichtspunkte sich mit den Wirkstoffen und deren Trägergrundlagen zu befassen haben, in welche diese fast immer inkorporiert sind. Der ganze Umfang des Themas wird aber erst dann deutlich, wenn die Variabilität und Komplexität des gesunden und kranken Hautorgans in die Betrachtungen einbezogen werden.
Nach *Stüttgen* und *Schaefer* (1) sind bei passiven Diffusionsvorgängen in der Haut folgende Begriffe zu unterscheiden:

"

Adsorption, Absorption, Penetration, Permeation und Resorption. Eine Erweiterung dieser Vorstellungen, die auch die auf der Haut liegende Grundlage einbezieht, soll diesen Definitionen von *Stüttgen* und *Schaefer,* die sich ausschließlich auf die Haut beziehen, folgen (Abb. 1). In der Haut bedeutet die Adsorption die Anlagerung von Molekülen des Wirkstoffes oder auch der Grundlage an irgendwelche Moleküle jedweder Hautschichten. Die Absorption bedeutet die Ablagerung von Molekülen. Penetration bedeutet das Eindringen von Wirkstoff oder Grundlage in eine oder mehrere Schichten der Epidermis. Permeation bedeutet die Durchwanderung derselben oder weiterer Hautschichten. Der Begriff Resorption meint die percutane Aufnahme und Durchdringung der gesamten Epidermis mit dem Ziel und Erfolg der anschließenden Aufnahme von Wirkstoff in Blut- oder Lymphgefäße der Haut.

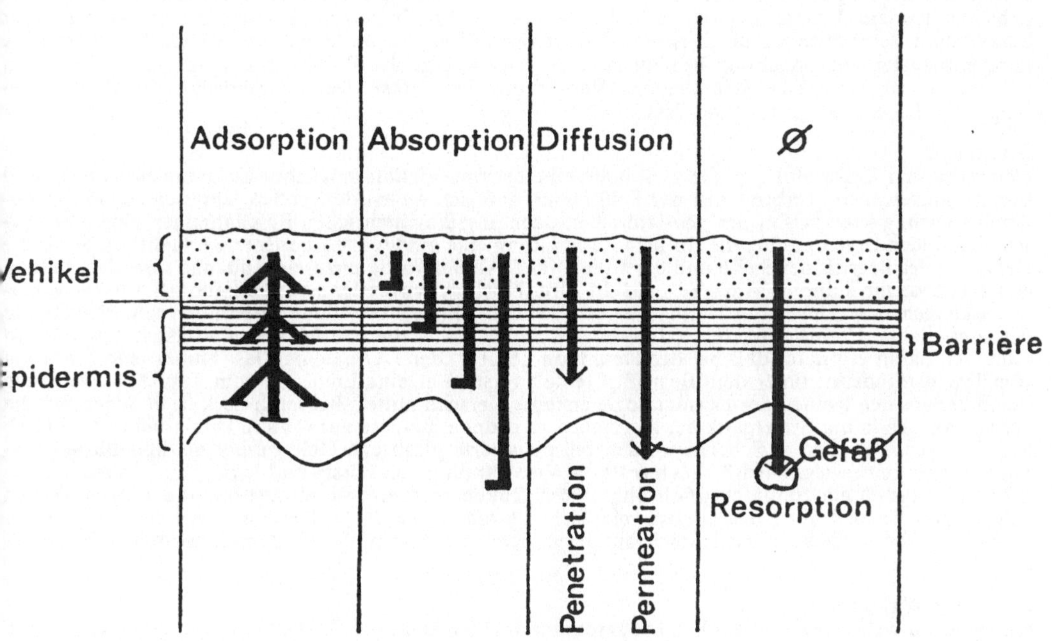

Sorptionsvorgänge in Vehikel und Haut (modifiziert nach Stüttgen)

Die Abb. 1 zeigt die Modifikation des Schemas nach *Stüttgen* unter Einbeziehung der auf der Haut liegenden Grundlage. Ad- und Absorptionsphänomene sind gleichermaßen in der Grundlage möglich und bestimmen die Wirkstoffliberation. Den Begriffen Penetration und Permeation in der Haut sollte im Wirkstoffträger der chemisch-physikalische Begriff der Diffusion entsprechen. Da die Resorption die Aufnahme eines Wirkstoffes in die Blutbahn beinhaltet, sind vergleichbare Vorgänge für die Grundlage nicht gegeben.
Aus physiko-chemischer Sicht scheint der größte Anteil der Wirkstoffaufnahme über den Mechanismus passiver Diffusionsgesetze vonstatten zu gehen. Dies beweist auch die unter theoretischen Aspekten oft herangezogene Anwendung des Fickschen Diffusionsgesetzes. Im einzelnen ist aktive Aufnahme, z. B. durch pinocytotische Aktivität, Phagocytose nach Einmassieren von Wirkstoffpartikeln durch das Stratum corneum, aber auch aktive Einschleusung durch Nutzung elektrischer Kräfte mittels Iontophorese nicht auszuschließen (2).
Zwischen den pharmakokinetischen Aspekten bei oraler oder intravenöser Gabe und jenen bei dermaler Applikation bestehen erhebliche Unterschiede. Orale oder parenterale Applikation hat meist das Ziel, Blutspiegel zu erreichen, und strebt fast immer wirksame Gewebespiegel an.
Nicht immer ist bei oraler, intravenöser oder intramuskulärer Applikation eine Organ- oder Gewebespezifität möglich. In Einzelfällen gelingt dieses durch Nutzung der spezifischen Stoffwechselleistungen einzelner Gewebe unter Einsatz von Triggersubstanzen (z. B. Schilddrüse). Pharmakokinetische Betrachtungen der Blutspiegel beziehen sich (ohne wesentliche Störfaktoren) auf bilanzierende Untersuchungen der einzelnen Ausscheidungsprodukte, wie z.B. Faeces oder Urin.
Ein systemischer Effekt bei lokaler Applikation soll nur in den wenigsten Fällen erreicht werden. Meist steht der lokale Wirksamkeitsgrad, z. B. beim Ablauf einer intra- oder subepidermalen Dermatose, im Vordergrund des Interesses. Oft ist diese dann anzustrebende sogenannte Targetkonzentration auch noch innerhalb des Hautorgans auf ein mehr oder weniger großes therapiebedürftiges Areal zu begrenzen. Dieses Ziel ist unter Resorptionsbedingungen und hämatogener Weiterverbreitung des Wirkstoffes selbst

dann nicht zu erreichen, wenn der Wirkstoff eine besondere Affinität zu bestimmten Hautschichten besitzen sollte. (Hier wird die Fragwürdigkeit des sogenannten Halbseitenversuchs deutlich, wenn die Resorption des Wirkstoffes nicht auszuschließen ist.) Will man die „Target-Konzentration" durch orale oder parenterale Applikation erreichen, bedarf es hoher Dosierung, um hohe Blutspiegel bei dem erheblichen Ausmaß der Verteilung in der „Peripherie" (Hautbereich) zu erzielen. Dies erfordert von dem systemisch applizierten Wirkstoff eine große therapeutische Breite oder eine hohe Affinität zum Erfolgsorgan Haut.

Protrahierter und langdauernder Wirkstoffeinfluß an der Haut ist bei oraler oder parenteraler Applikation meist nur durch Depotformulierungen zu erreichen, die verbunden mit einem hohen Blutspiegel der Wirksubstanz, ebenfalls über längere Zeiträume zusätzliche Belastungen des Gesamtorganismus darstellen.

Neben den vielfältigen Einflüssen exogener Art, die auf die Sorption der Haut Einfluß ausüben, zeigt sich ein besonderer Unterschied dadurch, daß bei cutaner Applikation ähnlich der intramuskulären oder intravenösen Verabreichung der First-Pass-Effekt vermieden werden kann. Dieser kann bei oraler oder intraperitonealer Verabreichung bedeutsam sein. Hier erfolgt die Wirkstoffaufnahme über das Pfortadersystem, welche vor einer hämatogenen Verbreitung des Wirkstoffes im Organismus die Metabolisierung in der Leber ermöglicht (First-Pass-Effekt).

Grundlage

Dermatica sind Zubereitungen, die sich durch eine enorme Vielfalt möglicher Zusammensetzungen und Formen auszeichnen. Verbreitet ist der Fehlschluß, daß sich wegen der großen Unterschiede in der Zusammensetzung wie auch in der physikalischen oder physiko-chemischen Beschaffenheit eine klare Systematik finden lassen müßte, die für jede Zubereitung eine eindeutige Zuordnung erlaubt (3). So ist die Definition des Begriffs der Salbe und der Creme im DAB 8 derartig unzureichend, daß über den Aufbau einzelner Systeme keinerlei Aussage gemacht wird. Noch verwirrender sind Definitionen auf Spezialitätenpackungen, unter denen der Dermatologe sich eine konkrete Vorstellung verschaffen soll. Begriffe wie Fettsalbe, Salbe, Creme, Fettcreme, Intermediärcreme usw. geben zu Mißverständnissen Anlaß. Man sollte sich daran erinnern, daß bei der Definition „Salbe" der Dermatologe fast immer eine Emulsion vom Typ W/O meint; unter dem Begriff „Creme" versteht er eine Emulsion vom Typ O/W (4). Auch der früher aus den Reihen der Dermatologie erstellte Versuch mittels Phasendreieck nach *Schneider,* die Schwierigkeiten in der Systematik der Dermatica zu ordnen, brachte nur weitere Unklarheiten und blieb unbefriedigend. In diesem Schema werden beispielsweise plastische Gele immer als lipophil gekennzeichnet, was keineswegs zutrifft. Auch trifft die Verknüpfung von flüssig und hydrophil in diesem Dreieck keineswegs immer zu, da ebenfalls ölige Flüssigkeiten zu Arzneimittelträgern herangezogen werden können. Am Beispiel der Pasta aquosa zeigt sich die mißverständliche Deutung des Phasenbegriffs im technologischen Bereich einerseits sowie auf der anderen Seite im praktisch-dermatologischen Sprachgebrauch.

Grundlage Wirkstoff

Hier wird im weiteren aus Praktikabilitätsgründen aus der Sicht des Wirkstoffes eine grobe Einteilung gewählt, die eine separate Abhandlung der vorgenannten galenischen Systeme vorerst unberücksichtigt läßt, in Einzelfällen aber dennoch die Möglichkeit einräumt, diese und ihre Bedeutung im Verhältnis zum Wirkstoff später im Detail zu erörtern.

Ein Wirkstoff kann entweder in echter physikalischer Lösung vorliegen, und zwar bei einer Teilchengröße zwischen 1 und 10 Å in Grundlagen verschiedener Polarität. (Bei kolloidalen Lösungsformen — Wirkstoff-Teilchengröße zwischen 10 und 1000 Å — finden sich die gleichen Verhältnisse wie bei der genannten echten Lösung.) Oder der Wirkstoff kann suspendiert vorliegen, was oft als ungelöst gedeutet wird, genauer jedoch einer stark übersättigten Lösung bei ausgesprochen geringem Löslichkeitskoeffizienten entspricht. In beiden Fällen spielen physikalische Parameter, wie z. B. Temperatur, Molekülgröße, Molekülpolarität u.a., eine Rolle.

Bei echten Lösungen werden in den seltensten Fällen Lösungsmittel und darin gelöster Wirkstoff gemeinsam die Haut permeieren. Vielmehr wird entweder schon vor Eintritt in das Stratum corneum oder auf dem Penetrationswege eine Trennung stattfinden. Ursachen hierfür sind geringer Dampfdruck des Lösungsmittels (z. B. alkoholische Vehikel), gleiche Polaritäten von Lösungsmittel und Wirkstoff sowie Ad- und Absorptionsvorgänge in Grundlage und Epidermis. Entscheidende Voraussetzung für die Möglichkeit einer Penetration des Wirkstoffes ist der Verteilungskoeffizient zwischen Grundlage und Epidermis. Grad und Geschwindigkeit, mit der eine Wirksubstanz die Haut penetriert, werden von drei Komponenten gleichermaßen mitbestimmt: von der Grundlage, der Haut und dem Wirkstoff (Abb. 2).

Der Einfluß der Grundlage auf die Wirkstofffreigabe unterliegt ihrer Affinität zum Wirkstoff. Ist diese stark, wird er gar nicht oder nur langsam an die Haut abgegeben. Ist schnelle Penetration erwünscht, sollte der Wirkstoff knapp unter seiner maximalen Löslichkeitsgrenze gelöst in der Grundlage vorliegen, so daß seine Affinität zur Haut vergrößert wird.

Lippold stellte die durch Sättigungslöslichkeit bedingte Affinität zwischen Grundlage und Wirkstoff und die unterschiedliche Auswirkung an der Haut an zwei Beispielen dar (5). Nicotinsäurebenzylester ist nur zu etwa 3% in Vaselin löslich, die Löslichkeit in Polyäthylenglykolsalbe beträgt 50%. Eine 1%ige Nicotinsäurebenzylesterkonzentration in beiden Grundlagen zeigte anhand der Hauttemperaturerhöhung in Vaselingrundlage jedoch eine ca. 7,5mal stärkere Wirksamkeit. Weitere derartige Untersuchungen an Dexamethason aus Wachssalbengrundlage bzw. Vaselin und Salicylsäure aus Paraffin bzw. Isopropylmyristat zeigten, daß geringe Affinität zum Vehikel des Penetrationsvermögen erhöht. Diese Beziehungen gelten

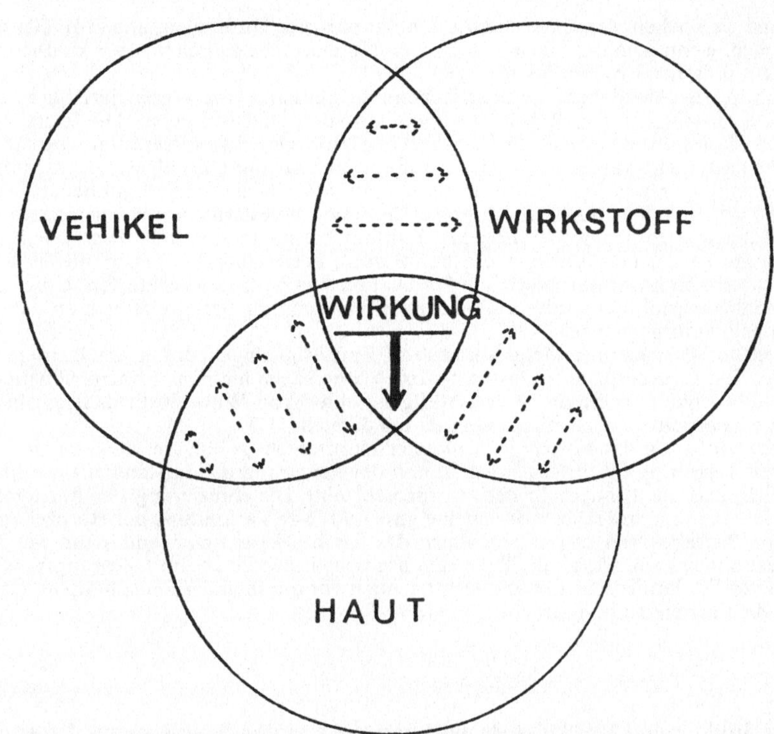

Wechselbeziehungen auf dem Weg zu einer pharmakologischen Wirkungen zwischen Vehikel, Wirkstoff und Hautorgan

für echte physikalische Lösungen, aber auch für Suspensionen, solange wie ausreichend schnell Nachlösung und Freisetzung des Wirkstoffes gewährleistet sind. Sie gelten gleichermaßen für intaktes bzw. fehlendes Stratum corneum, da diese Untersuchungen lediglich die Affinität zwischen Vehikel und Wirkstoff betreffen.

Vereinfacht kann für echte Lösungen folgendes gelten: Wird ein unpolarer Wirkstoff in polarem Lösungsmittel gelöst, so ergibt sich automatisch eine erleichterte Freigabe des Wirkstoffes gegenüber der Lösung eines polaren Wirkstoffes in einer polaren Grundlage. Sind Wirkstoff und Lösungsmittel gleichermaßen polar oder gleichermaßen unpolar, so wird für die Freigabe der Sättigungsgrad besonders entscheidend. Bei der Betrachtung nicht oder nur minimal gelöster Wirkstoffmengen in Grundlagen (Suspensionen) wird die Löslichkeit der Wirkstoffpartikeln auf oder in dem Stratum corneum der bestimmende Penetrationsfaktor.

Grundlage Haut
Innerhalb des Struktursystems des Vehikels ist für die Wirkstoffliberation seine Einbringung in die hydrophile oder lipophile Phase entscheidend. Sie bestimmt die Wirkstoffverteilung auf der Hautoberfläche und hat in lipophiler Phase des Vehikels oder auch in lipophilem Vehikel unvergleichlich bessere Möglichkeiten, sich durch gutes Eindringen in den lipophilen Talgdrüsenfollikel eine stark vergrößerte Permeationsoberfläche zu schaffen. Der Flächenvergrößerung entspricht als grob geschätzter Mittelwert der Faktor von 10^{-3}, ist aber regional außerordentlich unterschiedlich. Die Verweildauer des Vehikels auf der Haut bzw. seine Haftung (wachsartige Zubereitungen oder Lacke) bestimmen die Zeitdauer und damit die Dosis des Wirkstoffangebotes.

Ähnlich dem Wirkungsmechanismus von Okklusiv-Folienverbänden (6) können extrem okkludierende Vehikel, wie z. B. Polyäthylenglykolsalbe, durch Hydratation im Stratum corneum starke Beschleunigung und Vergrößerung der Wirkstoffaufnahme erzielen. Gleichzeitig wird durch Einengung der Wärmeabgabe eine Temperaturerhöhung bewirkt (7, 8), welche ihrerseits die Penetration erhöht.

Resorptionsvermittler, die der Grundlage beigefügt werden, wie z. B. Dimethylsulfoxid, Dimethylformamid, Dimethylacetamid, erhöhen die Permeation aber vorwiegend durch Schädigung der epidermalen Strukturen. Durch Hydratationsveränderungen des Stratum corneum werden Vergrößerung des Permeationsfaktors (9) bis zu 60 (10) angegeben. Andere Zusatzsubstanzen, die den Diffusionswiderstand der Haut erniedrigen, sind z. B. Propylenglykol, Tenside, Seifen (11), Harnstoff (12, 13) oder organische Lösungsmittel mittlerer Kettenlänge. Sie alle bewirken jedoch vorwiegend eine Schädigung der Kohärenz des Stratum corneum und seiner architektonischen Struktur.

Nicht vergessen werden sollte bei der Beurteilung von Permeationsfaktoren die Änderung des Hautzustandes durch den Altersprozeß, und das unter Berücksichtigung bekannter Unterschiede zwischen

männlichem und weiblichem Geschlecht sowie topographischer Differenzierung (14). Das Gesagte wird besonders deutlich, wenn man sich die histologischen Unterschiede zwischen einer kindlichen, erwachsenen und altersatrophischen Epidermis vor Augen hält (15).
Ein regional sehr unterschiedlicher Hautoberflächenlipidfilm kann eine Vorbarriere für hydrophile Stoffe darstellen und besteht aus Talgdrüsen- sowie epidermalen Detrituslipiden. Die letzteren liefern den Hauptanteil des Cholesterins, welches durch bakterielle Enzyme teilweise verestert wird (16). Auf dieser hydrophoben Grenzschicht werden vorwiegend wäßrige Vehikel ohne Emulgatoreigenschaften abgewiesen, während Grundlagen mit hoher Affinität zu den Hautoberflächenlipiden gut benetzen und spreiten können. Heute wird von der Tatsache ausgegangen, daß die Cholesterine und Cholesterinester sowie fettsaure Salze hauteigene Emulgatorwirkung am Stratum corneum entfalten. Rigorose Entfettung der Hautoberfläche mit Fettlösungsmitteln, wie Äther, Benzin, Petroläther, aber auch mit Tensiden, führt zu verbesserter Benetzbarkeit und verbessert die Permeation von hydrophilen Stoffen. Unter längerer Einwirkung von Fettlösungsmitteln wird ein ähnlicher Effekt auch im Barrierebereich an den polaren und unpolaren Doppelmembranen erreicht.
Die Beurteilung der Permeationsmöglichkeiten von Einstofflösungen durch die Barriere anhand der Bestimmung des Teilungskoeffizienten lassen präzise Vorhersagen nicht zu. Prinzipiell wird jedoch deutlich, daß Lipoidlöslichkeit vorrangig ist und völliges Fehlen von Wasserlöslichkeit ein Permeationserschwernis bzw. eine absolute Permeationsbehinderung darstellt (17).
Die Barrierefunktion ist an das Vorhandensein einer Hornschicht gebunden, denn wenn diese teilweise oder ganz mittels Tesastripping entfernt wird, nimmt der Penetrationswiderstand entsprechend ab. Hierbei wird deutlich, daß auch innerhalb der Hornschicht eine Differenzierung der Barrierefunktion besteht. Das Stratum conjunctum scheint durch eine gute und feste Verbindung der Hornzellen untereinander wesentlichen Barriereanteil zu besitzen. Auch das Keratin ist entscheidend, denn wenn das epidermale Keratin extrahiert wird, nimmt die Penetrationsgeschwindigkeit zu. Im Übergangsbereich zwischen lebender und toter Epidermis scheinen die hier reichlich vorkommenden Phospholipide eine besondere Bedeutung für die Barriere zu besitzen (18).

Wirkstoff Haut

Die molekulare Struktur und Molekülgröße des Wirkstoffes wird in ihrer Rolle für die Aufnahmefähigkeit unterschiedlich eingeschätzt (19, 20). Dies mag dadurch bedingt sein, daß bei intaktem Stratum corneum die Kohärenz je nach Alter, Geschlecht und Einwirkungsmöglichkeit anderer Faktoren sehr unterschiedlich ist. Ob aber der an der Hautoberfläche endende Intercellularraum von ca. 100 Å Größe im Bereich der Schweißdrüsen oder Haar- und Talgfollikel die gleichen Dimensionen aufweist, ist nicht bekannt; zumindest finden sich hier aber andere Barriereeigenschaften des Stratum corneum. Da an der Hautoberfläche wesentliche Einflüsse des Vehikels — teilweise bis zur Okklusion — nutzbar gemacht werden können, sollte von einer Verschiedenheit der Intercellularräume in einem Größenbereich ausgegangen werden, der es nicht erlaubt, eine molekulare Gewichtsgröße des Wirkstoffes als zu groß für die Permeation anzusehen. Gestaltsveränderungen höhermolekularer Substanzen, Solvat- bzw. Hydrathülle (21) lassen die Festlegung des kritischen Molekulargewichts von 2 bis 300 als unzweckmäßig erscheinen. Partikelgröße und evtl. Kristallformation sind sicher bedeutungsvoller (22). Will man diese mechanischen Gesichtspunkte zugunsten dynamischer Verhältnisse verlassen, so wird davon auszugehen sein, daß, von wenigen Ausnahmen abgesehen, fast alle Stoffe eine Hautpermeationschance besitzen. Wirkung und Nichtwirkung würden unter diesem Gesichtspunkt über die aufgenommene Wirkstoffmenge einzig von der Zeit abhängen.
Ebensowenig läßt sich die Vorstellung aufrechterhalten, daß lipophile Substanzen grundsätzlich den hydrophilen gegenüber permeationsbegünstigt sind (23). Neben intercellulären Permeationsmöglichkeiten und Aufnahme durch die „innere Oberfläche" der Hautadnexe besteht die transcelluläre Eindringmöglichkeit von Stoffen in die Haut. Das Wissen um die Balance dieser drei Permeationswege ist gering (24, 25, 26). Transcelluläre Wirkstoffaufnahme wird durch das Verhalten des Wirkstoffes an biologischen Membranen bestimmt. Nach heutiger Kenntnis um Struktur und Chemie der Zellmembran scheint dieser Vorgang stark von der Polarität des Moleküls abhängig zu sein (DMSO). Bevorzugte Aufnahme durch Talg- und Haarfollikel scheint für unpolare, also lipophile Stoffe stattzufinden. Der transfollikuläre Aufnahmeteil soll bei Hormonen zwischen 10 und 20% der Gesamtaufnahme betragen (27). Bei intakter Haut ist das Stratum corneum von seiner Struktur, von seiner chemischen Zusammensetzung, seiner bakteriellen Oberflächenbesiedelung und von enzymatischen Metabolisierungssystemen her gesehen die interessante und penetrationsregulierende Schicht. Die Vermutung, daß diese komplexen Verhältnisse durch dermatologische Krankheitsbilder noch unübersichtlicher werden, stimmt nur begrenzt, z. B. für hyper- und parakeratotische (28) und starke, entzündlich bedingte hyperämische Zustände.
Tesastrip-Untersuchungen haben gezeigt, daß bei Entfernung des Stratum corneum (erosive dermatologische Läsionen) die Verhältnisse vergleichsweise übersichtlicher werden können.
Neben der Wirkstoffbarriere-Funktion, die im Vorangegangenen erörtert wurde, besitzt die Hornschicht ebenfalls eine Reservoirfunktion (29, 30), welche sich scheinbar gegenläufig zur Barrierefunktion verhält. Der Reservoiranteil ist im oberen Stratum corneum-Bereich groß und nimmt in Richtung Stratum conjunctum ab, der Barriereanteil ist im oberen Bereich des Stratum corneum gering und nimmt zum Stratum conjunctum hin zu. Diese Tatsache ergibt sich zwangsläufig durch den „Stau" von Wirkstoffen vor der Barriere, unter Berücksichtigung ihrer Lage im unteren Anteil des Stratum corneum für den Fall,

daß der betreffende Stoff die oberen Anteile der Hornschicht permeieren konnte. Diese Verhältnisse wurden experimentell von *Schaefer* (31) und *Zesch* unter besonderer Berücksichtigung des Vehikels (32) detailliert dargestellt.
Neben einer wahrscheinlich zweitrangigen Veränderung von Wirkstoffen durch Enzyme der bakteriellen Hautoberflächenflora spielt jedoch die Biotransformation durch epidermiseigene Enzymsysteme eine wesentliche Rolle für weitere Permeationsvorgänge.
Folgende Biotransformationsmechanismen wurden von *Täuber* (33) beschrieben:

Tab. 1: Biotransformations-Mechanismen und Substrate, modifiziert nach *Täuber*.

Phase I

Chem. Mechanismus der Substanzveränderung	Substrat
1. Oxydation	
1.1. Aliphatische C-Atome	z. B. Anthracene
1.2. Alicyclische C-Atome	z. B. DHEA (Dehydroepiandrosteron)
1.3. Aromatische Ringsysteme	z. B. 3,4-Benzpyren zu Phenol
1.4. Alkohole	z. B. Cortisol zu Cortison sowie Testosteron und Östradiol
1.5. Desaminierung	
1.6. Desalkylierung	
2. Reduktion	
2.1. Carbonylgruppen	z. B. Cortisol, Progesteron, Dihydrotestosteron u. a. Sexualhormone
2.2. C=C-Doppelbindungen	z. B. Testosteron und Progesteron
3. Hydrolyse	
3.1. Ester	z. B. Diflucortolon und Betamethason
3.2. Epoxide	

Phase II

1. Glucuronidierung	z. B. Benzpyrene
2. Sulfatbildung	
3. Methylierung	
4. Glutathion-Konjugation	

Der Anteil der Hautmetabolisierung ist im Vergleich zur Metabolisierungsleistung des Gesamtorganismus bei systemischer Wirkstoffapplikation gering. Er gewinnt jedoch Bedeutung bei lokaler Behandlung, denn die Biotransformationseigenschaften der Haut können für pharmakologische oder toxische Effekte eines Arzneimittels in diesem Bereich und unter Resorptionsbedingungen auch für den Gesamtorganismus bestimmend werden.

Wirkstoffe

Um sich eine Vorstellung über die Vielfalt der penetrationsfähigen Stoffe zu verschaffen, soll hier an die große Zahl der Kontaktallergene erinnert werden. Mindestvoraussetzung für die Auslösung der dermalen Sensibilisierung ist die Penetration (34). Betrachtet man dabei hautphysiologische Faktoren wie seborrhoischen oder ichthyotischen Konstitutionstyp oder auch degenerative Veränderungen des Stratum corneum und die Sensibilisierungshäufigkeit, so wird ein weiteres Mal die Rolle des Stratum corneum für die Permeation von Stoffen deutlich (35).
Entsprechend ihrem Partialdruck werden Gase, z. B. Kohlendioxid, Sauerstoff, Cyanwasserstoff, Schwefelwasserstoff, Stickstoff, Helium und Wasserdampf, durch die Epidermis aufgenommen. Zusammenfassend wird hierüber von *Schulze* berichtet (36).
Von den einfach strukturierten Elektrolyten passieren Kationen sowie Anionen die Epidermis und gelangen zur Resorption. Elektrolyte und polare Moleküle mit drei oder mehr labilen polaren OH- oder NH^2-Gruppen finden auf dem inter- oder transcellulären Permeationsbereich höhere Widerstände vor. Diese Verbindungen sowie solche mit sehr hohen Molekulargewichten (z. B. Polypeptid-Antibiotica) scheinen vorwiegend über die Hautadnexe zu diffundieren.
Kleinere Substanzen verschiedener Polarität wie Phenol, Salicylsäure, Borsäure, Menthol u. a. penetrieren das Stratum corneum (37). Derselbe Autor gibt Permeationsdaten für wäßrig-alkoholische Lösungen sowie Alkohole in Abhängigkeit von der Carbonzahl an. Eine umfassende Übersicht über das Penetrationsverhalten von Substanzen durch die menschliche Haut, unter besonderem Schwerpunkt der Sterode, geben *Stüttgen* und *Schaefer* (38). Die Corticosteroide sind als die Wirkstoffgruppe zu bezeichnen, die sowohl unter Permeations-, Absorptions- und Penetrationsbedingungen als auch unter Resorptionsbedingungen am besten untersucht wurde. Das betrifft die verschiedensten Esterformen und ihren Ein-

fluß auf die Penetrationskinetik, wie die Wirkstoffliberation aus diversen Grundlagensystemen gleichermaßen (40, 41, 42, 43, 44). Eine weitere Übersicht gibt *Schulze* (39). Hier sind allerdings Ergänzungen um Substanzen vorzunehmen, die erst in der letzten Zeit in den Brennpunkt therapeutischen Interesses getreten sind. Die kleine Auswahl dieser Wirkstoffe durchdringt die Haut und ist vorwiegend durch resorptionsbedingte Wirkungen oder Nebenwirkungen untersucht worden, während über das weitaus interessantere Verhalten in der Epidermis und Cutis sehr viel weniger bekannt ist.

Zur Resorption und Pharmakokinetik des 8-Methoxypsoralens bei oraler und lokaler Applikation liegen ausführliche Untersuchungen vor (45, 46).

Untersuchungen mit Cyproteronacetat zeigen, daß bei dessen Lokalanwendung zur Sebosuppression eine wirksame Targetkonzentration nicht erreicht werden kann, wohl aber eine Resorption mit systemischem Effekt nachweisbar wird (47).

Für die Transform der Vitamin A-Säure wird wegen eines stark irritativen Effekts bei lokaler Anwendung eine zusätzliche systemische Verabreichung erwogen (48).

Die Zusammenfassung älterer und neuester Erkenntnisse über die Resorption von Borsäure haben kürzlich zum Verbot des Einsatzes dieser Substanz und ihrer Derivate in Arzneimitteln durch das Bundesgesundheitsamt geführt.

Resorptive und toxikologische Untersuchungen liegen ebenfalls für Hexachlorophen vor, dies auch an vorgeschädigter Acnehaut (49). Eine Zusammenfassung hierzu gaben *Vaterlaus* und *Hostynek* (50).

Ähnlich wie Corticosteroide durch ihren Vasokonstriktionseffekt zu Modellsubstanzen der Permeation und Resorptionskinetik wurden, liegen ausführliche Untersuchungen zum Verhalten der verschiedenen Nicotinsäurederivate anhand ihres vasodilatatorischen Effekts vor. Für beide Substanzgruppen bot sich besonders die experimentelle Berücksichtigung verschiedener Vehikel an. Die Resorption anderer aromatischer Stoffe, wie z. B. Salicylsäurederivate und Benzylbenzoat, ist bekannt (51, 52).

Heparine und Heparinoide wurden ebenfalls auf cutane Resorption untersucht (53, 54, 55).

Auch für das wieder in den Brennpunkt des Interesses gerückte Anthralin liegen Untersuchungen vor (56), teilweise unter Berücksichtigung verschiedener Vehikel und permeationsbeschleunigender Zusatzstoffe (Salicylat) (57, 58).

Systemische Nebenwirkungen nach Lokaltherapie geben oft Aufschlüsse über cutane Penetration und damit den ersten Hinweis auf Resorptionsverhältnisse. So wurde kürzlich auf die von der internen Clindamycin-Therapie bekannte pseudomembranöse Colitis auch nach externer Clindamycin-Anwendung hingewiesen. Die percutane Absorption anderer antibakteriell wirksamer Substanzen wurde von *Knight* und Mitarb. untersucht (59).

Diese Wirkstoffliste, die keinerlei Anspruch auf Vollständigkeit erhebt, soll hier abgeschlossen werden. Es wird auf die angeführte Literatur (10, 27, 38, 39) verwiesen.

Orale systemische Applikation zur Behandlung dermatologischer Läsionen ist keineswegs ungeläufig und sollte in vielen Fällen (Corticosteroide) kritischer vorgenommen werden. Lokale Applikation, die ausschließlich auf eine systemische, nicht cutane Wirkung abzielt und dabei die cutanen Penetrationsverhältnisse als regulierendes Dosierungsprinzip ausnutzt, ist ungewöhnlich und nur unter genauester Kenntnis der Penetrationskinetik und einer evtl. cutanen Metabolisierung möglich. Deshalb sei zum Abschluß auf die Entwicklung eines „transdermal therapeutic system" hingewiesen. Ein solches System mit Scopolamin ist zumindest in den Vereinigten Staaten eine zugelassene und bewährte Arzneiform geworden. Vorbedingung hierfür war, wie die Autorin (60) schilderte, die genaue Kenntnis des Molekulargewichts, der Molekülgröße, der Löslichkeit in hydro- und lipophilen Lösungsmitteln sowie der physikalisch-chemischen Eigenschaften des Wirkstoffes und weiterhin die eingehende Untersuchung der Resorptionskinetik, da die Barriere des Stratum corneum zur kontrollierten, protrahierten Resorption, die therapeutisch erwünscht ist, herangezogen wurde.

In vitro-Untersuchungen können für die Wirkstoffliberation sowie Diffusionsvorgänge im Vehikel gute Hinweise geben, also eine Aussage über das Verhalten von Wirkstoff zur Grundlage zulassen. In der biologischen Realität werden jedoch die hierdurch gewonnenen Penetrationsverhältnisse nicht allzuoft mit diesen in vitro-Werten korrespondieren (61). Untersuchungen an Tierhaut sind ebenfalls nicht in der Lage, genaue Verhältnisse an lebender Humanhaut widerzuspiegeln. Die Haut bestimmter Tierspecies, z. B. Rhesus macacus, scheint den Eigenschaften menschlicher Haut besonders nahe zu kommen, dennoch sind direkte Vergleiche z. B. wegen des Haarkleides nicht möglich. Pharmakokinetische Untersuchungen an vitaler Humanhaut werden weiterhin unumgänglich sein (62). Die hierbei verwendeten Untersuchungsmethoden wurden zusammenfassend von *Zesch* dargestellt (63).

Schlußfolgerungen

Für eine lokale Bioverfügbarkeit von Arzneistoffen im Hautorgan ist nicht zuletzt aus toxikologischen Gründen die Lokalbehandlung vorzuziehen. Es ist dann von anderen Metabolisierungsvorgängen auszugehen. Die Beschaffenheit des Stratum corneum, seine physiologischen und evtl. pathophysiologischen Eigenschaften bestimmen je nach Wirkstoff dessen Permeation, Penetration, Adsorption, Absorption oder Resorption mit. Barriere und Depotfunktion des Stratum corneum bewirken eine protrahierte Permeation. So wird zumindest bei intakter Barriere eine mehrmals täglich erfolgende Anwendung fragwürdig. Rassische, individuelle, geschlechtsgebundene und altersbedingte Faktoren bestimmen den Zustand des Stratum corneum. Die Arzneigrundlagen haben eine Eigenwirkung auf das Stratum corneum, die vereinzelt gezielt permeationsbeschleunigend oder -behindernd ausgenutzt werden kann. Wechselwirkungen zwischen Vehikel und Wirkstoff in der lokalen Arzneizubereitung bestimmen die Wirkstoffliberation und damit Permeationsvoraussetzungen. Bei der engen Verflechtung dermatologischer, pharmazeutischer, pharmazeutisch-technologischer und galenischer Belange ist eine engere Zusammenarbeit der einzelnen Fachdisziplinen erstrebenswert.

Anmerkung: Herrn Dr. H.-J. Jörs sei an dieser Stelle für seine Beratung in galenischen Fragen gedankt.

Literatur

1. *Stüttgen, G., Schaefer, H.:* „Funktionelle Dermatologie". Springer-Verlag Berlin, Heidelberg, New York, S. 353 (1974). – 2. *Stüttgen, G.:* „Die normale und pathologische Physiologie der Haut". G. Fischer Verlag Stuttgart, S. 142 (1965). – 3. *Führer, C.:* „Systematik der Dermatica". 1. Internationales APV-Symposium Dermale und Transdermale Resorption München, 12.–14.1.1981. – 4. *Jörs, H.-J.:* in „Pharmazeutische Technologie". Herausgegeben von Sucker, H., Fuchs, P., Speiser, P. Georg Thieme Verlag Stuttgart, S. 629 (1978). – 5. *Lippold, B. C.:* „In vitro-Drug Absorption". 1. Internationales APV-Symposium Dermale und Transdermale Resorption München, 12.–14.1.1981. – 6. *Hauss, H., Steffen, I.:* „Technik des Okklusiv-Verbandes". Schwarzeck-Verlag München (1977). – 7. *Ude, P.:* Hauttemperatur und Hautfeuchte unter Folien-Okklusivverband. Hautarzt 26, 41–43, 1975. – 8. *Fritsch, W. C., Stoughton, R. B.:* The effect of temperature and humidity on the penetration of ^{14}C acetylsalicylic acid in excised human skin. J. invest. Derm. 41, 307–311, 1963. – 9. *Stüttgen, G.:* Pharmakokinetik und Effektivität von Hauttherapeutica. Hautarzt 31, 199–207, 1981. – 10. *Fröhlich, H. H.:* Dermatologische Wirkstoffe. Pharmazie in unserer Zeit 10, 129–160, 1981. – 11. *Bettley, F. R.:* The influence of soap on the permeability of the epidermis. Brit. J. Derm. 75, 448–454, 1961. – 12. *Feldmann, R. J., Maibach, H. J.:* Percutaneous penetration of hydrocortisone with urea. Arch. Derm. 109, 58, 1974. – 13. *Wohlrab, W.:* Der Einfluß von Harnstoff auf percutane Permeationsmechanismen. Dermatologica 159, 441–450, 1979. – 14. *Ude, P.:* Topographische hautphysiologische Meßwerte. Z. Hautkr. 51, Suppl. 2, 81–97, 1976. – 15. *Kligman, A.:* 1. Quincke-Gedächtnis-Vorlesung in Kiel (25.9.1981). – 16. *Puhvel, S. M.:* Esterification of (4-^{14}C) cholesterol by cutaneous bacteria (staphylococcus epidermidis, propionibacterium acnes, propionibacterium granulosum). J. invest. Derm. 64, 397–400, 1975. – 17. *Schaaf, F.:* Probleme dermatologischer Grundlagenforschung. Dr. A. Hüthig Verlag Heidelberg, S. 350–353 (1969). – 18. *Orfanos, C. E.:* Aufbau der Hornschicht im Hinblick auf ihre Funktion. Berl. derm. Symposium-Stratum corneum – Grosse Verlag Berlin, S. 29–47 (1981). – 19. *Schaaf, F.:* Probleme dermatologischer Grundlagenforschung. Dr. A. Hüthig Verlag Heidelberg, S. 343 (1969). – 20. *Tregear, R. T.:* Hautpermeation hochmolekularer Verbindungen. Aesthet. Med. 15, 395, 1966. – 21. *Stüttgen, G., Schaefer, H.:* s. Nr. 1, S. 364–368. – 22. *Kleine-Natrop, H. E.:* Particle size of dexamethasone incorporated in ointment and its behavior during penetration in the stratum corneum of living skin. Dermatologica 152, Suppl. 1, 101–106, 1976. – 23. *Ziegenmeyer, J.:* Einfluß der Grundlage auf die Absorption und Permeation von Wirkstoffen. 1. Internationales APV-Symposium „Dermale and Transdermale Resorption", München, 12.–14.1.1981. – 24. *Tregear, R. T.:* Relative penetrability of hair follicles and epidermis. J. Physiol. 156, 301–313, 1961. – 25. *Wahlberg, J. E.:* Transepidermal or transfollicular absorption. Acta derm. vener. 48, 336–344 (1968). – 26. *Wepierre, J.:* Perméabilité comparée de l'epiderme et des annexes de la peau. Bull. Soc. Dermopharmacie, 3–22, 1965. – 27. *Fröhlich, H. H.:* Die Haut, Teil B: spezifische dermatologische Wirkstoffe. Schriftenreihe der Bayerischen Landesapothekerkammer, H. 22, S. 7 (1981). – 28. *Stüttgen, G.:* Ways and possibilities of drug absorption by healthy and damaged skin 1. Internationales APV-Symposium „Dermale and Transdermale Resorption" München, 12.–14.1.1981. – 29. *Hadgraft, J.:* The epidermal reservoir: a theoretical approach. Intern. J. Pharm. 2, 265–274, 1979. – 30. *Vickers, C. F. H.:* Existence of reservoir in the stratum corneum. Arch. Derm. 88, 20–23, 1963. – 31. *Schaefer, H.:* Stratum corneum: Funktion als Grenzmembran. Berliner derm. Symposium – Stratum corneum – Grosse Verlag Berlin, S. 56–62 (1981). – 32. *Zesch, A.:* Reservoirfunktion der Hornschicht. Berliner derm. Symposium – Stratum corneum – Grosse Verlag Berlin, S. 63–76 (1981). – 33. *Täuber, U.:* Metabolism of drugs on and in the skin" 1. Internationales APV-Symposium „Dermale und Transdermale Resorption" München, 12.–14.1.1981. – 34. *Pedersen, N. B., Fregert, S., Naversten, Y., Rorsman, H.:* Patch testing and absorption of chromium. Acta derm. vener. 50, 431–434, 1970. – 35. *Ummenhofer, B.:* Hornschichtphysiologische Grundlagen der Prävention und Rehabilitation von Berufsekzemen. Dermatosen in Beruf und Umwelt 29, No. 4, 102–106, 1981. – 36. *Schulze, W.:* in Gottron, H. A., Schönfeld, W. „Derm. u. Ven.", Bd. I/1. 219–225. G. Thieme Verlag Stuttgart (1961). – 37. *Scheuplein, R.:* in Jarrett, A. "The Physiology and Pathophysiology of the Skin" – Site Variations in Diffusion and Permeability, – S. 1731–1752. Academic Press London, New York, San Francisco (1978). – 38. *Stüttgen, G., Schaefer, H.:* „Funktionelle Dermatologie" – Faustregeln zur percutanen Resorption –, S. 368–376. Springer-Verlag Berlin, Heidelberg, New York, 1974. – 39. *Schulze, W.:* in Gottron, H. A., Schönfeld, W. „Derm. u. Ven.", Bd. I/1, 230–252. G. Thieme Verlag Stuttgart (1961). – 40. *Polano, M. K., Ponec, M., Smeenk, G., Hendrikse, J. M. C.:* „Factors influencing the penetration of corticosteroids through the epidermis" in: Montagna, W., Stoughton, R.B., van Scott, E.: Advances in Biology of Skin. Vol. XII: Pharmacology and Skin. Appleton-Century-Crofts (1972). – 41. *Polano, M. K.:* Dependence of corticoid penetration on the vehicle. Arch. Derm. 112, 675–680, 1976. – 42. *Ponec, M., Polano, M. K.:* Hydrocortisone butyrate penetration through the epidermis in vitro. Arch. derm. Forsch. 245, 381–389, 1972. – 43. *Ponec, M., Polano, M. K.:* Penetration of various corticosteroids through epidermis in vitro. Arch. derm. Res. 265, 101–104, 1979. – 44. *Zesch, A., Schaefer, H.:* Penetration of radioactive hydrocortisone in human skin from various ointment bases. II: in vivo experiments. Arch. derm. Forsch. 252, 245–256, 1975. – 45. *Pathak, M. A., Dall'Acqua, F., Rodighiero, G., Parrish, J. A.:* Meta-

bolism of Psoralens. J. invest. Derm. 62, 347, 1974. – **46.** *Schaefer, H., Zesch, A.:* Vorstellungen zum molekularbiologischen Wirkungsmechanismus von 8-Methoxypsoralen sowie dessen Penetrationskinetik in die Haut. Z. Hautkr. 50, 534–536, 1975. – **47.** *Kotwas, J., Schaefer, H., Zesch, A.:* Zur Verfügbarkeit von Wirkstoffen an und in der Haut. Vergleichende Untersuchungen zur Liberation und Penetration verschiedener Cyproteron- und Cyproteronacetat-Salben. Arzneimittel-Forsch. (I) 29, 562–568, 1979. – **48.** *Stüttgen, G.:* Pharmakokinetik und Effektivität von Hauttherapeutica. Hautarzt 31, 199–207, 1981. – **49.** *Hartmann, G., Jörs, H.-J., Rohde, B. Th.:* Klinisch-experimentelle Untersuchungen mit hexachlorophenhaltigen Externa. Castellania 2/11 u. 12, S. 247–250, S. 277–279, 1974. – **50.** *Vaterlaus, B. P., Hostynek, J. J.:* Die Verträglichkeit von Hexachlorophen. VII. Congress IFSCC, Hamburg 1972 Herausg. Gesellschaft Dt. Kosmetik-Chemiker e.V. – **51.** *Fritsch, W. C., Stoughton, R. B.:* s. Nr. 8. – **52.** *Gloor, M., Wirth, H., Schnyder, U. W.:* Pharmakologie der Salicylsäure bei topischer Applikation – eine Übersicht über die Literatur der letzten 20 Jahre. Zbl. Hautkr. 139, 283–290, 1978. – **53.** *Stüttgen, G., Brüster, H., Schulgen, W.:* Zum Nachweis lokaler und allgemeiner Wirkungen von Heparin- bzw. Heparinoid-Salben. Arzneimittel-Forsch. (Drug Res.) 12, 723–727, 1962. – **54.** *Zesch, A., Schaefer, H.:* Penetration, Permeation und Resorption von Heparin. In vivo-Untersuchungen an menschlicher Haut. Arzneimittel-Forsch. (Drug Res.) 26, 1365–1368, 1976. – **55.** *Reber, K.:* Cutaneous resorption of heparin and heparinoids investigated by autoradiography. J. invest. Derm. 51, 113–115, 1968. – **56.** Anthralin-Symposium. Veranstalter Schaefer, H., Valbonne/Frankreich (1980). – **57.** *Kammerau, B., Zesch, A., Schaefer, H.:* Absolute concentration of dithranol and triacetyldithranol in the skin layers after local treatment – in vivo investigations with four different types of pharmaceutical vehicles. J. invest. Derm. 64, 145–149, 1975. – **58.** *Wienert, V.:* Die physikalisch gemessene Entwicklung des Anthralin-induzierten Erythems als Funktion der Applikationszeit. IX. Jahrestagung der Arbeitsgemeinschaft Dermatol. Forsch. ADF, Münster, 1981. – **59.** *Knight, A. G., Vickers, C. F. H., Percival, A.:* The percutaneous absorption of antibacterial substances. Brit. J. Derm. 81, Suppl. 4, 88–91, 1969. – **60.** *Shaw, J E.:* "Transdermal therapeutic systems". 1. Internationales APV-Symposium Dermale und Transdermale Resorption München, 12.-14.1.1981. – **61.** *Higuchi, T.:* In vitro drug release from ointment and creams. 1. Internationales APV-Symposium München, 12.–14.1.1981. – **62.** *Zesch, A.:* Untersuchungsmethoden zur Ermittlung der Wirkstoffkonzentration in der menschlichen Haut. 1. Internationales APV-Symposium München, 12.–14.1.1981. – **63.** *Zesch, A.:* s. Nr. 62.

Neue Entwicklungen in der Galenik externer Dermatika

von

E. Nürnberg

Institut für Pharmazie und Lebensmittelchemie der Universität Erlangen-Nürnberg
Lehrstuhl für Pharmazeutische Technologie (Vorstand: Prof. Dr. E. Nürnberg)

Eine beachtliche Anzahl verschiedener Substanzen und Grundlagen werden für die Behandlung von Hauterkrankungen eingesetzt. Bei festen Formen, d. h. den Pudern, stehen bisher nur verhältnismäßig wenig organische und anorganische pulverförmige Substanzen zur Verfügung, insbesondere Stärke, Lactose, Aerosil, Bolus alba, Talcum, Zinkoxid, usw. Die flüssigen Arzneiformen zur Hautbehandlung enthalten außer suspendierten Feststoffkomponenten wie Bolus alba und Talcum häufig Substanzen, die auch in Cremes verwendet werden, nämlich Emulgatoren. Am verbreitetsten sind bekanntlich streichfähige Dermatika in Form von Salben und Cremes.
In den folgenden Ausführungen soll versucht werden, die heute verwendeten Grundlagenkomponenten, die Grundlagen selbst sowie einige Neuentwicklungen darzustellen.

1. Hilfsstoffe für Dermatika

Salben- und Cremegrundlagen bestehen aus einer Vielzahl von Hilfsstoffen. Verhältnismäßig wenig Rezepturen sind in den Pharmacopoen aufgeführt; so enthält das zur Zeit gültige Deutsche Arzneibuch **8** nur wenige Salben-Monographien und beschränkt sich auf drei Cremegrundlagen.
Umso größer ist dagegen die Anzahl der von den Spezialitätenherstellern auf den Markt gebrachten Spezialgrundlagen. Leider wird bis heute nur in Einzelfällen bei Konservierungsmitteln und bestimmten Emulgatoren die Deklaration von Hilfsstoffen vorgenommen, so daß die Kenntnis der verwendeten Bestandteile vor allem aus der Patentliteratur entnommen werden muß.

1.1. Übersicht

Die heute eingesetzten Substanzen bzw. Stoffklassen sind im folgenden aufgeführt:

1) | Kohlenwasserstoffe |

Vaselin
Paraffinum liquidum
Polyäthylen

2) | Alkohole |

Niedere Alkohole: Äthanol
Isopropanol
Glycerol
1.2-Propandiol
1.3-Butandiol
Sorbitol
Höhere Alkohole: Cetylalkohol
Stearylalkohol
Cyclischer Alkohol: Cholesterin (= Cholesterol)

3) | Polyäthylenglykole (PÄG) |

Flüssige Polyäthylenglykole mit Mol.-Gew. von ca. 400; wachsartige und feste Polyäthylenglykole, Mol.-Gew. bis 20 000.

4) | Säuren |

Stearinsäure
Palmitinsäure

5) | Ester |

Einfache Ester: Isopropylmyristat
Isopropylpalmitat
Ölsäureoleylester DAB 8

Fettsäureester des Glycerols:
Oleum neutralis (= Miglyol 812®)
Fette Öle
Adeps solidus (Ph. Eur. III)
Glycerol- und Propylenglykol-mono-
und -distearat
gehärtetes Erdnußöl

Gemische verschiedener Ester und Alkohole:
Cera alba und Cera flava (DAB 8)
(Bienenwachs)
Walrat
Cetaceum (DAB 8)

6) | Emulgatoren |

Ionogene Emulgatoren:

Anionische Emulgatoren: Alkali- und Erdalkaliseifen
Natriumcetylstearylsulfat (Lanette E®)
Natriumlaurylsulfat (Texapon®)
Kationische Emulgatoren: Invertseifen
Es werden nur wenige Verbindungen als Emulgatoren eingesetzt, sie finden vorwiegend als Konservierungsmittel Anwendung.
Amphotere Emulgatoren: Lecithin

Nichtionogene Emulgatoren: Eine große Zahl polyoxyäthylierter Fettsäureäther, -ester und gemischter Verbindungen fällt in diese Rubrik. Eine Besprechung erfolgt später.
Quasiemulgatoren: Hochpolymere Substanzen, insbesondere Cellulosederivate, Gelatine oder anorganische Gelbildner:
Bestimmte Silicate, z.B. in Form von Bentonit.

7) | Stabilisatoren |

Konservierungsmittel: Sorbinsäure
PHB-Ester
Chlorhexidin
1.3-Butandiol
Invertseifen
Antioxydantien: α-Tocopherol
Propylgallat
Butylhydroxyanisol
indirekt wirksam durch Bindung von
Schwermetallionen: Natriumäthylendiamintetra-Essigsäure
(Na-EDTA).

Zu den einzelnen wichtigen Hilfsstoffen sollen im folgenden einige ergänzende Informationen gegeben werden:

1.2. Vaselin

Ungeachtet einiger physiologischer Nachteile gehört auch heute noch Vaselin zu den meist verbreiteten Salbengrundlagen oder es stellt zumindest einen wesentlichen Faktor in kombinierten Rezepturen dar. Diese Beliebtheit verdankt es neben seiner chemischen Stabilität und Indifferenz vor allem seinen ausgezeichneten physikalischen Eigenschaften, was sich unter anderem in einer guten Konsistenz ausweist.
Vaselin besteht als plastisches Kohlenwasserstoffgel aus einer Mischung flüssiger und fester verzweigtkettiger und cyclischer Paraffine. In geringen Mengen sind auch aromatische Kohlenwasserstoffe und n-Paraffine mit Kohlenstoffketten von C_{22} bis C_{23} enthalten. Diese bauen ein netzartiges Festkörpergerüst auf, das im wesentlichen aus submikroskopisch zusammenhängenden Fransenmizellen besteht (s. Abbildung 1).

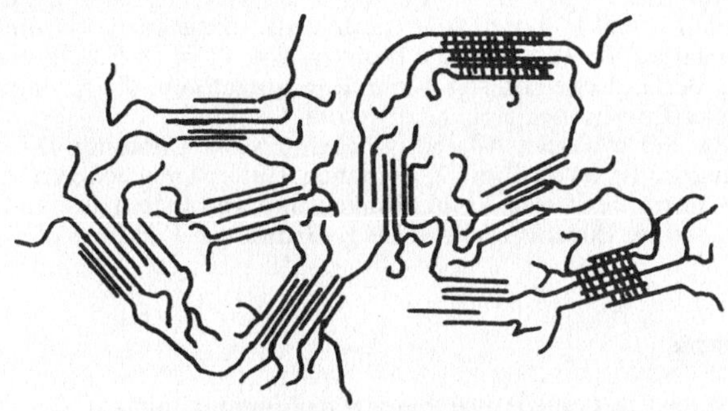

Abb. 1. Gelgerüst aus Fransenmizellen

Man rechnet Vaselin zu den Nebenvalenzgelen, die über Dispersionskräfte gebildet werden. Im Gegensatz zu den Nebenvalenzgelen, die über Wasserstoffbrückenbindungen zusammengesetzt sind (s. Abb. 2a), und ähnlich wie Hauptvalenzgele durch definierte punktförmige Verknüpfungsstellen charakterisiert sind, z. B. Polysaccharid- oder Eiweißgele, assoziieren größere Paraffinkohlenwasserstoffmoleküle durch Dispersionskräfte zu mizellaren Elementen (s. Abb. 2b).

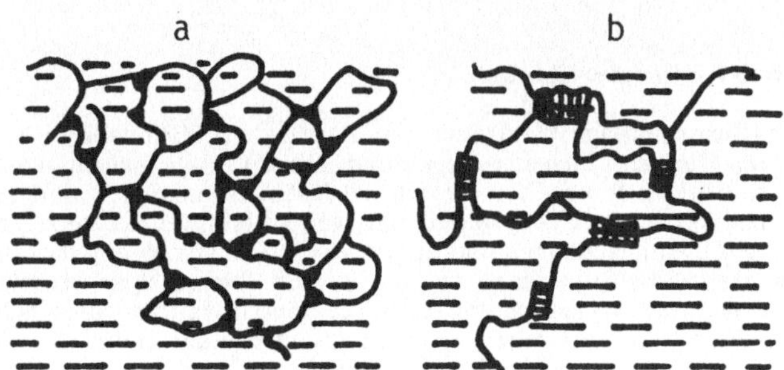

Abb. 2. a) Nebenvalenzgel, Wasserstoffbrücken; b) Nebenvalenzgel, Dispersionskräfte

Dieser Struktur verdankt das Erdölprodukt Vaselin seine charakteristischen Eigenschaften, nämlich Duktilität, Zügigkeit und Streichfähigkeit bei Zimmertemperatur. Man kann die mizellaren Bezirke deutlich bei polarisationsmikroskopischer Betrachtung erkennen. Sie zeigen die für anisotrope Produkte charakteristischen Polarisationsfarben.

1.3. Polyäthylengele

Eine visuell dem Vaselin ähnelnde Grundlage kann man durch Auflösen von Polyäthylen in flüssigem Paraffin gewinnen. Dieses von der Firma Squibb als „Plastibase®" entwickelte Produkt enthält 5 Teile Polyäthylen mit einem Molekulargewicht von etwa 21.000. Durch Auflösen bei ca.

130° C gewinnt man ein System, das nach dem Abkühlen ein kohärentes Raumnetz aus Polyäthylen ausbildet und damit analog Vaselin für die Salbenherstellung geeignet ist. Im Gegensatz zum Vaselin ändert sich die Konsistenz dieses streichfähigen Gels zwischen −15 und 60° nicht wesentlich. Auch die Einarbeitung großer Mengen fester Arzneimittel beinflußt die Konsistenz praktisch nicht, so daß „weiche" Pasten entstehen. Allerdings kann die Einarbeitung fester Bestandteile nicht durch Schmelzen der Grundlage erfolgen. Nach Zusatz von Emulgatoren ist auch die Gewinnung von Cremesystemen möglich.

1.4. Alkohole

Die niedrigmolekularen Alkohole dienen als Lösungsmittel für Wirkstoffe oder aber – falls es sich um Alkoholgele handelt – als Grundlagenkomponente für streichfähige Formen. 1,2-Propandiol wird in jüngster Zeit nicht nur als Lösungsmittel für schwer wasserlösliche Pharmaka, sondern auch als ein wichtiger Hilfsstoff bei der Gelgewinnung verwendet. Auf diesen Punkt wird im folgenden noch näher eingegangen. Glycerol und Sorbitol besitzen vorwiegend Weichmacherfunktionen, während 1,3-Butandiol auch als Konservierungsmittel eingesetzt wird. Höhere Alkohole, z. B. Cetylstearylalkohol – das Lanette O® –, finden als konsistenzbestimmende Komponenten mit Emulgatoreigenschaften Verwendung. Sie besitzen Wasser in Öl-Emulgatoreigenschaften und sind auch bevorzugte Bestandteile von sog. Komplexemulgatoren, die grundsätzlich bei der Gewinnung von Öl/Wasser-Emulsionen eingesetzt werden müssen.
Breite Verwendung hat der cyclische Alkohol Cholesterin (= Cholesterol) in der Rezeptur von Cremesystemen gefunden. Er ist zu 2 bis 2,5% neben einwertigen höheren Alkoholen und verschiedenen Säuren in Form der freien Verbindungen und von Estern Bestandteil des Wollwachses. Hier ist an Niveacreme, Eucerin und die DAB-Grundlage Lanae alcohol. ungt. (DAB 8) zu denken.

1.5. Polyäthylenglykole

Das Deutsche Arzneibuch führt eine Polyaethylenglycoli unguentum auf

    Polyäthylenglykol 300   1 Teil
    Polyäthylenglykol 1500   1 Teil.

Die Konsistenz der Salbe kann Schwankungen aufweisen und ein marmoriertes Aussehen besitzen, da die höher molekularen Polyäthylenglykole die Neigung haben, in mehr oder minder großen Kristallen zu erstarren. Gravierender ist jedoch die in der Literatur beschriebene Inkompatibilität mit verschiedenen Wirkstoffgruppen, wie u. a. Sulfonamiden, Resorcin, Salicylsäure, Penicillin und Cignolin (1).

1.6. Stearylalkohol-1,2-Propandiol-Gel

Eine hydrophile Salbengrundlage kann auch auf Basis von 1,2-Propandiol unter Verwendung eines Fettalkohols als Gerüstbildner erreicht werden. Diese Grundlagen besitzen die vorteilhafte Eigenschaft, gewisse Wirkstoffe wie Steroide echt zu lösen. Homogenität und galenische Stabilität sind dagegen nicht voll befriedigend, so daß man weitere Hilfsstoffe zusetzen muß.
Die Verwendung von Glykolgrundlagen und der Polyaethylen. glycoli unguentum ist auch deswegen problematisch, weil diese Substanzen sich durch eine gewisse Hygroskopizität auszeichnen. Dadurch wird die Penetration von Arzneistoffen in die oberen Hautschichten behindert, denn die Grundlagen ziehen das Wasser aus dem umgebenden Gewebe an, so daß der „Strom" nicht aus der Grundlage in die Haut, sondern umgekehrt verläuft.

1.7. Säuren und Ester

Stearinsäure – meist gemeinsam mit Palmitinsäure – ist in den kosmetisch verwendeten Stearatcremes, die sich durch einen mehr oder minder stark ausgeprägten Perlmuttglanz auszeichnen, enthalten. Unter den Estern finden Isopropylmyristat und Isopropylpalmitat als spreitungsfördernde Komponenten Verwendung. Wesentlich verbreiteter sind aber die Fettsäureester des Glycerols in Form von Oleum neutralis, das als Miglyol 812® ein Bestandteil von Salben- und Cremegrundlagen darstellen kann. Es handelt sich hierbei um ein neutrales niedrigviskoses und farbloses Öl, das durch Veresterung von mittelkettigen Fettsäuren (8–12 Kohlenstoffatomen) mit Glycerol gewonnen wird. Das früher in Dermatika zum Teil angewendete Schweineschmalz ist völlig aus der galenischen Praxis verschwunden und wird entweder durch fette Öle oder Adeps solidus ersetzt. Verbreitet sind auch Partialester des Glycerols und Propylenglykols in Form von Glycerolmono- und -distearat bzw. -palmitat. Als konsistenzbestimmende Komponenten werden auch Ester in Form von Wachsen verwendet. Als Cera alba oder als Cetaceum sind sie in der Lage, einer Grundlage eine bestimmte Festigkeit zu verleihen.

1.8. Emulgatoren

Diese Hilfsstoffe werden zur Verminderung Lipophilie in fettartigen Systemen oder aber zur Herstellung von Emulsionen verwendet. In den meisten Arzneibüchern werden anionische Emulgatoren in Form von Schwefelsäureestern höherer Fettalkohole beschrieben. Diese Substanzen, z.B. das Natriumsalz des Cetylstearylschwefelsäureesters, ist jedoch nicht unproblematisch, wenn in der Grundlage kationische Arznei- oder Hilfsstoffe inkorporiert werden müssen. Diese anionischen Emulgatoren ergeben nämlich mit zahlreichen wasserlöslichen Antibiotika und Antiseptica, aber auch mit den als Konservierungsmitteln eingesetzten Invertseifen, Ausfällungen, die in der Zubereitung meist nicht erkannt werden. Man muß also bei der Rezeptur kationischer Wirkstoffe mit Grundlagen vom Typ der Unguentum emulsificans aquosum mit derartigen Inkompatibilitätserscheinungen rechnen, und in diesem Falle besser nichtionogene Emulgatoren einsetzen. Die kationischen Verbindungen spielen als Emulgatoren eine zu vernachlässigende Rolle; sie werden vorwiegend als Konservierungsmittel eingesetzt.

1.8.1. Amphotere Emulgatoren

Darunter versteht man Verbindungen, die im Molekül sowohl anionische als auch kationische Gruppen enthalten. Der bekannteste Vertreter ist das Lecithin:

Lecithin
W/O-und O/W-Emulgator

R = Stearinsäure, Palmitinsäure, Ölsäure.

Weitere amphotere Verbindungen sind zwar bekannt, werden jedoch pharmazeutisch für Externa kaum eingesetzt. Es handelt sich dabei z. B. um Ampholytseifen.

Dodecyldi-(aminoäthyl)-glycin
O/W-Emulgator

1.8.2. Nichtionogene Emulgatoren

Wir haben bereits einige Verbindungen unter den Grundlagenkomponenten kennengelernt, die nichtionogene Emulgatoren darstellen. In diese Gruppe gehören u. a. die höheren Fettalkohole wie Cetylalkohol und Stearylalkohol sowie die Partialester mit Glycerol. Daneben gibt es auch analog aufgebaute Substanzen, die Ester des Sorbitans (einem cyclisierten Sorbit), bei denen als Säurekomponente u. a. Stearinsäure oder Palmitinsäure eingesetzt wird (s. Formel). Diese Verbindungen sind beispielswiese unter der Bezeichnung Span® oder Arlacel® im Handel und werden für die Rezeptur von W/O-Emulsionen eingesetzt. Gleichfalls Estercharakter haben Fettsäure-partialester des Zuckers, die in den USA, Japan und Italien vor einigen Jahren entwickelt wurden, und die aus physiologischen Substanzen aufgebaut sind.
Allerdings hat sich der Einsatz für kosmetische und dermatologische Produkte aus technischen Gründen nicht durchsetzen können. Eine bedeutende Rolle spielen die sog. polyoxyäthylierten

Verbindungen. Hier werden lipophile Grundkörper mit Äthylenoxid umgesetzt, so daß die dabei angelagerten Polyoxyäthylenketten dem Produkt eine mehr oder weniger deutlich ausgeprägte Hydrophilie verleihen. Die Länge der Polyoxyäthylenketten wirkt sich nach der Bancroft-schen Regel auf das wahrscheinlich zu erwartende Emulsionssystem aus: Diejenigen Emulgato-

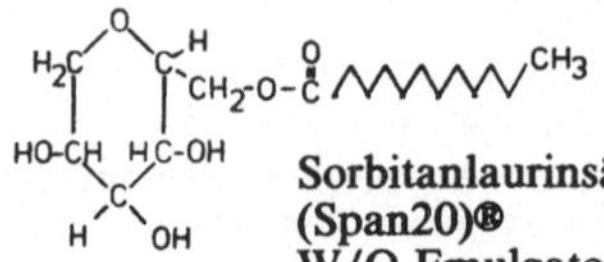

Sorbitanlaurinsäureester
(Span20)®
W/O-Emulgator

ren, die eine verhältnismäßig stark ausgeprägte Lipophilie aufweisen, d. h. sich n i c h t in Wasser, sondern in fettartigen Substanzen auflösen, tendieren zur Ausbildung von Wasser-in-Öl-Emulsionen. Andererseits sind die stark hydrophilen Emulgatoren mit längeren Polyoxyäthylenketten durch ihre Wasserlöslichkeit zur Ausbildung von Öl-in-Wasser-Systemen, die im Gegensatz zu den anderen Emulsionen abwaschbar sind, befähigt. Werden höhere Fettsäuren mit Polyäthylenglykol esterartig verknüpft, so erhält man Emulgatoren vom Typ des Polyäthylenglykol-400-stearates. Diese Produkte sind beispielsweise in Form der Myrj®-Typen im Handel (siehe Formel).

Polyäthylenglykol-400-stearat
(Myri 45)®
O/W-Emulgator

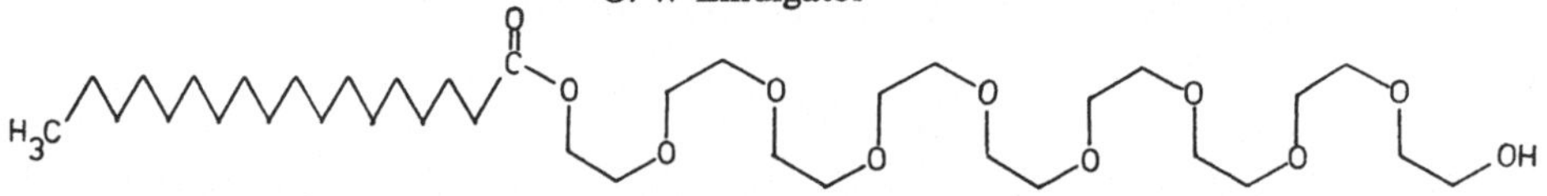

Werden die Fettsäuren mit Polyäthylenglykol ätherartig verbunden, so resultieren Polyoxyäthylenfettsäureäther vom Typ des Brij® (siehe Formel).

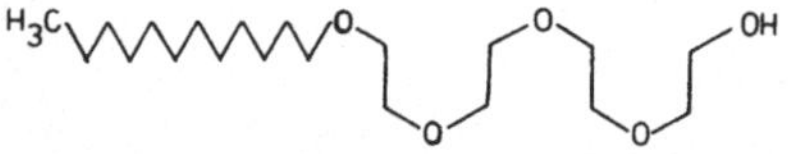

Polyäthylenglykol-200-lauryläther (Brij)®
W/O-und O/W-Emulgator

Die verschiedenen Handelsprodukte sind durch ihre unterschiedlich langen Polyäthylenglykolketten (Polyoxyäthylenketten) und verschiedene Fettsäuren gekennzeichnet. In den meisten Arzneibüchern werden Polyoxyäthylensorbitanfettsäureester beschrieben, die fast durchweg wasserlösliche Substanzen darstellen und als Lösungsvermittler sowie als O/W-Emulgatoren Verwendung finden. Bei diesen Verbindungen wird Sorbitan mit einer Fettsäure verestert und anschließend mit Äthylenoxid umgesetzt, wodurch die stark hydrophilen Verbindungen resultieren (Polysorbate, Tween®-Typen), siehe Formel.
Es sei in diesem Zusammenhang erwähnt, daß ein Emulgator normalerweise durch den dimensionslosen HLB-Wert beschrieben wird, d. h. eine Kennzahl, die ein Maß für die Lipophilie bzw. Hydrophilie darstellt. Das von G r i f f i n zunächst für polyoxyäthylierte Tenside entwickelte HLB-System erlaubt Aussagen über die Einsatzfähigkeit von grenzflächenaktiven Verbindungen,

Polyäthylenglykol-sorbitan-fettsäureester

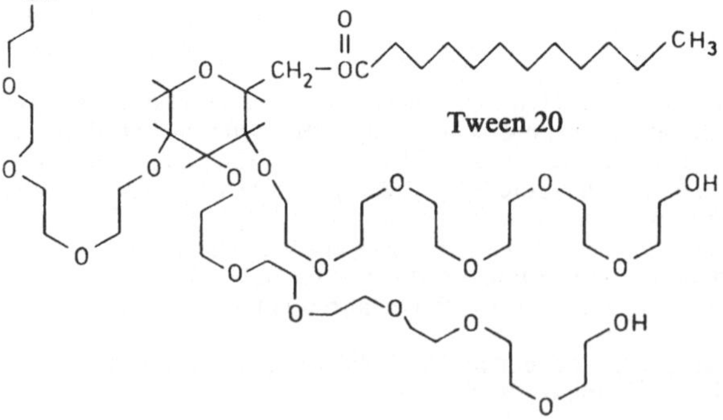

Tween 20

O/W-Emulgator

indem zur Charakterisierung des h y d r o p h i l - l i p o p h i l e n G l e i c h g e w i c h t e s (Hydrophilic-Lipophilic-Balance = HLB oder auch hydrophil-lipophiles Gleichgewicht = HLG) ein Zahlenwert nach folgender Formel ermittelt wird:

$$HLB = 20 \left(1 - \frac{M_0}{M}\right)$$

M_0 = Molekulargewicht des hydrophoben Anteils im Molekül.
M = Gesamtmolekulargewicht.

Die Werte liegen definitionsgemäß unter 20; wenn z. B. der hydrophile Anteil 50% betragen würde, so erhält man einen HLB-Wert von 10. Beschränkt man die HLB-Werte nicht auf Polyoxyäthylenderivate, sondern bestimmt sie auch für andere Emulgatoren, so erhält man formal eine Skala von 1–40.

1.8.3. Quasiemulgatoren

Als Quasiemulgatoren werden hochmolekulare Verbindungen bezeichnet, die nicht durch ihren amphiphilen Character sondern durch ihre Fähigkeit, die Viskosität eines Systems zu erhöhen, wirksam werden. Allgemein bekannt ist die Gelatine, ferner Stärkederivate und in letzter Zeit vor allem verschiedene Celluloseäther, die in der Lage sind, beispielsweise ein wäßriges System in einen gelartigen Zustand zu überführen.

2. Systematik der streichfähigen Dermatika

Angesichts der großen Zahl von Salbengrundlagen und der zur Zeit immer noch herrschenden uneinheitlichen Bezeichnungsweise soll der Versuch einer Klassifizierung nach galenischen Gesichtspunkten vorgenommen werden.

Bemerkungen:

Von anisotropen Grundlagen oder Systemen spricht man immer, wenn gerichtete Molekülverbände vorliegen, die – wie bereits erwähnt – im Polarisationsmikroskop durch ihre Farben erkannt werden können. Lipogele sind streichfähige Produkte, die ölige Grundlagen unter Verwendung gerüstbildender Substanzen, z.B. Glycerolmonostearat, Cetylalkohol, darstellen. Allgemein gilt, daß ein streichfähiges System resultiert, wenn eine flüssige Komponente mit einem gerüstbildenden Körper versetzt wird. Man spricht in diesem Falle von einem kohärenten Raumnetz, das die gleichfalls kohärente flüssige Phase durchsetzt. Zur Gerüstbildung sind u. a. auch synthetische Verbindungen wie Polyacrylsäure oder anorganische Substanzen wie Aerosil® und Bentonit befähigt. Von isotropen Gelen wird gesprochen, wenn im Polarisationsmikroskop keine gerichteten Molekülanordnungen erkannt werden können. Siliconsalben und -cremes enthalten in der Regel einen Zusatz von flüssigem Dimethylpolysiloxan, d. h. von Siliconöl. Angesichts der Bedeutung von Cremes und transparenten Gelen soll im folgenden auf diese Systeme näher eingegangen werden.

3. Cremetypen

3.1. Hydrophile Cremes   = O/W-Emulsionen; Wasser stellt die äußere kohärente Phase dar.

3.2. Lipophile Cremes   = W/O-Emulsionen; Öl stellt die äußere kohärente Phase dar.

3.3. Ambiphile Cremes   = Mischsysteme, bikohärente Phasenverteilung; abgeleitet von hydrophilen Cremes.

Für die Gewinnung hydrophiler Cremes sind nach der Bancroftschen Regel wasserlösliche Emulgatoren erforderlich. Schematisch kann man auf Abbildung 3a erkennen, daß eine Alkaliseife als Modell eines Öl/Wasser-Emulgators sich um die dispergierten Fetttröpfchen herum an der Grenzfläche Fett/Wasser anreichert. In der Praxis verwendet man allerdings nicht die reinen O/W-Emulgatoren, sondern stets Gemische von O/W- und W/O-Substanzen, weil eine Gelbildung der äußeren wäßrigen Phase dadurch erreicht werden kann. Die Abbildung 3b zeigt die Anordnung des Emulgatorfilms bei W/O-Emulsionen, wobei als Modell der fettlöslichen W/O-Emulgatoren Cholesterin dient.

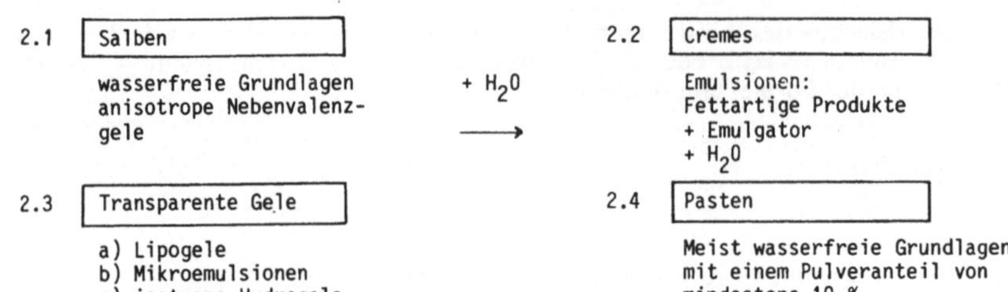

2.1 Salben
wasserfreie Grundlagen
anisotrope Nebenvalenz-
gele

+ H₂0
→

2.2 Cremes
Emulsionen:
Fettartige Produkte
+ Emulgator
+ H₂0

2.3 Transparente Gele
a) Lipogele
b) Mikroemulsionen
c) isotrope Hydrogele

2.4 Pasten
Meist wasserfreie Grundlagen
mit einem Pulveranteil von
mindestens 10 %

2.1 Salben

a) lipophile Salben

b) hydrophile Salben

c) teilweise wasserlösliche Grundlagen

KW- oder Lipogele ohne Emulgatoren, z.B. Vaselin, Polyäthylen
in fl. Paraffin, Öle, Silikone
(Dimethylpolysiloxan)

KW- oder Lipogele mit Emulgatoren, z.B. W/O-Emulgatoren: Cholesterin, Fettsäurepartialglyzeride,
höhere aliphatische Alkohole

Polyäthylenglykolsalbe, Stearyl-
alkohol-Propandiol. Äußerlich von
den Grundlagen a und b nicht zu unterscheiden

+ H₂0

Cremes

2.2 Cremes

Emulsionen

Lipophile Cremes

Hydrophile Cremes

W/O-Systeme,
mit Fett mischbar

O/W-Systeme, mit Wasser
unbegrenzt mischbar

Ambiphile Cremes

Mischsysteme, mit
Fett und Wasser
mischbar

Transparente Gele

a) Lipogele

b) Mikroemulsionen

c) isotrope Hydrogele

Gerüstbildung durch
hochdisperse Kiesel-
säure (Aerosil ®)in
"Ölen" z.B. Isopropyl-
myristat oder in flüs-
sigem Paraffin (Oleogele)

transparente Emulsions-
gele aus äthoxylierten
höheren Fettsäureestern,
unpolaren Ölen und Was-
ser

transparente Hydrogele
oder Alkoholgele aus an-
organischen Gerüstbild-
nern (Bentonit, Silikate)
oder hochpolymeren organ.
Stoffen (Zelluloseäther)

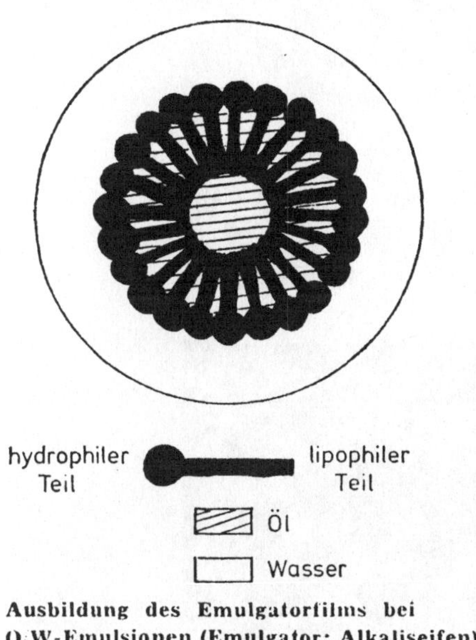

Ausbildung des Emulgatorfilms bei O/W-Emulsionen (Emulgator: Alkaliseifen)

Abb. 3a

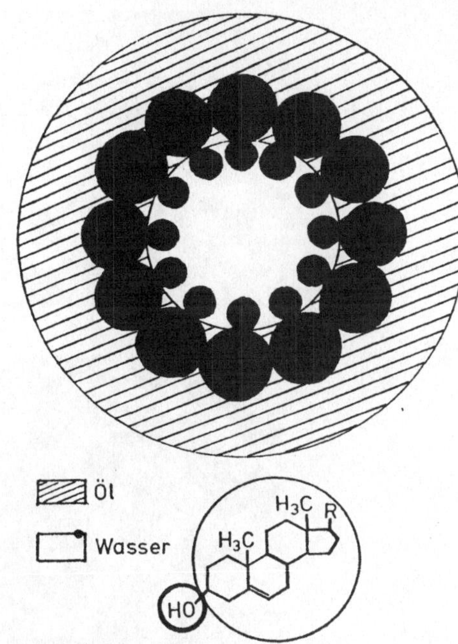

Ausbildung des Emulgatorfilms bei W/O-Emulsionen (Emulgator: Cholesterin)

Abb. 3b

Eine ambiphile Grundlage, also ein Mischsystem, kann durch Verwendung von Komplexemulgatoren in bestimmten Relationen und Konzentrationen zueinander gewonnen werden. Es ist daher nicht verwunderlich, wenn die Eigenschaften von W/O- und O/W-Cremes noch teilweise vorhanden sind. So ist es beispielsweise möglich, eine derartige Grundlage (z. B. **Decoderm®-Creme**) auch abzuwaschen und eine Überführung in die anderen Typen durch Zugabe von Wasser oder Vaselin bzw. Fett vorzunehmen (2, 3, 4). Das heißt, die Veränderung des Wasseranteils und damit eine weitgehend universelle Rezeptierfähigkeit dieser Grundlagen ist die Folge. Eine Basisrezeptur, für ein ambiphiles System kann durch Kombination von zwei Brij®-Emulgatoren, d. h. polyoxyäthylierten Fettsäureäthern folgendermaßen formuliert werden (5):

Rp.		
Brij 72®	10 Teile	– W/O-Emulgator
Brij 78®	10 Teile	– O/W-Emulgator
Vaselin, weiß	28 Teile	– KW-Basis
1,3-Butandiol	2 Teile	– Konservierungsmittel
Wasser	50 Teile	–

Schematisch kann die Phasenverteilung in den drei beschriebenen Cremesystemen gemäß Abbildung 4a–4c dargestellt werden.
Bei W/O-Cremes liegt die wäßrige Phase inkohärent, bei O/W-Cremes die Fettphase inkohärent vor, während der Mischtyp (B) gleichmäßig nebeneinander Fett- und Wasserphase erkennen läßt (s. Abbildung 4a–4c).

3.1. Anmerkungen zu Grundlagenkomponenten

Es wurde bereits ausgeführt, daß einzelne Hilfsstoffe nicht ausreichend indifferent sind und beispielsweise mit anderen Substanzen Wechselwirkungen eingehen. Die grundsätzlich zu fordernde physiologische Indifferenz ist auch nicht immer gegeben, wenn man sich beispielsweise vergegenwärtigt, daß die Emulgatoren als Tenside mit Waschmitteln prinzipiell vergleichbar sind. Ebenso wie diese täglich benutzten Verbindungen sind auch die Emulgatoren durch Herabsetzung der Oberflächenspannung des Wassers gekennzeichnet.

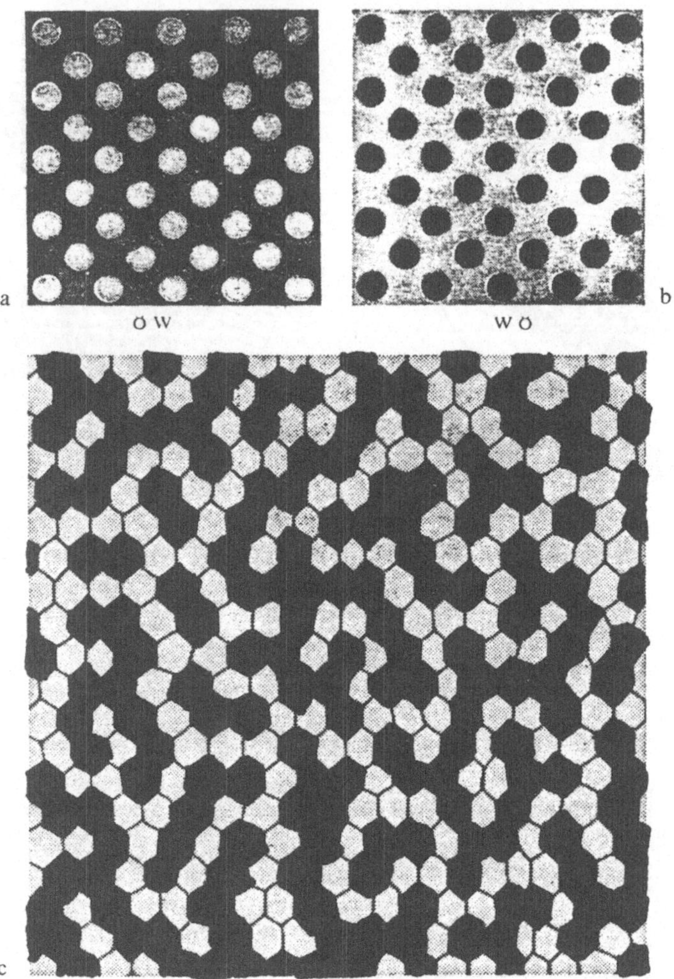

Abb. 4a Hydrophile O/W-Creme (Ungt. emusific. aquos. DAB 8)

Abb. 4b Lipophile W/O-Creme (Lanae alcohol. ungt. aquos DAB 8)

Abb. 4c Ambiphile Creme (Decoderm-Creme®)

Besonders problematisch sind Emulgatoren auf Wollfettbasis und Konservierungsstoffe vom Typ der p-Hydroxybenzoesäureester, da sie relativ häufig Allergien auslösen können. In allen Fällen ist man indessen in der Lage, die unerwünschten Eigenschaften von Grundlagen oder auch nur einiger Bestandteile durch Substitution weitgehend zu vermeiden. Die Verhältnisse sind in der folgenden Tabelle dargestellt:

Es muß jedoch betont werden, daß die als problematisch gekennzeichneten Substanzen keinesfalls generell ungeeignet sind, es muß jedoch immer bei der Rezeptur darauf geachtet werden, ob in den speziellen Fällen die Substitution durch einen anderen Hilfsstoff angezeigt ist. Eine gründliche Prüfung hinsichtlich der Freisetzungskinetik und Verträglichkeit ist allerdings notwendig.

4. Können Grundlagen eine heilungsfördernde Wirkung entfalten?

Es ist somit Aufgabe des Galenikers unter Berücksichtigung dieser Aspekte die jeweils optimal geeigneten Rezepturen zu entwickeln. Dabei hat sich herausgestellt, daß man mitunter bereits durch Grundlagen ohne Wirkstoffe einen granulations- und proliferationsfördernden Effekt erzielen kann. Das wurde z. B. für eine ambiphile Cremegrundlage klinisch nachgewiesen. So konnten

Tabelle

Grundlagenkomponenten problematisch	Grundlagenkomponenten weniger problematisch

1. Inkompatibilität
  bei kationischen Wirkstoffen
  mit anionischen Emulgatoren
  (Na-cetylstearylschwefelsäureester,
  Na-laurylschwefelsäureester)
	nicht ionogene Emulgatoren:
	POÄ-Sorbitanfettsäureester (Tween®, O/W)
	Glycerinmonostearat (W/O)
	Cetylstearylalkohol (W/O)

anionische Gelbildner (Bentonit, Veegum®)	Celluloseäthergele ohne anionische Gruppen (Methylcellulose, Hydroxyäthylcellulose) Methylcellulose

organische Polyelektrolyte
  als Gelbildner
  (Polyacrylsäure = Carbopol®)
  Carboxymethylcellulose
	Hydroxyäthylcellulose
	Hydroxypropylcellulose

2. Beeinflussung der Freisetzung
  Polyäthylenglykolsalbe
  (hygroskopisch)
  Propandiol-Stearylalkohol
  (hygroskopisch)
	Kohlenwasserstoffgele
	Cremes
	Hydrogele

3. Allergisierung, Reizung
  Wollwachs
  Cholesterin
  p-Hydroxybenzoesäureester
	Sorbitanester- oder äther
	Glycerinmonostearat
	Cetylalkohol
	Sorbinsäure

S c h n e i d e r und K o c h (6) bei 164 Arbeitern chemischer Fabrikbetriebe beobachten, daß in durchschnittlich 80% der Fälle mit toxisch degenerativer Dermatitis (108 Fälle) bei allen Hauttypen gute Behandlungserfolge unter Rückgang der vorher registrierten Einzelsymptome zu verzeichnen waren. K l o s t e r m a n n und J a k o b (7) berichteten über Heilungserfolge bei Ulcus-cruris-Patienten durch Anwendung einer ambiphilen Creme*. B o r e l l i et al. (8) wiesen bei Applikation der gleichen Creme im Doppelblindversuch nach, daß bei chronisch rezidivierenden Dermatosen, zum größten Teil der atypischen konstitutionellen Neurodermitis, ein Rückgang der vorher protokollierten Symptomatik zu erreichen ist.

5. Neuere Entwicklungen bei der Herstellung von Cremegrundlagen

Cremegrundlagen müssen sich nicht nur durch eine gute Stabilität und physiologische Indifferenz oder auch durch eine heilungsfördernde Wirkung auszeichnen, sondern darüber hinaus inkorporierte Wirkstoffe in der ursprünglich beabsichtigten Form zu erhalten. In Cremegrundlagen mit Steroiden oder anderen suspendierten Wirkstoffen findet aber mitunter ein nicht vertretbares Kristallwachstum auf Werte von über 100 μm statt. Es ist in diesen Fällen notwendig, eine Kristallgrößenwachstum zu verhindern und entsprechende Maßnahmen durch die Rezeptur und Herstellungstechnologie zu ergreifen.

So wurde kürzlich von uns ein Verfahren, bei dem 9-α-Fluprednyliden-21-acetat zunächst in Propylenglykol aufgelöst und anschließend mit einer wäßrigen Methylcelluloselösung ausgefällt wurde, beschrieben. Bei der Inkorporierung in eine Creme kann eine Limitierung der primären Partikelgröße eine praktisch vollständige Verhinderung eines Kristallwachstums über einen längeren Zeitraum nachgewiesen werden.

5.1. Propylenglykol als Hilfsstoff für Dermatika

Aus der Patentliteratur kann man entnehmen, daß in zunehmendem Maße Propylenglykol als Hilfsstoff für Salben und Cremes verwendet wird. Ein günstiger Effekt wird auch hinsichtlich der

---

*Decoderm®-Basiscreme

konservierenden Wirkung erreicht, indem normalerweise weniger oder gar keine Konservierungsmittel zu einer O/W-Creme zugesetzt werden müssen.

Wenn man Betamethason-dipropionat als mikrokristalline Suspension in weißem Vaselin verwendet, so zeigt sich bei der Behandlung von Ekzemen oder Psoriasis eine wesentlich schlechtere klinische Wirkung als bei Verwendung einer Grundlage, in der Betamethason-dipropionat in Propylenglykol (1,2-Propandiol) gelöst und mit Vaselin (95%) vereinigt wurde (9,10). Somit ist die Verwendung dieses in relativ niedriger Dosierung vorliegenden indifferenten Lösungsmittels vorteilhaft, wobei die Konzentration des Wirkstoffes nicht wesentlich über der Sättigungskonzentration
liegen sollte (10). Höhere Lösungsmittelanteile setzen die Affinität des Vehikels zum Steroid her-
auf und reduzieren dadurch die Freisetzung (11). Nach B a r r y (12) sollte die Lösungsmittelmenge
von Propylenglykol oder Äthanol so bemessen sein, daß sie gerade ausreicht, um den Wirkstoff zu
lösen.

Aus den zitierten neueren Arbeiten geht hervor, daß man gegebenenfalls durch Verwendung von
Propylenglykol einen mehr oder weniger großen Anteil suspendierter Wirkstoffpartikel auflösen
sollte, um eine möglichst gute Diffusionsfähigkeit und Penetrationsfähigkeit zu erzielen. Dabei
muß jedoch auf ein Kristallpartikelwachstum geachtet werden und es müssen möglicherweise
Maßnahmen zur Verhinderung dieser Erscheinung ergriffen werden. Es sei angemerkt, daß eine
im Deutschen Arzneimittel-Codex (DAC) neu aufgenommene Monographie für eine nichtioni-
sche O/W-Creme: „Ungt. hydrophilic. nonionic. aquos." 10% Glycerol (85proz.) enthält. Es wäre
u. E. zu diskutieren, anstelle von Glycerol Propylenglykol einzusetzen, da dieser Hilfsstoff eine
antimikrobielle Wirkung besitzt.

5.2. Mikroemulsionen

Bei gewöhnlichen Emulsionen und Cremes liegen die Tröpfchendurchmesser im Bereich von
≥ 1 µm. Da diese Dimensionen größer als die Wellenlänge des Lichtes sind, erscheinen sie trüb.
Demgegenüber können optisch klare, stabile Systeme dargestellt werden, wenn äußerst feine
Tröpfchen von 100 bis 500 Å vorliegen. Diese sog. Mikroemulsionen sind aus vier verschiedenen
Komponenten zusammengesetzt. (Beispiel):

Rp.
12 Teile Eumulgin B3® = Polyoxyäthylierter-(30)-cetylstearyl-alkohol, HLB: ca 17.*
20 Teile Cetiol HE® = Polyoxyäthyliertes-(7)-stearoyl-partial-glyzerid, HLB: ca 15.*
 5 Teile Isopropylmyristat
63 Teile Aqua dest.

Nach der Vorstellung einiger Autoren könnte man annehmen, daß die lipophilen Tröpfchen von
einer gemischten monomolekularen Schicht aus dem Tensid und dem Alkohol umhüllt werden.
Sie können auch als gequollene Mischmizellen aufgefaßt werden (13).

5.3. Transparente Hydrogele mit neutralen organischen makromolekularen Gelbildnern

Ungeladene Makromoleküle, wie Galaktomannane, Zelluloseäther, z. B. Methylzellulose oder Polyvinylpyrrolidon, können zur Gelbildung in wäßrigen oder wäßrig-alkoholischen Systemen verwendet werden. Reines Wasser kann man als Grundlagenkomponente einsetzen, wenn der Wirkstoff wasserlöslich ist. Bei wasserunlöslichen Pharmaka wird man alkoholhaltige Vehikel, Äthanol, 1,2-Propandiol, sowie spezielle Zelluloseäther (mit einem Substitutionsgrad von ca. 2), die
nicht nur in Wasser löslich sind, einzusetzen versuchen. Falls man bestimmte Relationen von
Wasser und Alkoholen ermittelt, so ist die gemeinsame Lösung von wasserlöslichen und wasserunlöslichen Arzneistoffen in der Grundlage möglich.

Dieses in zahlreichen Fällen heute angestrebte Ziel wurde von der Firma Warner Lambert Co. gelöst (14), indem lt. Offenlegungsschrift ein Steroid in einem Alkohol, z. B. 15%igen Äthanol gelöst,
mit 1,2-Propandiol (ca. 35%) versetzt und mit einem Hydroxypropylmethylzellulosegel gemischt
wird. In dem Wasseranteil von ca. 45% können wasserlösliche Wirkstoffe wie das Antibiotikum Neomycin vorher gelöst werden. Der Patentanmeldung liegt sicher die Aufgabe zugrunde, die optima-
le Löslichkeit von verschiedenen Wirkstoffen mit unterschiedlichen Lösungseigenschaften zu ge-
währleisten; das Verfahren, durch das dieses Ziel erreicht wurde, bewirkt gewissermaßen als Ne-
beneffekt den Verzicht auf spezielle Konservierungsstoffe. Die genaue Rezeptur nach Beispiel 1
der Offenlegungsschrift lautet im einzelnen:

---

*Hersteller: Dehydag/Henkel, Düsseldorf

Rp.

1. β-Methason-17-benzoat	0,2025	g*
2. Neomycinsulfat nach Wirkungstest einzustellen oder etwa	5,00	g
3. Hydroxypropylmethylzellulose	15,00	g
4. 1,2-Propylenglykol	350,00	g
5. Alkohol	166,67	g**
6. Polyäthylenglykol mit einem Mol.-Gew. von ca. 4000	10,00	g
7. Dinatriumedetat	1,00	g
8. Natriumbisulfit	1,00	g
9. Natriumchlorid	10,00	g
10. Chlorwasserstoffsäure	3,00	ml
11. destilliertes Wasser	1.000,00	g

*   5%iger Überschuß zum Ausgleich von Verarbeitungsverlusten.
** 11%iger Überschuß zum Ausgleich von Verarbeitungsverlusten.

Allgemein können folgende Grundlagen als wäßrige und alkoholische Gele rezeptiert werden:

Rp.

Hydroxypropylcellulose (Klucel HF®)	2.0 g
1,2-Propandiol (oder Glycerol)	7,0 g
Tween 40®	0,5 g
Wirkstoffe q.s. Äthanol 96%ig	ad 100,0 g

Anstelle von reinem Äthanol können auch Mischungen von Äthanol mit Wasser oder reines Wasser verwendet werden. Im letzteren Falle empfiehlt sich der Zusatz eines Konservierungsstoffes (z. B. 0,2% Sorbinsäure).

Rp.

Carbopol 940® (Acrylsäurepolymerisat)	0,9 g
1,2-Propandiol (Propylenglykol)	17,5 g
Äthanol 96%ig	7,6 g
Diäthanolamin	1,0 g
Wasser	ad 100,0 g

Zusammenfassung

Für die dermatologische Behandlung werden zahlreiche Grundlagentypen benötigt. Kohlenwasserstoffgele und davon abgeleitete Cremesysteme werden in Zukunft weiterhin eine dominierende Rolle spielen. Auf mögliche Wechselwirkungen von Wirkstoffen mit Grundlagenkomponenten muß bei der Rezeptur geachtet werden. Ferner ist es notwendig, inkorporierte Wirkstoffe optimaler Verteilung in die jeweilige Grundlage einzuarbeiten und darauf zu achten, daß weder Kristallwachstumserscheinungen noch polymorphe Modifikationen auftreten. Auf den Keimgehalt von Dermatika wird in Zukunft besonderer Wert gelegt und nach Möglichkeit auf den Zusatz spezifischer Konservierungsstoffe verzichtet werden müssen. Es zeichnet sich ein Trend zur Verwendung weitestgehend indifferenter Hilfsstoffe ab.

Literatur

1. BÖHME, H. und HARTKE, K.: Kommentar zum Deutschen Arzneibuch 7, S. 1241 — 2. NÜRNBERG, E.: Pharmazeutische Zeitung **116**, Nr. 40, 1466 (1971) — 3. NÜRNBERG, E.: Deutsche Apotheker-Zeitung **114**, Nr. 43, 1715–1719 (1974) – 4. NÜRNBERG, E.: Deutsche Apotheker-Zeitung **117**, Nr. 27, 1068–1076 (1977) — 5. KOHL P.: Dissertation, Universität Erlangen, 1979 — 6. SCHNEIDER, C. und KOCH, E.: Der Einfluß der Cremegrundlage IX a (Decoderm-Basiscreme) auf toxisch degenerative Hautschäden. Berufs-Dermatosen **22**, 225–232 (1974) — 7. KLOSTERMANN, G. F. und JAKOB, H.: Vergleichende Prüfungen einer neuen Cremegrundlage. Münch. Med. Wochenschrift **116**, 1169–1170 (1974) — 8. BORELLI, S., GEHRKEN, H. und KOCH, H.: Doppelblind-Vergleichsuntersuchung von 2 externen Pflegepräparaten bei chronisch rezidivierenden Dermatosen. Der informierte Arzt, 3. Januar 1975 — 9. CALDWELL, J.: Brit. J. Dermat. **80**, 111 (1968) — 10. HAGERMANN, G.: Z. Haut-Geschl. Kr. **48**, (3), 97–105 (1973) — 11. POULSEN, B. J., YOUNG, E., COQUILLA, V. und KATZ, M.: J. Pharm. Sci. **57**, 928 (1968) — 12. BARRY, B. W.: Pharmazeutische Zeitung **121**, 996 (1976) — 13. LANGE und KURZENDÖRFER: Fette, Seifen, Anstrichmittel **76**, 120 (1974) — 14. Dos 2515594 vom 30. 10. 1975.

Addendum zum Artikel „Neue Entwicklungen in der Galenik externer Dermatika"

Durch Änderungen der chemischen Nomenklatur entspricht die angegebene Schreibweise nicht mehr dem neuesten Stand. So wird z.B. grundsätzlich anstelle der Bezeichnung

Äthyl	$\longrightarrow$	Ethyl
Äthanol	$\longrightarrow$	Ethanol
Polyäthylen	$\longrightarrow$	Polyethylen

formuliert.

In der letzten Ausgabe des Deutschen Arzneibuches: 8 ist für Oleum neutral, dem gesättigten neutralen flüssigen Triglycerid mit mittelkettigen Fettsäuren, die offizielle Bezeichnung Triglycerida mediocatenalia (mittelkettige Triglyceride) aufgenommen worden.

Unter den kationischen Emulgatoren, den sog. Invertseifen, wird Cetylpyridiniumchlorid häufig in der Literatur erwähnt. Es muß jedoch angemerkt werden, daß diese Substanz vorwiegend als Konservierungsmittel Anwendung findet.

Zur Konsistenzbeeinflussung streichfähiger Zubereitungen werden Ester in Form von Wachsen eingesetzt. Das früher häufig verwendete Cetaceum, das aus dem Pottwal gewonnen wird, wurde aufgrund neuerer Tierschutzbestimmungen durch Cetylpalmitat ersetzt. Dieser definierte Hilfsstoff vermag nach unserer bisherigen Kenntnis Walrat (Cetaceum) ohne Qualitätseinbuße zu substituieren.

Streichfähige Mikroemulsionen werden besser als Mikroemulsionsgele bezeichnet (15). Da es sich aber nicht um Emulsionen, also Zweiphasensysteme mit einer inkohärenten Phase handelt, ist auch dieser Begriff wissenschaftlich nicht exakt, so daß die Bezeichnung „swinging gels" eher zutreffend ist. Hier wird nämlich eine charakteristische Eigenschaft dieser Gele angesprochen: Beim Aufstoßen eines mit diesem transparenten Geltyp gefüllten Gefäßes auf eine Unterlage stellt man deutlich wahrnehmbare mechanische Schwingungen fest.

Literaturergänzung:

15. POHLER, W., Dissertation Universität Erlangen-Nürnberg (1983). — 16. Deutsches Arzneibuch 8

Keratinisierung und Lipide

von

Ingrun Anton-Lamprecht
Institut für Ultrastrukturforschung der Haut,
Hautklinik der Ruprecht-Karls-Universität, Heidelberg

Herrn Prof. Dr. med. Dr. med. h.c. Urs W. Schnyder
zum 60. Geburtstag am 7. Februar 1983 gewidmet

Zusammenfassung

Die epidermalen Lipide machen in sebumfreien Präparationen zwar nur etwa 3−4% des Frischgewichts aus; dennoch wird zunehmend deutlich, daß sie im Keratinisierungsprozeß und für die Epidermisfunktion eine integrale Bedeutung haben. Die Synthese der epidermalen Lipide findet im oberen Stratum spinosum und im Stratum granulosum in den Keratinosomen statt. Diese enthalten freie Sterole, vor allem Cholesterin, Glykolipide und Glykosphingolipide, die morphologisch als Lamellenpakete darstellbar sind, und sezernieren diese in die Intercellularräume. Durch Hydrolyse von Zuckern und Fettsäuren aus Glykolipiden und Veresterung eines Teils der Fettsäuren und des freien Cholesterins findet in den Intercellularen der Hornschicht ein Umbau zu neutralen Lipiden statt, die als großflächige Lamellen die Intercellularräume der Hornschicht erfüllen und das morphologische Substrat der epidermalen Barriere bilden. Für die Synthese der polaren Lipide der Keratinosomen sind essentielle Fettsäuren erforderlich. Ihr Mangel beeinflußt unmittelbar über die fehlende Lipidsynthese der Keratinosomen die epidermale Barrierefunktion, mittelbar über Prostaglandine und das cyclische AMP-GMP-System offenbar die Proliferationskinetik der Epidermis. Epidermale Lipide machen somit den entscheidenden Faktor für die epidermale Barrierefunktion aus und sind ein integraler Bestandteil des Keratinisierungsprozesses.

Summary

Although epidermal lipids account for only 3−4% of fresh weight in sebum-free preparations of the epidermal barrier region, it becomes more and more evident that they are of intrinsic importance for epidermal function and keratinization. Epidermal lipids are synthesized within keratinosomes in the upper spinous and granular cells. Keratinosomes contain polar lipids such as free sterols, mainly cholesterol, glycolipids, and glycosphingolipids, which ultrastructurally are arranged in the lamellar stacks forming the major contents of the keratinosomes. At the border of the horny layer these lamellar stacks are secreted into the intercellular spaces. Within the horny layer, the polar lipids of the keratinosomes are transformed into non-polar, neutral lipids by hydrolysis of sugars and fatty acids of glycolipids and by subsequent esterification of part of the free fatty acids and cholesterol. The resulting neutral lipids fill up the intercellular spaces of the horny layer by forming large flat lamellae which must be regarded as the morphological substrate of the epidermal barrier. Essential fatty acids are required for the synthesis of the polar lipids within keratinosomes. Essential fatty acid deficiency therefore influences the epidermal barrier function directly via the failure of keratinosomes to synthesize their lipid moieties, whereas epidermal proliferation is probably affected more indirectly via prostaglandins and the cyclic AMP/GMP system. Epidermal lipids thus represent an integral component part of the epidermal barrier and must be regarded as important factor of the keratinization process.

Einleitung und Problemstellung

Bei der Erforschung der sogenannten Hautoberflächenlipide ist den aus der Epidermis stammenden „epidermalen Lipiden" vergleichsweise wenig Beachtung geschenkt worden. Bei lipidchemischen Analysen wurden sie eher als Störfaktor für die Untersuchung der Sebumzusammensetzung und für das Verständnis der Talgdrüsenfunktion angesehen, physiologisch als wenig bedeutsam erachtet bzw. als Degradationsprodukt der beim Verhornungsprozeß absterbenden Epidermiszellen aufgefaßt. Das Hauptinteresse galt dem Sebumanteil der Hautoberflächenlipide, seiner Entstehung und physiologischen Bedeutung [Zusammenstellung und Literatur bei *Gloor* 1979 (41)]. Trotzdem ist die Funktion der Hautoberflächenlipide offenbar noch wenig verstanden. Da die Verteilung und Dichte der Talgdrüsen auf der Haut recht unterschiedlich ist und ihre Sekrete nur außerordentlich langsam spreiten, erschien es bisher schwer vorstellbar, daß ein geschlossener Lipidfilm auf der Haut überhaupt existiert. Man hielt es daher für fraglich, ob die Hautoberflächenlipide Funktionen haben, die der Wirkung experimentell aufgetragener Lipidfilme auf die Hydratation der Hornschicht entsprechen (60). Untersuchungen der letzten Jahre haben gezeigt, daß es die e p i d e r m a l e n   L i p i d e sind, die hierfür in Betracht kommen. Ihre Abgrenzung von Sebumlipiden und ihre getrennte Untersuchung erfordern allerdings spezielle Methoden und besondere Modelle.

Das folgende Referat stellt daher anhand neuerer Literatur, im wesentlichen des Zeitraumes von 1975 – 1982, zusammen, was über Synthese, Lokalisation und Funktion der epidermalen Lipide und ihre Bedeutung für die normale und gestörte Keratinisierung bekannt ist. (In Grundzügen vorgetragen anläßlich der Gemeinsamen Vortragstagung „Fettwissenschaft" der Deutschen Ges. f. Fettwissenschaft, der Association Française pour l'Etude des Corps Gras und der Società Italiana per lo Studio delle Sostanze Grasse, Wien, 24. – 28. September 1979).

Syntheseprodukte der Keratinisierung

Eine der wesentlichsten Funktionen der Haut höherer Wirbeltiere und des Menschen kann der Epidermis zugeschrieben werden: den Organismus vor Austrocknung zu schützen, gegen das Umweltmilieu abzugrenzen und gleichzeitig als bevorzugter Transportweg für die Absorption nichtpolarer, lipidlöslicher Substanzen zu dienen. Die epidermale Barrierefunktion und der transepidermale Wasserverlust sind eng mit der Keratinisierung verknüpft. Dieser Zusammenhang ergibt sich u.a. aus der unterschiedlichen Ausprägung der Deckepithelien der Schleimhäute mit ihrem ständig feuchten Milieu einerseits und der der Desiccation ausgesetzten verhornenden Epidermis andererseits. In der Mundschleimhaut verhornen nur solche Regionen, die beim Kauprozeß stärkerer mechanischer Belastung ausgesetzt sind.
In der Evolution der Wirbeltiere machte die „Erfindung" der Keratinisierung (neben der Ausbildung von Lungen) den Übergang vom Wasser zum Land und die Eroberung neuer Biotope überhaupt erst möglich. Bei den Amphibien ist die Verhornung noch inkomplett, die Hornzellen sind noch nicht dehydratisiert. Schutz gegen Wasserverlust wird durch eine Schicht von Mucussubstanzen erreicht, die auf der Hautoberfläche spreiten und mit ihrem hohen Wasserbindungsvermögen ein zeitweiliges Überdauern außerhalb des Wassers ermöglichen. Erst bei den Reptilien ist der Verhornungsprozeß mehr oder minder komplett (72). Aus der völlig verschiedenen Lebensweise von Fröschen einerseits und Eidechsen andererseits läßt sich ermessen, welch entscheidende Bedeutung der Keratinisierung in der Evolution zukommt. Die Rolle, die die Lipide in diesem Prozeß spielen, beginnt erst jetzt langsam deutlich zu werden (16 – 18).
Keratinisierung ist sowohl unter morphologischen als auch unter biochemischen Aspekten ein komplexer Prozeß aufeinanderfolgender Differenzierungs- und Syntheseschritte, bei dem verschiedene für Epithelien charakteristische Komponenten gebildet werden: Tonofibrillen, Desmosomen, Keratinosomen, Keratohyalin und verwandte Matrixproteine sowie die Hornzellmembran mit ihrer marginalen Hülle. Das Endprodukt dieses Prozesses sind die Hornzellen mit ihren Keratin- und Matrixproteinen, Membrankomplexen und Intercellularsubstanzen.
Tonofibrillen, das morphologische Äquivalent der α-Keratine, der fibrillären Proteine des Horns, werden neuerdings vielfach als Cytokeratine bezeichnet und der Gruppe der intermediate-sized filaments zugerechnet (31, 64). Neben biochemischen und molekularbiologischen Analysenmethoden [Zusammenstellung der Literatur bei *Schwarz* 1979 (80)] hat die Anwendung monoklonaler Antikörper zur Identifizierung, Lokalisation und weiterer Differenzierung der verschiedenen Keratinproteine neue Impulse gebracht (30 – 32, 63, 93). Je nach Art des Epithels (einfach – stratifiziert – verhornend) werden bestimmte Klassen von Keratinen synthetisiert, deren Molekulargewichte zwischen 40 000 und 65 000 – 67 000 Dalton (40 K, 67 K) liegen; das 40 K-Keratin ist für einfache Epithelien charakteristisch, 50 K- und 58 K-Keratine sind Marker stratifizierter, nichtverhornender Plattenepithelien, 56 K- und 65 – 67 K-Keratine sind spezifische Marker der Keratinisierung und kommen nur im Rahmen der terminalen Differenzierung verhornender Epithelien vor (92). Einmal synthetisierte Keratinproteine sind stabil (68) und unterliegen keiner weiteren Transformation, wie etwa der Bildung des endgültigen Proteins aus einer Vorstufe. Während der epidermalen Differenzierung und des Keratinisierungsprozesses werden also nacheinander zunehmend höhermolekulare Keratinproteine synthetisiert, für die mehrere (mindestens 2) verschiedene Klassen von Keratingenen verantwortlich sind (35 – 39). Die Aminosäurenzusammensetzung von Keratinproteinen ist bekannt, einzelne Keratine konnten inzwischen sequenzanalytisch geklärt werden. Ältere Modelle des molekularen Aufbaues sind bei *Schwarz* (1979) diskutiert, neuere Modelle wurden von *Steinert* sowie von *Matoltsy* vorgeschlagen (67, 87, 88, 90; dort weitere Literatur). Lipide kommen in Tonofibrillen offenbar nicht vor.
Desmosomen besitzen in allen lebenden Schichten der Epidermis den charakteristischen geschichteten Aufbau aus Intercellularsubstanzen (wahrscheinlich Glykoproteinen), den Plasmamembranen der beiden beteiligten Keratinocyten, und den cytoplasmaseitig gelegenen, aus Proteinen bestehenden Haftplatten (attachment plates), in die Tonofibrillen inserieren. Mit dem Eintritt der Keratinocyten in die Hornschicht erfahren die Desmosomen einen charakteristischen Umbau, bei dem die Intercellularsubstanzen in flache, scheibenartige Gebilde umgewandelt werden. In den äußeren Lagen der Hornschicht werden diese Disken sukzessive aufgelöst; die hierbei ablaufenden biochemischen Prozesse sind noch unbekannt. *Skerrow u. Matoltsy* analysierten die biochemische Zusammensetzung isolierter Desmosomen; es konnten Proteine und ein Glykoprotein nachgewiesen werden (82, 83). Über Lipide in Desmosomen ist – abgesehen von den Lipidanteilen der Plasmamembran selbst – nichts bekannt. In der Zellkultur ist die Ausbildung von Desmosomen Calcium-abhängig (54, 55).
Keratinosomen: Vom oberen Stratum spinosum an wird eine Population von kleinen, membranbegrenzten, ovoiden Granula gebildet, Keratinosomen, Odland bodies, membrane coating granules oder auch lamellar granules genannt. Ihre Lamellenstapel erinnern an Phospholipidlamellen. Sie entstehen im endoplasmatischen Reticulum (94, 99). Im oberen Stratum granulosum und an der Grenze zum Horn wird ihr lamellärer Inhalt in die apikal gelegenen Intercellularräume ausgeschleust, während die Keratinoso-

menmembran mit der Zellmembran verschmilzt. Histo- und cytochemisch wurde nachgewiesen, daß Keratinosomen saure Hydrolasen wie saure Phosphatase und Arylsulfatasen A und B enthalten (53, 94, 98, 99) und daß in ihnen neben Glykoproteinen Lipide enthalten sein müssen, die mit Lipase C verdaubar sind und mit Osmium-Zink-Jodid reagieren (50, 96); man nahm daher an, daß es sich um Phospholipide handelt, wofür auch die Lamellenstapel zu sprechen schienen. Im Gegensatz zur Epidermis werden in der Mundschleimhaut in den Keratinosomen keine geschichteten Lamellen synthetisiert, offenbar aber Glykoproteine (53). Dies weist darauf hin, daß den Keratinosomen offensichtlich eine wesentliche Funktion im Verhornungsprozeß zukommen muß. Neue Übersichtsartikel wurden von *Hayward* 1979 (52) und von *Odland u. Holbrook* 1981 (71) publiziert.

Keratohyalin: Keratohyalingranula bestehen aus amorphen kontrastreich erscheinenden Proteinen, die im Cytoplasma der Keratinocyten von Polyribosomen synthetisiert und entlang den Tonofibrillen abgelagert werden (4, 40, 66, 80; dort weitere Literatur). Ihr Durchmesser liegt schließlich oberhalb des lichtoptischen Auflösungsvermögens. Sie sind daher schon 1879 von *Ranvier* als sog. Eleidingranula beschrieben worden. Die alten Vermutungen, daß sie Lipide enthalten, konnten nie bestätigt werden. Am heterogenen Aufbau aus mehreren Polypeptiden, deren Aminosäurenzusammensetzung mehrfach untersucht wurde, ist jedoch kein Zweifel mehr. Keratohyalin ist für sog. weiche Keratine typisch und fehlt in harten Keratinen wie Haaren und Nägeln. Es wird als precursor für die Matrixsubstanzen der Hornzellen angesehen (9 – 11, 89).

Hornzellmembran und marginale Hülle: Als letzter Syntheseschritt der verhornenden Keratinocyten wird über cystein- und prolinreiche precursor-Proteine die marginale Hülle als Membranauflagerung auf der Cytoplasma-Seite der Hornzellmembran gebildet. Die chemische Zusammensetzung dieses äußerst resistenten Membrankomplexes wurde nach den frühen Analysen von *Matoltsy* in den letzten Jahren vor allem von *Gray* (42) untersucht. Im Zellinnern kommt es etwa gleichzeitig zur Degradation der Zellbestandteile und zum Zusammenbruch der hohen strukturellen Ordnung der lebenden Keratinocyten. α-Keratinfibrillen und Matrixsubstanzen bilden ein typisches Keratinmuster, das allerdings in der Epidermis nicht den gleichen hohen Ordnungsgrad wie im Haar hat.

In den unteren Lagen der Hornschicht sind im Intercellularraum zwischen den Desmosomendisken die Lamellenpakete der Keratinosomen zunächst noch erkennbar. Von der 2. oder 3. Lage an sind sie plötzlich verschwunden, die Intercellularen sind eng und zwischen den Desmosomen optisch homogen. In den oberen Lagen kommt es zur Auflösung der Desmosomendisken, zur Erweiterung der Intercellularen und zur Abhebung einzelner Hornzellen.

Pathologische Zustände (Psoriasis, Ichthyosen, andere Verhornungsstörungen) können diesen komplexen Prozeß mehr oder weniger vollständig modifizieren und tiefgreifend stören. Einige solcher Möglichkeiten werden im folgenden erwähnt werden.

Lipidstoffwechsel und Keratinisierungsstörungen

Beziehungen zwischen Keratinisierung und Lipidstoffwechsel sind schon lange angenommen worden. Mit der Senkung des Serum-Cholesterinspiegels durch Hypercholesterinaemica (Triparanol, MER 29, oder Butyrophenon WY 3457) entstehen reversible ichthyosisartige Verhornungsstörungen. Mit Nicotinsäure können Acanthosis nigricans-ähnliche Veränderungen ausgelöst werden, mit 20,25-Diazocholestenon Palmoplantarkeratosen (Tab. 1; 16). *Summerly u. Yardley* (91) haben daher schon 1967 die Cholesterinsynthese bei der autosomal-dominanten Ichthyosis vulgaris untersucht, der die beschriebenen Veränderungen besonders ähnlich sind; sie konnten jedoch keine signifikanten Verschiebungen des ^{14}C-Acetat-Einbaues gegenüber Kontrollen nachweisen. Dieser dominant vererbte Ichthyose-Typ ist durch einen strukturellen Defekt des Keratohyalins, also eines Strukturproteins, gekennzeichnet (1), der wahrscheinlich die primäre genabhängige Ursache der gestörten Keratinisierung darstellt. Verschiebungen im Gehalt epidermaler Lipide dürften daher eher eine Folge der Keratinisierungsstörung sein (65).

Tab. 1. Lipidstoffwechsel und Keratinisierungsstörungen

Nicotinsäure	Serum-Cholesterin ↓	Acanthosis nigricans
A-Butyrophenon (WY 3457)	Serum-Cholesterin ↓	Ichthyosis vulgaris
Triparanol (MER 29)	Serum-Cholesterin ↓	Ichthyosis vulgaris
20, 25-Diazocholestenon	Serum-Cholesterin ↓	Palmoplantarkeratosen
Essentieller Fettsäure-Mangel	Essentielle Fettsäuren ↓	Ichthyosis

Der hohe Anteil freien Cholesterins und freier Fettsäuren an den epidermalen Lipiden und die Veresterung des Cholesterins während der Verhornung sind seit den ersten Arbeiten über epidermale Lipide von *Kooyman* vor 50 Jahren (61) bekannt und mehrfach bestätigt worden. Auch das fast völlige Verschwinden von Phospholipiden und das Auftreten neutraler Lipide in der Hornschicht wurden schon von *Kooyman* beschrieben. Es ist daher sehr wahrscheinlich, daß Substanzen wie das Triparanol nicht nur auf die Serum-Cholesterine, sondern auch auf den Sterolstoffwechsel der Epidermis einwirken.

Hereditäre Ichthyosen und Lipide: Neben den genannten Störungen des Lipidstoffwechsels, die ichthyosiforme Verhornungsstörungen hervorrufen können, sind in den letzten Jahren zunehmend Fälle von Ichthyosen beschrieben worden, bei denen Störungen des Lipidstoffwechsels oder Verschiebungen der

Lipidwerte nachgewiesen wurden (Tab. 2; Lit. und Zusammenstellung: 16): beim Conradi-Syndrom ein niedriger Serum-Cholesterinspiegel, in Ichthyosis congenita-Schuppen ein erhöhter Gehalt freien Cholesterins und eine Verminderung veresterten Cholesterins; da ähnliche Werte bei Psoriasis-Schuppen gefunden wurden, sind diese Werte möglicherweise unspezifisch und als Folge der gesteigerten Proliferationsrate und des überstürzten Turnover der Epidermis bei beiden Dermatosen anzusehen. Bei beiden ist eine Lipidspeicherung im Horn elektronenmikroskopisch nachweisbar. Neue lipidchemische Analysen bei Patienten mit Ichthyosis congenita weisen auf einen hohen endogenen Gehalt der Hornschicht an n-Alkanen (bis zu 35% gegenüber ca. 5,5% bei Kontrollen) hin (97). − Beim Rud-Syndrom fand sich

Tab. 2. Hereditäre Ichthyosen und Lipidstoffwechselstörungen (16)

Conradi-Syndrom	Ichthyosis	Serum-Cholesterin ↓
Ichthyosis congenita	I. congenita	Lipidspeicherung im Horn freies Cholesterin ↑ Cholesterinester ↓ n-Alkane ↑
Rud-Syndrom	I. congenita	Neutrale Steroide ↓ sulfatierte Steroide ↑
X-chromosomale Ichthyosis	I. vulgaris	Steroid-Sulfatase-Defekt Cholesterinsulfat ↑
Metachromatische Leukodystrophie (Neutral lipid storage disease)	I. congenita	Triglyceride ↑ Carnitin-Palmityl-Transferase-Defekt?
Harlekin-Fetus	I. congenita gravis	Cholesterin ↑ Triglyceride ↑
Refsum-Syndrom	I. vulgaris	Phytansäurespeicherung Defekt der alpha-Oxidation essentielle Fettsäuren ↓
Sjögren-Larsson-Syndrom	I. congenita	gamma-Linolensäure ↓ delta-6-Fettsäure-CoA-Dehydrogenase-Defekt?

eine Verschiebung neutraler zugunsten sulfatierter Steroide, bei der x-chromosomal-recessiven Ichthyosis Wells-Kerr ein Defekt der Steroidsulfatase (62, 81), eine Anhäufung von Cholesterinsulfat in der Hornschicht und eine Zunahme sulfatierter Steroide im Serum, die zu einer gesteigerten Mobilität der low density-Lipoproteide führen (29). Bei metachromatischer Leukodystrophie mit ichthyosiformen Hautveränderungen wurde eine exzessive Speicherung von Triglyceriden in allen Organen nachgewiesen (neutral lipid storage disease), für die ein Defekt einer Carnitin-Palmityl-Transferase angenommen wird (8); Carnitin ist für den Transport der Fettsäuren in die Mitochondrien verantwortlich, wo die Oxidation der Fettsäuren abläuft. Bei einem Harlekin-Fetus (der schwersten, stets letal verlaufenden Verhornungsstörung des Menschen), der im Gegensatz zu früheren Fällen ein normales α-Keratin besaß, wurde eine tiefgreifende Lipidstoffwechselstörung der Haut mit einer erheblichen Steigerung des Gehalts an Cholesterin und Triglyceriden und völligem Fehlen normaler Keratinosomen beschrieben (7). Ähnliche Verhältnisse liegen bereits beim Feten in der 23. SSW vor (6). Auch dieser Typ ist wahrscheinlich heterogen (3).
Gegenwärtig ist es sehr schwierig zu beurteilen, inwieweit diese Lipidverschiebungen die ursächliche, den Erkrankungen zugrunde liegende Stoffwechselstörung darstellen oder aber eine auf anderem Wege gestörte Keratinisierung widerspiegeln, wie es bei der autosomal-dominanten Ichthyosis vulgaris der Fall sein dürfte. An der gegenseitigen Beeinflussung von Keratinisierung und Lipidstoffwechsel ist nicht mehr zu zweifeln.
Refsum-Syndrom: Einen entscheidenden Fortschritt im Verständnis dieser Wechselbeziehungen haben Untersuchungsbefunde beim Refsum-Syndrom (Phytanic Acid Storage Disease) ergeben, so daß dieser multisystemischen Enzymopathie (74−78) inzwischen eine Schlüsselstellung zukommt. Im Blut und Urin sowie in fast allen Körperorganen kommt es zu zunehmender Speicherung von Phytansäure (57−59), der ein Defekt der α-Oxidation in den Mitochondrien zugrunde liegt (15, 86). Phytansäure, ein Abbauprodukt des aus dem Chlorophyll der Nahrung stammenden Phytols, ist eine verzweigte, gesättigte 3,7,11,15-Tetramethylhexadecansäure; wegen der Verzweigung ist eine alternative enzymatische Spaltung über die β-Oxidation wie bei anderen Fettsäuren nicht möglich.
Die ichthyosiformen Verhornungsstörungen entsprechen ultrastrukturell denjenigen erworbener Ichthyosen (2, 5, 12, 13); in basalen Keratinocyten, in Melanocyten sowie in Naevuszellnaevi wurde eine Lipidspeicherung licht- und elektronenmikroskopisch nachgewiesen. Die seinerzeit aufgestellte Hypothese (2) einer Veresterung epidermaler Lipide, insbesondere freien Cholesterins, mit der aus dem Serum stammenden Phytansäure und einer Analogie der Verhornungsstörungen zu den durch Cholesterinaemica ausgelösten ist inzwischen durch Lipidanalysen der epidermalen Lipidfraktionen beim Refsum-Syndrom prinzipiell bestätigt worden (13, 14). I m S e r u m einer Patientin der Arbeitsgruppe von *Marks* (Cardiff) machte Phytansäure 50% aller Fettsäuren aus, in der Triglyceridfraktion sogar 74%. I n d e r

Tab. 3. Fettsäuregehalt in epidermalen Lipidsubfraktionen in % der Gesamtfettsäuren (nach Davies et al. 1978)

	Normal	Refsum Syndrom		Normal	Refsum-Syndrom
Phospholipide			Triglyceride		
Phytansäure	0	45.0	Phytansäure	0	72.0
Linolsäure	37.0	5.4	Linolsäure	11.4	1.2
Arachidonsäure	5.8	2.6	Arachidonsäure	0.6	0.6
Freie Fettsäuren			Cholesterinester		
Phytansäure	0	20.0	Phytansäure	0	35.0
Linolsäure	18.2	5.6	Linolsäure	16.9	7.4
Arachidonsäure	18.1	8.0	Arachidonsäure	2.0	2.2

E p i d e r m i s stellt Phytansäure in den verschiedenen Lipidfraktionen 20 – 72% aller Fettsäuren. Die höchsten Phytansäureanteile sind in Triglyceriden (72%), Phospholipiden (45%) und Cholesterinestern (35%) vorhanden. Dagegen sind die e s s e n t i e l l e n F e t t s ä u r e n Linolsäure (C18-2) und Arachidonsäure (C20-4) stark reduziert und offenbar von Phytansäure aus ihren normalen Positionen in den epidermalen Lipiden verdrängt (Tab. 3). Orientierende Messungen an einer Sebum-Präparation ergaben, daß Phytansäure auch hier in geringen Mengen eingebaut zu werden schien (4%); die Herkunft aus epidermalen Lipiden war nicht völlig auszuschließen (13).

Epidermale Lipide und Barrierefunktion

Ein Mangel an essentiellen Fettsäuren, der bei Labortieren diätetisch hervorgerufen werden kann (69) und auch beim Menschen, vor allem bei Kindern, nach Darmoperationen gelegentlich auftritt (49), führt zu einer sehr charakteristischen Symptomatik, die ichthyosiforme Verhornungsstörungen mit Schuppung, Hyperproliferation und einem hohen transepidermalen Wasserverlust umfaßt (Lit. bei 19). Auch die meisten hereditären Ichthyosen sind durch einen hohen transepidermalen Wasserverlust gekennzeichnet (34), der auf eine d e f e k t e e p i d e r m a l e B a r r i e r e f u n k t i o n hinweist. Diese Barriere ist sehr unterschiedlich aufgefaßt worden (41, 80), von physiologischer Seite meist als eine kompakte, mehr oder weniger homogene Schicht, die in etwa der Hornschicht äquivalent sein sollte. Mit dem Einsatz kleinmolekularer Tracer zeigte sich elektronenmikroskopisch, daß sog. tight junctions in der Schleimhaut eine Barrierefunktion ausüben und den Stofftransport durch das Schleimhautepithel im Stratum granulosum begrenzen (85). In der Epidermis wurden keine solchen Junktionen, sondern nur inkomplette tight junctions gefunden (27). Dagegen wandern intradermal injizierte Tracer wie Lanthan, Meerrettichperoxidase oder Ferritin bis zu der Region, in der die Lamellenpakete der Keratinosomen in die Intercellularen ausgeschleust werden; sie scheinen der weiteren Diffusion in den Intercellularräumen eine wirkungsvolle Barriere entgegenzusetzen (22, 27, 51, 79).
Die wesentlichsten neuen Erkenntnisse sind den experimentellen elektronenmikroskopischen und lipidchemischen Untersuchungen von *Elias* und Mitarb. zu verdanken (Übersichtsreferate: 16, 17, 18). Voraussetzung hierfür ist ein Modellsystem, mit dem es erstmalig möglich war, die epidermale Barriereregion als morphologisch wie biochemisch reines Gewebe ohne störende Fremdsubstanzen, etwa aus dem Sebum, zu analysieren.
Bei neugeborenen Mäusen penetrieren die Haarfollikel die Epidermis erst am 2. – 3. Lebenstag, so daß die Hautoberfläche vorher frei von Sebumanteilen ist. Staphylokokken-Exfoliations-Toxin löst bei neugeborenen Mäusen eine dem staphylogenen Lyell-Syndrom analoge Abhebung der oberen Epidermislagen aus. Die Spaltung erfolgt intercellulär an der Grenze zum Stratum granulosum, ohne daß es zu cytolytischen Veränderungen des Gewebes kommt. So gewonnene Präparationen bestehen aus granulosum- und corneum-Zellen und entsprechen der epidermalen Barriereregion (22, 23, 28).
Durch Fixierung dieser Schichten mit Osmiumdämpfen konnte nachgewiesen werden, daß die in die Intercellularen ausgeschleusten Keratinosomenlamellen nicht völlig verschwinden. An ihrer Stelle liegen nun im Horn großflächige, geschichtete Lamellen von 40 – 60 Å Dicke, die die Intercellularen völlig ausfüllen (24). Von Lipidlösungsmitteln werden diese Lamellen wesentlich stärker angegriffen als der Inhalt der Keratinosomen. Mit Tracern kann gezeigt werden, daß gleichzeitig mit der Zerstörung dieser Intercellularsubstanzen der Hornschicht die Barrierefunktion erlischt. Mit der elektronenmikroskopischen Gefrierbruchtechnik (freeze fracture) konnten weitere Hinweise auf tiefgreifende Veränderungen in den Intercellularräumen der Hornschicht gewonnen werden (27). In lebenden Zellen verläuft die Bruchfläche normalerweise im Inneren der Cytoplasmamembranen, was an charakteristischen Partikelaggregationen erkennbar ist. Mit dem Auftreten der großflächigen Lamellen in der Hornschicht aber wechselt die Bruchfläche plötzlich in die Ebene dieser Lamellen und verläuft daher im Intercellularraum. Erst bei einer Vorbehandlung mit Lipidlösungsmitteln, die diese Lamellen zerstören, verläuft die Bruchfläche auch in der Hornschicht, wie in lebenden Zellen, wieder innerhalb der Plasmamembran (27).

Histochemische Untersuchungen und lipidchemische Analysen (24) haben gezeigt, daß es sich bei den Keratinosomen-Lamellenpaketen und bei den großflächigen Intercellularlamellen um die epidermalen Lipide handelt, die im Verlauf der Keratinisierung gebildet werden. ANS (polare und neutrale Lipide) löst im Stratum granulosum und an den Membranen der Hornschicht eine Fluorescenz aus. Reaktionen auf Phospholipide (Trikomplex-Flockung, Baker's saures Hämatin) zeigen einen geringen Gehalt in den Cytomembranen des granulosum und ein Fehlen in den Keratinosomenlamellen und im Horn. Neutralfette (Ölrot O) sind auf Membranen und Intercellularräume der Hornschicht beschränkt; diese Reaktion wird durch Lösungsmittel gelöscht, nicht aber die auf Phospholipide. Mit der PAS-Färbung reagieren vor allem die Intercellularen des Stratum granulosum positiv.

Die **Lipidanalysen** aus diesen sebumfreien Epidermispräparationen sowie aus isolierten granulosum- und corneum-Zellen haben die histochemischen Hinweise auf Phospholipide und zuckerhaltige Substanzen im Stratum granulosum und auf Neutralfette im Horn bestätigt (16, 17, 18, 20, 24, 48). SG/SC-Extrakte enthalten ca. 3–4% Lipide/Frischgewicht, die zu etwa gleichen Teilen aus polaren und neutralen Lipiden bestehen. Die Neutralfette setzen sich aus Triglyceriden (8%), freien Fettsäuren (11.7%), freien Sterolen (18,4%), Cholesterinestern und Cholesterinsulfat zusammen, die polaren Lipide aus Phosphatidyläthanolamin (11,6%), Phosphatidylcholin (11,6%) und Glykolipiden (27%); bei letzteren handelt es sich vor allem um Monohexyl-Ceramid mit hohen Anteilen an Linolsäure (C18-2) (45, 95). Die Auftrennung der Fettsäuren der neutralen und der polaren Lipide zeigt, daß alle polaren Lipide bevorzugt langkettige gesättigte Fettsäuren enthalten. Die Glykolipide, also 27% aller Lipide, bestehen sogar zu 72% aus den Fettsäuren C24 und C26. Dagegen enthalten epidermale neutrale Lipide nur wenige langkettige Fettsäuren (Tab. 4).

Diese Lipidanalysen ergänzen und bestätigen die grundlegenden Arbeiten von *Gray* und Mitarb. (43, 44, 45, 46, 47). Die Isolation von Hornzellmembran-Komplexen und die vergleichende Lipidbestimmung in Korrelation mit ultrastrukturellen Kontrollen zeigte, daß die Lipide der Hornschicht tatsächlich zu 80% mit den Membranfraktionen assoziiert sind, während das Cytoplasma der Hornzellen weniger als 3% der Gesamtlipide enthielt (48).

Weitere systematische Untersuchungen der Arbeitsgruppe von *Elias* haben zu einer Erhärtung dieser Vorstellungen geführt. Eine Kombination von Digitonin-Behandlung (Komplexbildung mit freiem Cholesterin) und Gefrierbruchtechnik erlaubte die Lokalisation von Cholesterin im Zusammenhang mit den Keratinosomen, den ausgeschleusten Lamellenpaketen und den umgewandelten Lipidmembranen der Hornschicht (25). Mit einer speziellen cytochemischen in situ-Präcipitationstechnik (n-Butanol + Osmiumdämpfe) wurden die Transportwege durch die Barriereregion der Hornschicht in den Intercellularen belegt (70). Stereometrische Bestimmungen zeigten, daß die Intercellularräume der Hornschicht mit einer 20–30%igen Zunahme gegenüber dem Stratum granulosum ein viel erheblicheres Volumen für den transepidermalen Transport bereitstellen, als bisher angenommen (26). Vergleichende Messungen der Penetration, Lipidzusammensetzung und Hornschichtdicke verschiedener Areale menschlicher Haut haben zudem gezeigt, daß die Hornschichtdicke wider Erwarten keinen Einfluß auf die Penetration hat, sondern daß es wiederum der Lipidgehalt ist, der den entscheidenden Faktor für die Barrierefunktion der Epidermis darstellt (21). Auf die Bedeutung der epidermalen Lipide für die Penetrationsverhältnisse in experimentell reaggregierten Hornschichten weisen auch Befunde von *Smith* et al. (84) hin.

Aus diesen Ergebnissen kann folgendes Bild der epidermalen Lipide gezeichnet werden: Im Gegensatz zur bisher geltenden Lehrmeinung kommen Lipide in der Hornschicht im Zellinnern nicht vor, sondern sind ausschließlich in den Intercellularen lokalisiert. Im Stratum granulosum sammeln sich Glykolipide und polare Lipide an, die in der Hornschicht nicht mehr nachweisbar sind. Dort existieren im Intercellularraum nurmehr Neutralfette. Die Zuordnung dieser Befunde zu den bekannten morphologischen Veränderungen während der Keratinisierung ergibt, daß es die Keratinosomen sind, die als Synthese- und Speicherort der epidermalen Lipide allein in Betracht kommen. Die Phospholipide sind im wesentlichen an die Membran der Keratinosomen wie der übrigen Zellorganellen gebunden. In den Lamellenpaketen

Tab. 4. Fettsäurezusammensetzung in den Subfraktionen neutraler und polarer Lipide in der Barriere-Region neugeborener Mäuse (nach Elias et al. 1977)

Fettsäuren in mol%	Neutrale Lipide			Polare Lipide			
	CH-E	TG	FFS	GL-L	PAE	PCH	LL
12	0,6	2,0	0,6	0,2	0,8	0,5	2,0
14, 14 : 1	3,0	6,4	4,2	0,6	1,6	3,0	8,2
16, 16 : 1	17,2	34,2	26,1	5,7	6,3	21,6	30,9
18	1,5	3,0	6,7	0,8	2,4	4,5	5,9
18 : 1	62,5	36,6	18,4	2,7	14,2	42,1	6,3
18 : 2	3,0	6,7	4,9	7,0	6,5	8,1	1,3
20, 20 : 1, 2, 4	4,8	2,6	0,9	1,4	2,6	2,3	16,1
22, 22 : 2	1,5	1,5	~	7,7	6,4	4,8	7,7
24, 24 : 2	2,4	7,0	20,1	59,3	35,4	14,8	21,2
26	3,6	–	15,4	14,5	24,3	–	0,3

sammeln sich polare Lipide wie freies Cholesterin, Glykolipide und Glykosphingolipide (Monohexyl-Ceramid), deren Zuckerreste für das polare Verhalten und die morphologische Ausbildung der Lamellenstapel verantwortlich sind. Mit dem Verschwinden der Lamellenstapel und der zugehörigen histochemischen Reaktionen in den ersten Hornlagen treten in den Intercellularen großflächige Lamellen und gleichzeitig eine Reaktion auf Neutralfette auf. Es ist daher anzunehmen, daß die polaren Lipide der Keratinosomen durch bisher unbekannte Umbaumechanismen in neutrale Lipide umgewandelt werden, die in großen Flächen in den Intercellularen spreiten und die Barrierefunktion ausüben. Möglicherweise sind die in den Keratinosomen nachgewiesenen lytischen Enzyme an diesem Prozeß beteiligt. Eine Hydrolyse der Phospho- und Glykolipide und eine erneute Veresterung eines Teils der Komponenten sowie eines Teils des freien Cholesterins und die Einbeziehung großer Mengen kurzkettiger freier Fettsäuren und freien Cholesterins in die Neutralfette lassen sich zwanglos mit den geschilderten Befunden vereinbaren. Auch die Zerstörung von Neutralfetten, großflächigen Lipidlamellen und Barrierefunktion durch Lösungsmittel sowie die ausgezeichnete Penetrationsmöglichkeit der Hornschicht für lipidlösliche Substanzen werden hierdurch verständlich. Als Barriere muß die gesamte Hornschicht mit den Lipidanteilen ihrer Intercellularen angesehen werden. Ein Transport durch die Zellen hindurch ist bisher nicht beweisbar gewesen.

Essentielle Fettsäuren und Barrierefunktion

Zur Überprüfung dieser Vorstellungen bietet sich der essentielle Fettsäuremangel als Modellsystem an (19), der bei Mäusen experimentell ausgelöst werden kann. Schuppung, Hyperproliferation und erheblich gesteigerter transepidermaler Wasserverlust sind die Folgen. Histochemisch konnte eine drastische Reduktion der Reaktion auf Neutralfette nachgewiesen werden, während die Talgdrüsen unverändert waren. Elektronenmikroskopisch zeigte sich, daß die Keratinosomen, obwohl in großer Menge synthetisiert, sehr unregelmäßig geformt und fast leer waren. Typische Lamellenpakete waren nur äußerst selten vorhanden. In Gefrierbruchpräparaten verlief die Spaltebene in der Hornschicht — wie nach Lösungsmittelvorbehandlung — in den Plasmamembranen und nicht in den Intercellularlamellen. Tracer diffundierten bis weit in die Hornschicht hinein, jedoch waren sie nie innerhalb der Hornzellen nachweisbar (19). Die entscheidende Störung bei essentiellem Fettsäuremangel betrifft somit die Keratinosomen und die Synthese ihrer polaren Lipide, worauf die defekte Barrierefunktion, der hohe transepidermale Wasserverlust und der Mangel an Neutralfetten im Horn zurückgehen.

Die essentiellen Fettsäuren sind also für die Funktion der epidermalen Lipide von entscheidender Bedeutung, obwohl sie im Horn in vergleichsweise geringen Mengen vorhanden sind. Offenbar wirken die essentiellen Fettsäuren, insbesondere Linolsäure, unmittelbar auf die Ausbildung der Barriere, da eine lokale Applikation von Linolsäure genügt, um die defekte Barrierefunktion zu restaurieren (73), während Arachidonsäure (C20-4) als Vorstufe der Prostaglandine zwar die Hyperproliferation und damit die Schuppung beeinflußte, die Barrierefunktion jedoch nicht wiederherzustellen erlaubte. Proliferationskinetik und Schuppung einerseits, epidermale Barrierefunktion andererseits sind somit zwei unabhängige und experimentell trennbare Phänomene, die von den essentiellen Fettsäuren auf verschiedenen Wegen beeinflußt werden. Möglicherweise ist ihre Bedeutung für die Barriere in der Tatsache zu suchen, daß Linolsäure, über Glucose verestert, einen wesentlichen Baustein der Glucosylceramide darstellt (45, 46, 95), die einen der Hauptbestandteile der Keratinosomenlamellen auszumachen scheinen.

Dies zeigt zugleich, in welch komplexer Weise Keratinisierung und Lipidstoffwechsel miteinander verknüpft sind (Tab. 5). Beim Refsum-Syndrom könnte die Verdrängung der essentiellen Fettsäuren durch Phytansäure für die ichthyosiforme Schuppung und den hohen transepidermalen Wasserverlust verantwortlich sein. In analoger Weise könnten beim Sjögren-Larsson-Syndrom, bei dem eine Störung des Linolsäure-Abbaus, möglicherweise infolge eines Mangels an Δ^6-Fettsäure-CoA-Dehydrogenase (Δ^6-Desaturase), nachgewiesen wurde (56), die ichthyosiformen Verhornungsstörungen verständlich werden.

Die erstmals gelungene Isolierung von Keratinosomen aus der Epidermis fetaler Ratten und ihre wenigstens partielle Reinigung (33) eröffnet nun lange erhoffte neue Möglichkeiten gezielter weiterer Untersuchungen über Biochemie, Synthese und Stoffwechsel der Keratinosomen und mit ihnen der epidermalen Lipide, die zum besseren Verständnis der epidermalen Barrierefunktion und ihrer vielfältigen Störungen beitragen dürften.

Tab. 5. Epidermale Lipide — Zusammenfassung

Epidermale Lipide in sebumfreien Präparationen 3 – 4% des Frischgewichts

Synthese epidermaler Lipide: Keratinosomen im Stratum granulosum

Lipidgehalt der Keratinosomen: Freies Cholesterin, Glykolipide, Glykosphingolipide —
    morphologisch als Lamellenpakete

Sekretion der Lamellenpakete in die Intercellularräume

Hydrolyse der polaren Lipide (Beteiligung von Hydrolasen?) und Umbau zu neutralen Lipiden
    in der Hornschicht — großflächige Lamellen als Substrat der epidermalen Barrierefunktion

Essentielle Fettsäuren für Lipidsynthese in Keratinosomen erforderlich

Essentieller Fettsäure-Mangel beeinflußt direkt die Barrierefunktion und indirekt (über Prostaglandine)
    die Proliferationskinetik

Literatur

1. *Anton-Lamprecht, I:* Zur Ultrastruktur hereditärer Verhornungsstörungen. III. Autosomal-dominante Ichthyosis vulgaris. Arch. derm. Forsch. 248, 149 (1973). − **2.** *Anton-Lamprecht, I, Kahlke, W:* Zur Ultrastruktur hereditärer Verhornungsstörungen. V. Ichthyosis beim Refsum-Syndrom (Heredopathia atactica polyneuritiformis). Arch. derm. Forsch. 250, 185 (1974). − **3.** *Baden, H P, Kubilis, J, Rosenbaum, K, Fletcher, A:* Keratinization in the harlequin fetus. Arch. Derm. 118, 14 (1982). − **4.** *Bernstein, I A, Brabec, R K, Vadlamudi, B, Ohno, A K, Delap, L W, Gray, R H:* Molecular markers of differentiation in the epidermis of the newborn rat. In: Biochemistry of normal and abnormal epidermal differentiation, Ed.: I A Bernstein and M Seiji. Curr. Probl. Derm. 10, 421. Karger, Basel 1980. − **5.** *Blanchet-Bardon, C, Anton-Lamprecht, I, Puissant, A, Schnyder, U W:* Ultrastructural features of ichthyotic skin in Refsum's syndrome. Chapt. 9 in: The Epidermis in Disease, Ed.: R Marks and P J Dykes. MTP Press Ltd, Lancaster 1978. − **6.** *Blanchet-Bardon, C, Dumez, Y, Labée, F, Lutzner, M A, Puissant, A, Henrion, R:* Prenatal diagnosis of a harlequin fetus. Lancet, im Druck (1982). − **7.** *Buxman, M, Goodkin, P E, Fahrenbach, W H, Dimond, R L:* Harlequin ichthyosis with epidermal lipid abnormalities. Arch. Derm. 115, 189 (1979). − **8.** *Chanarin, I, Patel, A, Slawin, G, Wills, E J, Andrews, T M, Stewart, G:* Neutral lipid storage disease: A new disorder of lipid metabolism. Brit. Med. J. 1, 553 (1975). − **9.** *Dale, B A:* Filaggrin: Biochemistry and interaction with keratins. 32nd Symposium on the Biology of Skin: Biology of the keratinocyte in vitro. Salishan, USA, Okt. 1982. J. invest. Derm., im Druck. − **10.** *Dale, B A, Lonsdale-Eccles, J D, Holbrook, K A:* Stratum corneum basic protein: an interfilamentous matrix protein of epidermal keratin. In: Biochemistry of normal and abnormal epidermal differentiation, Ed.: I A Bernstein and M Seiji. Curr. Probl. Derm. 10, 311. Karger, Basel 1980. − **11.** *Dale, B A, Ling, S Y:* Immunologic cross reaction of stratum corneum basic protein and a keratohyalin granule protein. J. invest. Derm. 72, 257 (1979). − **12.** *Davies, M G, Marks, R, Dykes, P J, Reynolds, D:* Epidermal abnormalities in Refsum's disease. Brit. J. Derm. 97, 401 (1977). − **13.** *Davies, MG, Reynolds, D J, Marks, R, Dykes, P J:* The epidermis in Refsum's disease (Heredopathia atactica polyneuritiformis). Chapt. 8 in: The Ichthyoses. Ed.: R Marks and P J Dykes. MTP Press Ltd., Lancaster 1978. − **14.** *Dykes, P J, Marks, R, Davies, M G, Reynolds, D J:* Epidermal metabolism in Heredopathia atactica polyneuritiformis (Refsum's disease). J. invest. Derm. 70, 126 (1978). − **15.** *Eldjarn, L, Stokke, O, Try, K:* Biochemical aspects of Refsum's disease and principles for the dietary treatment. Chapt. 23 in: Metabolic and Deficiency Diseases of the Nervous System, Part I, Ed.: H. Klawans. Vol. 27 of: Handbook of Clinical Neurology, Ed.: P J Vinken and G W Bruyn. Amer. Elsevier Publ., New York 1976. − **16.** *Elias, P M:* Lipids and the epidermal permeability barrier. Arch. derm. Res. 270, 95 (1981). − **17.** *Elias, P M:* Membranes, lipids, and the epidermal permeability barrier. Chapt. I in: The Epidermis in Disease, Ed.: R Marks and E Christophers. MTP Press Ltd, Lancaster 1981. − **18.** *Elias, P M:* Epidermal lipids, membranes, and keratinization. Intern. J. Derm. 20, 1 (1981). − **19.** *Elias, P M, Brown, B E:* The mammalian cutaneous permeability barrier. Defective barrier function in essential fatty acid deficiency correlates with abnormal intercellular lipid deposition. Lab. invest. 39, 574 (1978). − **20.** *Elias, P M, Brown, B E, Fritsch, P, Goerke, J, Gray, G M, White, R J:* Localization and composition of lipids in neonatal mouse stratum granulosum and stratum corneum. J. invest. Derm. 73, 339 (1979). − **21.** *Elias, P M, Cooper, E R, Kork, A, Brown, B E:* Percutaneous transport in relation to stratum corneum structure and lipid composition. J. invest. Derm. 76, 297 (1981). − **22.** *Elias, P M, Friend, D S:* The permeability barrier in mammalian epidermis. J. Cell Biol. 65, 180 (1975). − **23.** *Elias, P M, Fritsch, P, Dahl, M V, Wolff, K:* Staphylococcal toxic epidermal necrolysis: pathogenesis and studies on the subcellular site of action of exfoliation. J. invest. Derm. 65, 501 (1975). − **24.** *Elias, P M, Goerke, J, Friend, D S:* Mammalian epidermal barrier layer lipids: composition and influence on structure. J. invest. Derm. 69, 535 (1977). − **25.** *Elias, P M, Goerke, J, Friend, D S, Brown, B E:* Freeze-fracture identification of sterol-digitonin complexes in cell and liposome membranes. J. Cell Biol. 78, 577 (1978). − **26.** *Elias, P M, Leventhal, M E:* Intercellular volume changes and cell surface area expansion during cornification. Europ. J. Cell Biol. 22, 439 (1980). − **27.** *Elias, P M, McNutt, N S, Friend, D S:* Membrane alterations during cornification of mammalian squamous epithelia: a freeze-fracture, tracer, and thin-section study. Anat. Rec. 189, 577 (1977). − **28.** *Elias, P M, Mittermayer, H, Tappeiner, G, Fritsch, P, Wolff, K:* Staphylococcal toxic epidermal necrolysis (TEN): the expanded mouse model. J. invest. Derm. 63, 467 (1974). − **29.** *Epstein, E H:* X-linked ichthyosis − generalized nature of the defect and the normal control of stratum corneum shedding. Kurs Genodermatosen (CO6), XVI. Intern. Congr. Derm., Tokyo 1982. − **30.** *Franke, W W, Schiller, D L, Moll, R, Winter, S, Schmid, E, Engelbrecht, I, Denk, H, Krepler, R, Platzer, B:* Diversity of cytokeratins. Differentiation-specific expression of cytokeratin polypeptides in epithelial cells and tissues. J. molecul. Biol. 153, 933 (1981). − **31.** *Franke, W W, Schmid, E, Osborn, M, Weber, K:* Different intermediate-sized filaments distinguished by immunofluorescence microscopy. Proc. nat. Acad. Sci. USA 75, 5034 (1978). − **32.** *Franke, W W, Weber, K, Osborn, M, Schmid, E, Freudenstein, C:* Antibody to prekeratin. Decoration of tonofilament-like arrays in various cells of epithelial character. Exp. Cell Res. 116, 429 (1978). − **33.** *Freinkel, R K, Traczyk, T N:* A method for partial purification of lamellar granules from fetal rat epidermis. J. invest. Derm. 77, 478 (1981). − **34.** *Frost, P, Weinstein, G D, Bothwell, J W, Wildnauer, R:* Ichthyosiform dermatoses. III. Studies of transepidermal water loss. Arch. Derm. 98, 230 (1968). − **35.** *Fuchs, E, Green, H:* The expression of keratin genes in epidermis and cultured epidermal cells. Cell 15, 887 (1978). − **36.** *Fuchs, E, Green, H:* Multiple keratins of cultured human epidermal cells are translated from different mRNA molecules. Cell 17, 573 (1979). − **37.** *Fuchs, E, Green, H:* Changes in keratin gene expression during terminal differentiation of the keratinocyte. Cell 19, 1033 (1980). − **38.** *Fuchs, E, Green, H:* Regulation of terminal differentiation of cultured human keratinocytes by vitamin A. Cell 25, 617 (1981). − **39.** *Fuchs, E V, Coppock, S M, Green, H, Cleveland, D W:* Two distinct classes of keratin genes and their evolutionary significance. Cell 27, 75 (1981). − **40.** *Fukuyama, K, Epstein, W:* Quantitative autoradiographic studies of proteins in keratohyalin granules. In: Biochemistry of Cutaneous Epidermal Differentiation. Ed.: M Seiji and I A Bernstein. University of Tokyo Press, Tokyo 1977 (S. 253). − **41.** *Gloor, M, Horácek, J:* Über die Hautoberflächenlipide. In: Normale und Pathologische Physiologie der Haut. Handb. Haut-Geschl. Krankh. Band I, Teil IV A, Hrsg.: E Schwarz, H W Spier, G Stüttgen. Springer, Berlin, Heidelberg, New York (1979). − **42.** *Gray, G M:* Keratinization and the plasma membrane of the stratum corneum cell. In: Frontiers of Matrix Biology, Vol. 9, S. 83. Ed.: M Prunieras. Karger, Basel 1981. − **43.** *Gray, G M, King, I A, Yardley, H J:* The plasma membrane of granular cells from pig epidermis: isolation and lipid and protein composition. J. invest. Derm. 71, 131 (1978). − **44.** *Gray, G M, King, I A, Yardley, H J:* The plasma membrane of Malpighian cells from pig epidermis: isolation and lipid and protein composition. Brit. J. Derm. 103, 505 (1980). − **45.** *Gray, G M, White, R J:* Glykosphingolipids and ceramides in human and pig epidermis. J. invest. Derm. 70, 336 (1978). − **46.** *Gray, G M, White, R J, Majer, J R:* 1-(3′-O-Acyl)-beta-glucosyl-N-dihydroxypentatriacontadienoylsphingosine, a major component of the glucosylceramides of pig and human epidermis. Biochim. Biophys. Acta 528, 127 (1978). − **47.** *Gray, G M, White, R J, Williams, R H, Yardley, H J:* Lipid composition of the superficial stratum corneum cells of pig epidermis. Brit. J. Derm. 106, 59 (1982). − **48.** *Grayson, S, Elias, P M:* Isolation and lipid biochemical characterization of stratum corneum membrane complexes: implications for the cutaneous permeability barrier. J. invest. Derm. 78, 128 (1982). − **49.** *Hansen, A E, Wiese, H F, Boelschy, A N:* Role of linoleic acid in infant nutrition: clinical and chemical study of 428 infants fed on milk mixtures varying in kind and amount of fat. Pediatrics (Suppl. 1), 171 (1963). − **50.** *Hashimoto, K:* Cementsome, a new interpretation of the membrane-coating granule. Arch. Derm. Forsch. 240, 349 (1971). − **51.** *Hashimoto, K:* Intercellular spaces of the human epidermis as demonstrated with lanthanum. J. invest. Derm. 57, 17 (1971). − **52.** *Hayward, A F:* Membrane-coating granules. Int. Rev. Cytol. 59, 97 (1979). − **53.** *Hayward, A F, Hackemann, M:* Electron microscopy of membrane-coating granules and cell surface coat in keratinized and nonkeratinized human oral epithelium. J. Ultrastruct. Res. 43, 205 (1973). − **54.** *Hennings, H:* Modulation of keratinocyte proliferation and differentiation by extracellular calcium. 32nd Symposium on the Biology of Skin: Biology of the keratinocyte in vitro. Salishan, USA, Okt. 1982. J. invest. Derm., im Druck. − **55.** *Hennings, H, Michael, D, Cheng, C, Steinert, P, Holbrook, K A, Yuspa, S H:* Calcium regulation of growth and differentiation of mouse epidermal cells in culture. Cell 19, 245 (1980). − **56.** *Hernell, O, Holmgren, G, Jagell, S F, Johnson, S B, Holman, R T:* Suspected faulty essential fatty acid metabolism in Sjögren-Larsson syndrome. Pediat. Res. 16, 45 (1982). − **57.** *Kahlke, W:* Über das Vorkommen von 3,7,11,15-Tetramethylhexadecansäure im Blutserum bei Refsum-Syndrom. Klin. Wschr. 41, 783 (1963). − **58.** *Kahlke, W:* Refsum-Syndrom. Lipoidchemische Untersuchungen bei 9 Fällen. Klin. Wschr. 42, 1011 (1964). − **59.** *Klenk, E, Kahlke, W:* Über das Vorkommen der 3,7,11,15-Tetramethylhexadecansäure (Phytansäure) in den Cholesterinestern und anderen Lipoidfraktionen der Organe bei einem Krankheitsfall unbekannter Genese (Verdacht auf Heredopathia atactica polyneuritiformis [Refsum-Syndrom]). Hoppe-Seyler's Z. physiol. Chem. 333, 133 (1963). − **60.** *Kligman, A M:* The uses of sebum. Brit. J. Derm. 75, 307 (1963). − **61.** *Kooyman, D J:* Lipids of the skin. Arch. Derm. (Chicago) 25, 444 (1932). − **62.** *Koppe, J G, Rijken, Y, Jöbsis, A C, Marinkovic, A, de Groot, W P:* X-linked ichthyosis. A sulfatase deficiency. Arch. Dis. Childh. 53, 803 (1978). − **63.** *Lane, E B:* Monoclonal antibodies provide specific intramolecular markers for the study of epithelial tonofilament organization. J. Cell Biol. 92, 665 (1982). − **64.** *Lazarides, E:* Intermediate filaments: a chemically heterogeneous, developmentally regulated class of proteins. Ann. Rev. Biochem. 51, 219 (1982). − **65.** *Marks, R, Dykes, P J:* Growth characteristics of the epidermis in the ichthyotic disorders. Chapt. 6 in: The Ichthyoses. Ed.: R Marks and P J Dykes. MTP Press. Ltd, Lancaster 1978. − **66.** *Matoltsy, A G:* Desmosomes, filaments, and keratohyalin granules: their role in the stabilization and keratinization of the epidermis. J. invest. Derm. 65, 127 (1975). − **67.** *Matoltsy, A G, Cliffel, P J, Matoltsy, M N:* The structure of filaments of normal and psoriatic horn cells. In: Biochemistry of Normal and Abnormal Epidermal Differentiation. Ed.: I A Bernstein and M Seiji. Curr. Probl. Derm. 10, 365 (1980). − **68.** *McGuire, J, Milstone, L, Osber, M, Ingalls, L:* Keratins in cultivated human keratinocytes are stable. In: Biochemistry of Normal and Abnormal Epidermal Differentiation. Ed.: I A Bernstein and M Seiji. Curr. Probl. Derm. 10, 327 (1980). − **69.** *Menton, D N:* The effects of essential fatty acid deficiency on the skin of the mouse. Amer. J. Anat. 122, 337 (1968). − **70.** *Nemanic, M K, Elias, P M:* In situ precipitation: a novel cytochemical technique for visualization of permeability pathways in mammalian stratum corneum. J. Histochem. Cytochem. 28, 573 (1980). − **71.** *Odland, G F, Holbrook, K A:* The lamellar granules of epidermis. Curr. Probl. Derm. 9, 29 (1981). − **72.** *Parakkal, P F, Alexander, N:* Keratinization. A survey of vertebrate epithelia. Academic Press, New York and London 1972. − **73.** *Prottey, C:* Essential fatty acids and the skin. Comment. Brit. J. Derm. 94, 579 (1976). − **74.** *Refsum, S:* Heredoataxia hemeralopica polyneuritiformis − et tidligere ikke beskrevet familiaert syndrom? En foreløbig meddedelse. Nord. Med. 28, 2682 (1945). − **75.** *Refsum, S:* Heredopathia atactica polyneuritiformis. A familial syndrome not hitherto described. Acta psychiat. scand. Suppl. 38 (1946). − **76.** *Refsum, S:* Heredopathia atactica polyneuritiformis (Refsum's disease). Chapt. 42 in: Peripheral Neuropathy. Ed.: P J Dyck et al. W B Saunders, Philadelphia 1975. − **77.** *Refsum, S:* Heredopathia atactica polyneuritiformis (Refsum's disease). In: Systemic Disorders and Atrophies, Part I (p 181). Vol. 29 of Handbook of Clinical Neurology, Ed.: P J Vinken and G W Bruyn, in collab. with J M B V de Jong. Amer. Elsevier Publ., New York 1975. − **78.** *Refsum, S:* Heredopathia atactica polyneuritiformis. Phytanic acid storage disease (Refsum's disease). In: Spinocellular Degenerations, Ed.: I Sobue. University of Tokyo Press, Tokyo

1980. − **79.** *Schreiner, E, Wolff, K:* Die Permeabilität des epidermalen Intercellularraumes für kleinmolekulares Protein. Arch. klin. exp. Derm. 235, 78 (1969). − **80.** *Schwarz, E:* Biochemie der epidermalen Keratinisierung. Grundzüge der pathologischen Verhornung. In: Normale und pathologische Physiologie der Haut II. Handb. Haut-Geschlkr. Band I, Teil 4 A, Hrsg.: E Schwarz, H W Spier, G Stüttgen. Springer, Berlin, Heidelberg, New York 1979. − **81.** *Shapiro, L J, Buxman, M M, Weiss, R, Vidgoff, J, Dimond, R L, Roller, J A, Wells, R S:* Enzymatic basis of typical x-linked ichthyosis. Lancet 8093 II, Oct. 7 (1978). − **82.** *Skerrow, C J, Matoltsy, A G:* Isolation of epidermal desmosomes. J. Cell Biol. 63, 515 (1974). − **83.** *Skerrow, C J, Matoltsy, A G:* Chemical characterization of isolated epidermal desmosomes. J. Cell Biol. 63, 524 (1974). − **84.** *Smith, W P, Christensen, M S, Nacht, S, Gans, E H:* Effect of lipids on the aggregation and permeability of human stratum corneum. J. invest. Derm. 78, 7 (1982). − **85.** *Squier, C A:* The permeability of keratinized and nonkeratinized oral epithelium to horseradish peroxidase. J. Ultrastruct. Res. 43, 160 (1973). − **86.** *Steinberg, D, Avigan, J, Mize, C E, Eldjarn, L, Try, K, Refsum, S:* Conversion of U-^{14}C-phytol to phytanic acid and its oxidation in heredopathia atactica polyneuritiformis. Biochim. Biophys. Res. Comm. 19, 783 (1965). − **87.** *Steinert, P M:* The mechanism of assembly of bovine epidermal keratin filaments in vitro. In: Biochemistry of Cutaneous Epidermal Differentiation. Ed.: M Seiji and I A Bernstein. University of Tokyo Press, Tokyo 1977 (p 444). − **88.** *Steinert, P M:* Structure of the keratin filaments from cultured cells and from tissue. 32nd Symposium on the Biology of Skin: Biology of the keratinocyte in vitro. Salishan, USA, Okt. 1982. J. invest. Derm., im Druck. − **89.** *Steinert, P M, Cantieri, J S, Teller, D C, Lonsdale-Eccles, J D, Dale, B A:* Characterization of a class of cationic proteins that specifically interact with intermediate filaments. Proc. nat. Acad. Sci. USA, 78, 4097 (1981). − **90.** *Steinert, P M, Peck, G L, Idler, W W:* Structural changes of human epidermal alpha-keratin in disorders of keratinization. In: Biochemistry of Normal and Abnormal Epidermal Differentiation. Ed.: I A Bernstein and M Seiji. Curr. Probl. Derm. 10, 321. Karger, Basel, New York 1980. − **91.** *Summerly, R, Yardley, H J:* Cholesterol synthesis in ichthyosis vulgaris. Brit. J. Derm. 79, 378 (1967). − **92.** *Sun, T T:* Monoclonal antibodies to keratin intermediate filaments in keratinizing and non-keratinizing epithelia. 32nd Symposium on the Biology of the Skin: Biology of the keratinocyte in vitro. Salishan, USA, Oktober 1982. J. invest. Derm., im Druck. − **93.** *Sun, T T, Doran, T I, Vidrich, A:* The use of anti-keratin antibodies for the identification of cultured epithelial cells. Birth Defects 16, 183 (1980). − **94.** *Takaki, Y:* An electron microscopic study of membrane coating granules in normal skin and abnormal keratinization with reference to acid phosphatase activity. Jap. J. Derm. A 81, 327 und B 81, 131 (1971). − **95.** *Wertz, P W, Downing, D T:* Glykolipids in mammalian epidermis: structure and function in the water barrier. Science 217, 1261 (1982). − **96.** *Wilgram, G F, Krawczyk, W S, Connolly, J E:* Extraction of osmium zinc iodide staining material in keratinosomes. J. invest. Derm. 61, 12 (1973). − **97.** *Williams, M L, Elias, P M:* N-alkanes in normal and pathological human scale. Biochim. Biophys. Res. Commun., im Druck. − **98.** *Wolff, K, Holubar, K:* Odland-Körper (Membrane coating granules, Keratinosomen) als epidermale Lysosomen. Ein elektronenmikroskopisch-cytochemischer Beitrag zum Verhornungsprozeß der Haut. Arch. klin. exp. Derm. 231, 1 (1967). − **99.** *Wolff-Schreiner, E:* Ultrastructural cytochemistry of the epidermis. Intern. J. Derm. 16, 77 (1977).

Wassergehalt des Stratum corneum:
Bedeutung, Abhängigkeiten, Meßmethoden, therapeutische Beeinflußbarkeit

Max Gloor
Aus der Hautklinik der Ruprecht Karl Universität Heidelberg
(Direktor: Prof. Dr. D. Petzoldt)

Zusammenfassung

Seit den Untersuchungen von *Blank* wird das Aussehen der Haut mit dem Wassergehalt des Stratum corneum in eine Beziehung gebracht. Neuere Untersuchungen machen deutlich, daß ein rauhes und schuppiges Aussehen der Haut nicht immer mit einer verminderten Hornschichthydratation einhergeht. Möglicherweise sind Lokalisation und Zustandsform des Wassers für das Aussehen wichtiger als der absolute Wassergehalt. Abhängig ist der Wassergehalt der Hornschicht in erster Linie von der relativen Luftfeuchtigkeit und der Menge der Natural Moisturizing Factors in der Hornschicht. Zahlreiche in vitro-Meßverfahren lassen die Wasserbindungsfähigkeit der Hornschicht und die Mengenbeziehung zwischen freiem und gebundenem Wasser beurteilen. Mehrere in vivo-Methoden erlauben die Messung des Wassergehaltes in der Hornschicht. Therapeutisch kann der Wassergehalt der Hornschicht durch direkte Wasserzufuhr in emulsoiden Systemen sowie durch okklusiv wirksame Externa erhöht werden. Moisturizer können Externa mit dem Ziel beigegeben werden die Wasserbindungsfähigkeit der Hornschicht zu verbessern. Tenside können zu einer Austrocknung der Hornschicht führen.

Summary

Since the investigations of *Blank* the appearance of the skin has been related to the water content in the stratum corneum. New studies make it clear that a rough and scaly appearance of the skin is not always combined with a reduced hydration of the horny layer. The localization and the state of the water are perhaps more important for appearance than the absolute water content. Principally the atmospheric humidity and the amount of natural moisturizing factors in the stratum corneum determine the water content of the horny layer. Numerous in vitro methods allow measurement of the capacity of the stratum corneum to bind water and of the relative amounts of free and bound water in the stratum corneum. Numerous in vivo methods allow the estimation of the water content of the stratum corneum. Therapeutically the water content in the stratum corneum can be increased by directly adding water using emulsoid systems or by occlusive ointments. Moisturizers can be given with ointments to enhance the water binding capacity of the stratum corneum. Surfactants can lead to dehydration of the horny layer.

Der Versuch, der Haut durch Externa möglichst viel Wasser zuzuführen, ist Gegenstand zahlreicher wissenschaftlicher Aktivitäten in Dermatologie und Kosmetik. Im Rahmen einer Übersicht soll der derzeitige Wissensstand dazu dargestellt werden.

1. Bedeutung des Hornschichtwassergehaltes für das Aussehen der Haut

Die übliche Auffassung über die Bedeutung des Wassergehaltes für das Aussehen der Haut geht auf *Blank* (3, 4) zurück. Dieser Autor fand, daß der Wassergehalt der Hornschicht normalerweise 10–20% beträgt. Wenn er unter 10% absinkt, soll die Haut ein rauhes und sprödes Aussehen bekommen. Diese These hat dazu geführt, daß die Rauhigkeit und Sprödigkeit der Haut bei alten Menschen und Neurodermitikern vielfach als Austrocknungseffekt interpretiert wird. Dementsprechend wird bei der Zusammenstellung dermatologischer und kosmetischer pflegender Externa eine ausgeprägte hydratisierende Wirkung angestrebt.

Ergebnisse aus jüngerer Zeit lassen an dieser Auffassung Zweifel entstehen. Neurodermitiker weisen in nicht von der Erkrankung betroffenen Arealen meist eine rauhe und spröde Haut auf. Trotzdem fanden *Finley et al.* (12) keinen Anhalt für eine Reduktion des Wassergehaltes in der Hornschicht dieser Patienten bei Messungen des elektrischen Widerstandes. Das gleiche gilt für eigene infrarotspektroskopische Untersuchungen in der klinisch „trockenen" nicht erkrankten Haut des Neurodermitikers (15). Auch eigene infrarotspektroskopische Untersuchungen auf der spröden und rauhen Haut alter Menschen sprachen nicht für einen Austrocknungseffekt (15). Es scheint also, daß man den Wassergehalt der Hornschicht nicht ohne weiteres mit dem Aussehen der Haut korrelieren kann. Möglicherweise wird das Aussehen der Haut durch das freie intracelluläre, durch das gebundene intracelluläre, durch das freie intercelluläre und durch das gebundene intercelluläre Wasser unterschiedlich beeinflußt.

2. Regulation des Hornschichtwassergehaltes

Bereits *Blank* (3, 4) hat gezeigt, daß funktionell besonders die unterste Schicht des Stratum corneum als Wasserbarriere wirksam ist. Diese Annahme erklärt zwanglos, daß der Wassergehalt der Hornschicht mit maximal 20% sehr viel niedriger liegt als der Wassergehalt der lebenden Epidermis. Stark abhängig ist der Wassergehalt des Stratum corneum von der relativen Luftfeuchtigkeit. Es besteht eine direkte, allerdings nicht lineare Beziehung zwischen diesen Parametern (53, 54).
Der Wassergehalt der Hornschicht hängt nicht nur vom Wasserangebot von innen bzw. von außen ab, sondern auch von wasserbindenden Substanzen in den Corneocyten (sog. Natural Moisturizing Factors = NMF). Durch Wasser, Fettlösungsmittel, Seifen und Syndets können die NMF teilweise aus der Hornschicht ausgeschwemmt werden, was zu einem Austrocknungseffekt führt (5). Chemische Untersuchungen über die Zusammensetzung der NMF wurden von verschiedener Seite durchgeführt. Sie zeigen, daß hygroskopische Substanzen wie Na-Pyrrolidoncarbonsäure, Milchsäure und Harnstoff reichlich im sog. Wasserlöslichen vorkommen (28, 34, 40). Nach *Padberg* (34, 35) sind außerdem an Skleroproteine gebundene Kohlenhydrate als NMF wirksam. Nach *Anderson et al.* (1) soll eine Okklusivbehandlung der Haut zu einer Zunahme der NMF führen.
Für die wasserbindende Wirkung der NMF in der Hornschicht sind auch die epidermalen Lipide von Bedeutung. *Wolfram et al.* (55) zeigten, daß sich die wasserbindende Wirkung der NMF durch die Entfernung der Hornschichtlipide verbessern läßt. Nach *Middleton* (30) verhindern Lipide auf der anderen Seite eine schnelle Ausschwemmung der NMF bei Wasserkontakt der Haut. Keine Beziehung scheint zwischen dem Ausmaß der Talgdrüsensekretion und dem Wassergehalt der Hornschicht zu bestehen (18). Dies überrascht nicht, denn die Hautoberflächenlipide bilden keinen geschlossenen Film auf der Haut.

3. Meßverfahren für die moisturizierende Wirkung

3.1. In vitro-Verfahren
3.1.1. Ermittlung der Gleichgewichtsfeuchte
Es handelt sich um ein Verfahren, das nicht an der Haut zur Anwendung kommt und somit ausschließlich die physikalischen Eigenschaften von Externabestandteilen erfaßt. Die Substanzprobe wird bei definierter Temperatur verschiedenen rel. Luftfeuchtigkeiten ausgesetzt. Bestimmt wird die rel. Luftfeuchtigkeit, bei der es weder zu einer Abnahme noch zu einer Zunahme des Wassergehaltes kommt. Dieser als Gleichgewichtsfeuchte bezeichnete Wert ist ein Maß für die hygroskopische Wirkung (33).

3.1.2. Direkte Messung der Wasserretention in vitro
Im Prinzip beruhen alle derartigen Verfahren auf einer Wägung von Hornschichtmaterial nach Exposition bei verschiedenen rel. Luftfeuchtigkeiten. Verwendet wurden Callus (3–5), Hornschichtmaterial von der Fingerbeere (6) und Schweinehornschicht (33). Die ermittelten Werte verhalten sich parallel zur Menge der NMF bzw. der künstlich zugeführten hygroskopischen Substanzen im Gewebe. Eine Modifikation ist die direkte Messung der Honrschichtquellung nach Inkubation in einer Tensidlösung (cross sectional und in plane swelling) (37).

3.1.3. Messung des elektrischen Widerstandes der Haut
Der elektrische Widerstand der Haut ist umso geringer, je größer der Wassergehalt der Hornschicht ist. Seine Bestimmung erlaubt indirekte Rückschlüsse auf den Wassergehalt der Hornschicht. Bei geeigneter Versuchsanordnung kann man kontinuierliche Messungen durchführen (24, 29).

3.1.4. Elastizitätsmessung der Hornschicht in vitro
Das Vorgehen beruht darauf, daß sich die elastischen Eigenschaften der Haut unter dem Einfluß von Wasser ändern. Von den meisten Autoren wurde die durch eine bestimmte Kraft erzielbare Dehnung, d.h. der Elastizitätsmodul gemessen (10, 33, 53, 54). Es können aber auch andere Meßwerte mit beurteilt werden (38). Schließlich können zusätzlich zu den elastischen die plastischen Eigenschaften der Hornschicht bewertet werden (8).

3.1.5. Methoden zur Differenzierung von freiem und gebundenem Wasser
Die Bedeutung dieser Methoden liegt darin, daß die Zustandsform des Wassers in der Hornschicht beurteilt werden kann. Im Prinzip sind derartige Untersuchungen mit der Calorimetrie, der Gefrierinfrarotspektroskopie, der Proton-Magnetic-Resonance-Spectroscopie und der photoakustischen Spektroskopie möglich (22, 36, 50). Setzt man in vitro den gravimetrisch ermittelten Wassergehalt der Hornschicht mit den elastischen Eigenschaften und dem elektrischen Widerstand in eine Beziehung, so erlauben auch diese Meßmethoden Rückschlüsse auf den Zustand des Wassers in der Hornschicht (7, 10). Bisher wurden alle genannten Methoden nur in der physiologischen Grundlagenforschung und noch nicht für pharmakologische Fragestellungen eingesetzt.

3.2. In vivo-Methoden

3.2.1. Transepidermaler Wasserverlust

Die Messung des transepidermalen Wasserverlustes wurde von zahlreichen Autoren bei der Beurteilung der Hornschichtfeuchtigkeit eingesetzt. Die Messung kann so erfolgen, daß Luft oder Stickstoff bekannter Feuchte über die Haut geleitet wird und nach dem Hautkontakt auf ihren Feuchtigkeitsgehalt untersucht wird. Die Meßgenauigkeit ist bei dieser Methode meist hoch, besonders wenn so aufwendige Verfahren wie die Gaschromatographie zur Analyse des Feuchtigkeitsgehaltes verwendet werden (24, 37). Ein anderes Prinzip stellt der Evaporimeter dar, der aus einem nach oben offenen Rohr besteht und in dem sich an zwei Stellen Feuchtigkeitssensoren befinden. Unter Berücksichtigung der Temperatur läßt sich aus der Meßwertdifferenz zwischen diesen beiden Stellen ein Rückschluß auf den transepidermalen Wasserverlust ziehen (27). Eine dritte Möglichkeit ist die Messung des Anstiegs der Luftfeuchtigkeit in einer nach oben geschlossenen der Haut aufgesetzten Kapsel (19, 45). Da bei diesen Messungen die Schweißsekretion das Meßergebnis nicht beeinflussen sollte, wird sie am besten vorher durch lokale Applikationen von Anticholinergica ausgeschaltet (2). Die Interpretation der Meßergebnisse ist dann leicht, wenn der Okklusiveffekt eines Externums gemessen werden soll. Wenig aussagekräftig scheint uns diese Messung zu sein, wenn wasserhaltige Externa appliziert werden. In diesem Fall wird vor allem die Wasserabgabe des Externums gemessen. Außerdem können sich dabei aktive Hydration der Haut durch das in der Emulsion enthaltene Wasser und Okklusiveffekt überlagern (49).

3.2.2. Spektroskopische Verfahren

In der Literatur wird über Untersuchungen mit der photoakustischen Spektroskopie und der Infrarotspektroskopie berichtet. Bei der photoakustischen Spektroskopie wird die Veränderung der UV Absorption durch den Wassergehalt des Gewebes beurteilt. Die Entwicklung der Methode dürfte noch nicht abgeschlossen sein (36, 39). Die Infrarotspektroskopie wurde erstmals von *Osberghaus et al.* (33) systematisch für die Messung der Hornschichtfeuchtigkeit eingesetzt. Im Prinzip beruht das Verfahren darauf, daß die IR-Absorption bei 1645 cm^{-1} (Amid I Bande) stark vom Wassergehalt abhängig ist, während die IR-Absorption bei 1545 cm^{-1} (Amid II Bande) dadurch nicht beeinflußt wird. Das Verhältnis zwischen den Extinktionen dieser beiden Banden erlaubt Rückschlüsse auf den Wassergehalt der Hornschicht. Werden die Messungen nach 5 bzw. 10 maligem Strippen der Haut wiederholt, lassen sie auch den Wassergehalt der tieferen Stratum corneum-Schichten beurteilen. Möglichkeiten einer Korrektur im Falle von Überlagerungen der IR-Absorption des Externums und der Haut wurden bei eigenen Untersuchungen aufgezeigt (16).

3.2.3. Fluvographie

Die Wärmeleitfähigkeit der Hornschicht ist umso größer, je mehr Wasser sie enthält (25). Aus diesem Grund erlaubt die Fluvographie, wenn sie unter den Bedingungen einer arteriellen Drosselung durchgeführt wird, Rückschlüsse auf die Hornschichtfeuchtigkeit. Bei eigenen Untersuchungen konnte gezeigt werden, daß sich die Methode zur Erfassung des Okklusiveffektes wasserarmer Externa eignet (14, 17).

3.2.4. Messung mechanischer Eigenschaften

Wie bereits oben angeführt ändern sich die mechanischen Eigenschaften der Hornschicht unter dem Einfluß von Wasser. Die gebräuchlichste Meßmethode, die auf diesem Prinzip beruht, ist die Resonanzfrequenzmessung, bei der die Eigenfrequenz bzw. die Energieabsorption der Haut erfaßt wird (45, 48). Ein von *Christensen et al.* (8) beschriebenes Verfahren erlaubt es neben den elastischen auch die plastischen Eigenschaften der Haut zu messen.

3.2.5. Messung elektrischer Eigenschaften der Haut

Der elektrische Widerstand der Haut ist umso geringer, je größer der Wassergehalt der Hornschicht ist. In der Literatur wurde eine Vielzahl von Meßanordnungen mit Gleich- und mit Wechselstrom beschrieben (9, 11, 44, 45, 46, 51). Ein anderes Prinzip ist die Messung der dielektrischen Eigenschaften der Hornschicht (45, 46). Ähnlich wie bei der Messung des transepidermalen Wasserverlustes ist auch bei diesen Untersuchungen die Suppression der Schweißdrüsensekretion durch topisch applizierte Anticholinergica sinnvoll.

3.2.6. Beurteilung der Oberflächenstruktur der Hornschicht

Diese Verfahren erlauben nur indirekte und vielfach unsichere Rückschlüsse auf die Hydration des Stratum corneum. Als Methoden kommen in Frage die Scanning-Elektronenmikroskopie, die standardisierte Photographie, die Messung des Reibungswiderstandes und der Hornschichtrauhigkeit sowie die Surfometrie (24, 26, 32, 37, 46, 47).

3.3. Aussagekraft der verschiedenen Meßverfahren

Sehr viele Fragestellungen lassen sich nicht mit ien vitro-Verfahren untersuchen. Die in vivo-Verfahren sind sämtlich mit erheblichen Fehlermöglichkeiten behaftet, da stets neben dem Wassergehalt der Hornschicht auch andere Parameter das Meßergebnis beeinflussen. Nach Möglichkeit sollten deshalb parallel Untersuchungen mit verschiedenen Methoden durchgeführt werden. Teilweise eignen sich die angegebenen Verfahren auch nur zur Untersuchung bestimmter Fragestellungen. So sind die Messungen des transepidermalen Wasserverlustes und die Fluvographie nur bei der Beurteilung des Okklusiveffektes wasserfreier Externa anwendbar.

4. Beeinflussung des Wassergehaltes der Hornschicht durch Externa

4.1 Lipophile, wasserfreie Externagrundlagen und Okklusivfolien

Die hydratisierende Wirkung eines Okklusivverbandes steht außer Zweifel (18). Wahrscheinlich kommt es bei genügend langer Anwendung nicht nur zu einer Zunahme des Wassers, sondern auch zu einer Vermehrung der NMF (1). Auch lipophile Externagrundlagen weisen eine Okklusivwirkung und damit einen hydratisierenden Effekt auf. Dieser unterscheidet sich bei den verschiedenen Externagrundlagen erheblich. So konnte bei eigenen Untersuchungen gezeigt werden, daß der Okklusiveffekt von Unguentum alcoholum lanae signifikant größer ist als von Vaseline und Adeps benzoatus (14). Werden Puderbestandteile der Lipidgrundlage beigegeben, so wird die Okklusivwirkung geringer. Dasselbe gilt auch für Wirkstoffe, die in der Grundlage in größerer Menge suspendiert vorliegen, wie Salicylsäure oder Schwefel (14).

4.2. Emulsionen

Emulsionen führen der Haut aktiv Wasser zu. Bei eigenen infrarotspektroskopischen Untersuchungen ließ sich zeigen, daß die Hydration nicht nur die oberste Stratum corneum-Schicht betrifft, sondern, daß auch tiefer gelegene Anteile des Stratum corneum hydratisiert werden (16). Nach einiger Zeit ist das Wasser aus der Emulsion verdunstet und es entsteht ein okklusiv wirksamer Lipidfilm. Die Okklusivwirkung kann in Einzelfällen länger bestehen, als wenn die reine Lipidgrundlage appliziert wird (49).

4.3. Waschaktive Substanzen

Bereits die nahezu 30 Jahre zurückliegenden Untersuchungen von *Blank* und *Shappirio* (5) haben gezeigt, daß Tenside eine Ausschwemmung der NMF und damit einen Austrocknungseffekt der Hornschicht bewirken können. Das Ausmaß dieses Effektes hängt von der Art der verwendeten Tenside, aber auch von Anwendungskonzentrationen, Anwendungsdauer und Anwendungshäufigkeit ab. Nach eigenen Befunden kann man nicht prinzipiell – wie das früher vielfach geschehen ist – der Seife eine geringere austrocknende Wirkung zuschreiben als den synthetischen Tensiden (16). In der älteren Literatur wurde besonders in der ersten Phase nach ihrer Anwendung eine aufquellende Wirkung der Seife auf die Hornschicht angenommen. Durch neuere Untersuchungen konnte deutlich gemacht werden, daß ein hydratisierender Effekt bei der Seife ähnlich wie bei einem synthetischen Tensid allenfalls in den ersten Minuten nach der Wäsche vorliegt. Bereits 10 Minuten nach der Anwendung war die Hornschichtfeuchtigkeit eher geringer als vor der Wäsche (16).

4.4. Moisturizer

Die größte Rolle spielt in der Dermatologie der Harnstoff. Durch verschiedene Autoren konnte eine verbesserte Wasseraufnahmefähigkeit der Hornschicht unter dem Einfluß von Urea nachgewiesen werden (20, 21, 23, 42, 43, 44). Sehr bemerkenswerte Befunde zur Harnstoffwirkung hat *Van Duzee* (10) vorgelegt. Er konnte mit der Differential-Scanning-Calorimetrie und der Bestimmung des Elastizitätsmoduls zeigen, daß Harnstoff zu einer Wasserbindung an die intracellulären Proteine führt. Die intracelluläre Lokalisation des Wassers nach Ureabehandlung ist wahrscheinlich der Grund dafür, daß bei Messungen des elektrischen Widerstandes der Haut keine Abnahme des Widerstandes nach Ureabehandlung nachweisbar ist (7, 52).

Andere hygroskopische Substanzen, die eine nachweisbare hydratisierende Wirkung auf das Stratum corneum haben, sind Kochsalz (23, 43), Glycerin (42), Pyrrolidoncarbonsäure-Na (31, 38), Milchsäure bzw. Na-Lactat (9, 13, 30, 38) und Polyhydroxycarbonsäure-Na-Partialsalz (33). In der Kosmetikindustrie sind verschiedene Substanzgemische mit moisturizierender Wirkung gebräuchlich, deren Zusammensetzung mehr oder weniger den NMF entspricht (41). Es ist nicht geklärt, ob diese Wirkstoffe ähnlich wie Harnstoff eine intracelluläre Lokalisation des Wassers bewirken. Denkbar ist auch, daß lediglich das intercelluläre Wasser vermehrt wird.

Literatur

1. *Anderson, R. L., J. M. Cassidy, J. R. Hansen, W. Yellin:* The effect of in vivo occlusion on human stratum corneum hydration – dehydration in vitro. J. invest. Derm. 61, 375–379, 1973. – **2.** *Baker, H., A. M. Kligman:* Measurement of transepidermal water loss by electrical hygrometry. Arch. Derm. 96, 441–452, 1967. – **3.** *Blank, I. H.:* Factors which influence the water content of the stratum corneum. J. invest. Derm. 18, 433–440, 1952. – **4.** *Blank, I. H.:* Further observations on factors which influence the water content of the stratum corneum. J. invest. Derm. 21, 259–271, 1953. – **5.** *Blank, I. H., E. B. Shappirio:* The water content of the stratum corneum 3. Effect of previous contact with aqueous solutions of soaps and detergents. J. invest. Derm. 25, 391–401, 1955. – **6.** *Brudney, N., M. Leduc, B. A. Turek:* In vitro evaluation of emollients I. Basic technique and results. Cosm. Toil 93, 53–66, 1978. – **7.** *Champbell, St. D., K. K. Kraning, E. G. Schibli, St. T. Momii:* Hydration characteristics and electrical resistivity of stratum corneum using a noninvasive four-point microelectrode method. J. invest. Derm. 69, 290–295, 1977. – **8.** *Christensen, M. S., C. W. Hargens III, S. Nacht, E. H. Gans:* Viscoelastic properties of intact human skin: instrumentation, hydration effects, and the contribution of the stratum corneum. J. invest. Derm. 69, 282–286, 1977. – **9.** *Clar, E. J., C. P. Her, C. G. Sturelle:* Skin impedance and moisturization. J. Soc. cosm. Chem. 26, 337–353, 1975. – **10.** *Duzee, B. F. van:* The influence of water content, chemical treatment and temperature on the rheological properties of stratum corneum. J. invest. Derm. 71, 140–144, 1978. – **11.** *Edelberg, R.:* Relation of electrical properties of skin to structure and physiologic state. J. invest. Derm. 69, 324–327, 1977. – **12.** *Finley, A. Y., S. Nicholls, C. S. King, R. Marks:* The dry non eczematous skin associated with atopic eczema. Brit. J. Derm. 102, 249–256, 1980. – **13.** *Fox, C., J. A. Tasoff,*

M. M. Rieger, D. E. Deem: Modification of the water holding capacity of callus by retreatment with additives. J. Soc. cosm. Chem. 13, 263–279, 1962. – **14.** *Gloor, M., M. Funk, H. J. Sprenger, L. Priebe:* Über die Fluvographie als Methode zur Erfassung des Feuchtigkeitsgehalts der Hornschicht. Fette-Seifen-Anstrichmittel 81, 127–130, 1979. – **15.** *Gloor, M., B. Heymann, Th. Stuhlert:* Infrared spectroscopic determination of the water content of the horny layer in healthy subjects and in persons suffering from atopic dermatitis. Arch. Derm. Res., 271, 429–436, 1981. – **16.** *Gloor, M., G. Hirsch, U. Willebrandt:* On the use of infrared spectroscopy for the in vivo measurement of the water content of the horny layer after application of dermatological ointments. Arch. Derm. Res., 271, 305–313, 1981. – **17.** *Gloor, M., G. Thomer, L. Priebe:* Über die Eignung der Fluvographie als Meßmethode für die Hornschichtfeuchtigkeit nach Anwendung von Externa. Fette-Seifen-Anstrichmittel 82, 462–464, 1980. – **18.** *Gloor, M., U. Willebrandt, G. Thomer, W. Kupferschmid:* Water content of the horny layer and skin surface lipide. Arch. Derm. Res. 268, 221–223, 1980. – **19.** *Greuer, W., L. Peukert:* Eine Methode zur Messung der Feuchtigkeitsabgabe der menschlichen Haut durch Widerstandsmessung eines Halbleiters. Arch. Derm. Syph. 179, 410–420, 1939. – **20.** *Grice, K., H. Sattar, H. Baker:* Urea and retinoic acid in ichthiosis and their effects on transepidermal water loss and water holding capacity of stratum corneum. Acta derm. venereol. 53, 114–118, 1973. – **21.** *Hall, M. C., D. S. Kinoshita:* The resistance to dehydration of full thickness rats' pelt treated with urea. Gerontologica 9, 129–135, 1964. – **22.** *Hansen, J. R., W. Yellin:* In water structure at the water-polymer interface (Herausg. H. H. C. Hellinek). Plenum Publishing New York, 19–28, 1972. – **23.** *Hellgren, L., K. Larsson:* On the effect of urea on human epidermis. Dermatologica 149, 289–293, 1974. – **24.** *Highley, D. R.:* Measurement of moisturizing efficacy. Cosm. Toil. 93, 35–40, 1978. – **25.** *Holmes, K. R., T. Adams:* Epidermal thermal conductivity and stratum corneum hydration in cat foodpad. Amer. J. Physiol. 228, 1903–1908, 1975. – **26.** *Hoppe, U.:* Topologie der Hautoberfläche. J. Soc. cosm. Chem. 30, 213–239, 1979. – **27.** *Idson, B.:* In vivo measurement of transepidermal water loss. J. Soc. cosm. Chem. 29, 577–580, 1978. – **28.** *Jacobi, O.:* Die Inhaltsstoffe des normalen Stratum corneum und Callus menschlicher Haut. III. Milchsäure, Kreatin, Kreatinin, Harnstoff und Cholin. Arch. Derm. Forsch. 240, 107–118, 1971. – **29.** *Marcy, R., M. A. Quermonne, T. M. Nguyen-Thomas:* Cinétique de déshydration du stratum corneum isolé par mesure des variation d'impédance. Effect de divers produits et de preparations "hydratantes". Ann. Derm. Vener. (Paris) 105, 439–440, 1978. – **30.** *Middleton, J. D.:* The mechanism of water binding in stratum corneum. Brit. J. Derm. 80, 437–450, 1968. – **31.** *Middleton, J. D., M. E. Roberts:* Effect of a skin cream containing the sodium salt of pyrollidone carboxylic acid on dry and flaky skin. J. Soc. cosm. Chem. 29, 201–205, 1978. – **32.** *Nicholls, S., C. S. King, R. Marks:* Short terme effects of emollients and a bath oil on the stratum corneum. J. Soc. cosm. Chem. 29, 617–624, 1978. – **33.** *Osberghaus, R., C. Gloxhuber, H. G. van Raay, S. Braig:* Hydagen F. ein neuer Hautfeuchtigkeitsregulator – Methoden und Ergebnisse des Wirkungsnachweises. J. Soc. cosm. Chem. 29, 133–146, 1978. – **34.** *Padberg, G.:* Über die Kohlehydrate im wäßrigen Eluat der Hautoberfläche. Arch. clin. exp. Derm. 229, 33–39, 1967. – **35.** *Padberg, G.:* Einfluß der Bindung von Kohlehydraten an die Skleroproteine auf die Wasserbindung der Hornschicht. J. Soc. cosm. Chem. 23, 271–279, 1972. – **36.** *Pines, E., T. Cunningham:* Dermatologic photoacoustic spectroscopy in: Bioengineering and the skin (Herausg. R. Marks, P. A. Payne, MTP Press, Lancaster, Boston, The Hague 283–290, 1981. – **37.** *Quattrone, A. J., K. Laden:* Physical techniques for assessing skin moisturization. J. Soc. cosm. Chem. 27, 607–623, 1976. – **38.** *Rieger, M. M., D. E. Deem:* Skin moisturizers. I. Methods for measuring water regain, mechanical properties and transepidermal moisture loss of stratum corneum. J. Soc. cosm. Chem. 25, 239–252, 1974. – **39.** *Rosencwaig, A., E. Pines:* Stratum corneum studies with photoacoustic spectroscopy. J. invest. Derm. 69, 296–298, 1977. – **40.** *Spier, H. W., G. Pascher:* Zur analytischen und funktionellen Physiologie der Hautoberfläche. Hautarzt 7, 55–60, 1956. – **41.** *Strianse, S. J.:* Human skin moisturizing mechanism and natural moisturizers. Cosm. Toil. 93, 36–41, 1978. – **42.** *Swanbeck, G.:* A new treatment of ichthyosis and other hyperkeratotic conditions. Acta derm. venereol. 48, 123–127, 1968. – **43.** *Swanbeck, G.:* The effect of urea on the skin with special reference to the treatment of ichthyosis in: The ichthyoses (Herausg. Marks, Dykes). MTB Press, Lancaster, England 163–166, 1978. – **44.** *Tagami, H., M. Ohi, K. Iwatsuki, Y. Kanamaru, M. Yamada, B. Ichijo:* Evaluation of the skin surface hydration in vivo by electrical measurement. J. invest. Derm. 75, 500–507, 1980. – **45.** *Torgalkar, A. M.:* The resonance frequency technique to determine the enery absorbed in stratum corneum in vivo in: Bioengineering and the skin (Herausg. R. Marks, P. A. Payne). MTP Press, Lancaster, Boston, The Hague, 55–65, 1981. – **46.** *Tronnier, H.:* Differenzierte Feuchtigkeitsmessungen an der menschlichen Haut, Ärztl. Kosm. 10, 281–308, 1980. – **47.** *Tronnier, H.:* Dermatologisch-pharmakologische Methoden zur Prüfung kosmetischer Präparate und Grundstoffe. Ärztl. Kosm. 10, 361–387, 1980. – **48.** *Tronnier, H., H. H. Wagener:* Über die Frequenzleitfähigkeit der menschlichen Haut. Dermatologica 104, 135–151, 1952. – **49.** *Tsutsumi, H. T. Utsugi, S. Hayashi:* Study on the occlusivity of oil films. J. Soc. cosm. Chem. 30, 345–356, 1979. – **50.** *Walkley, K.:* Bound water in stratum corneum measured by differential scanning calorimetry. J. invest. Derm. 59, 225–227, 1972. – **51.** *Wienert, V., G. Hegner, H. Sick:* Ein Verfahren zur Bestimmung des relativen Wassergehaltes des Stratum corneum der menschlichen Haut. Arch. Derm. Res. 270, 67–75, 1981. – **52.** *Wienert, V., A. Keilhauer:* Der Einfluß von Harnstoff auf den Hydrationsgrad des Stratum corneum der menschlichen Haut. Akt. Derm. 7, 20–21, 1981. – **53.** *Wildnauer, R. H., J. W. Bothwell, A. B. Douglas:* Stratum corneum biomechanical properties 1. Influence of relative humidity on normal and extracted human stratum corneum. J. invest. Derm. 56, 72–78, 1971. – **54.** *Wildnauer, R. H., D. L. Miller, W. T. Humphries:* A physicochemical approach to the characterization of stratum corneum. Advanc. Biochem. 145, 75–124, 1975. – **55.** *Wolfram, M. A., N. A. Wolejsza, K. Laden:* Biomechanical properties of delipidized stratum corneum. J. invest. Derm. 59, 421–426, 1972.

Beruflicher Hautschutz — Dermatologische Probleme und Möglichkeiten

B. Ummenhofer

(Dermatologische Universitätsklinik Erlangen (Direktor: Prof. Dr. O. P. Hornstein), ·
Hartmannstraße, Erlangen)

Zusammenfassung:

Wo durch technologische Methoden bei der Arbeit kein ausreichender Hautschutz erreicht werden kann, müssen personenbezogene Schutzmaßnahmen getroffen werden. Hierbei sind arbeitstechnische, hautphysiologische und auch toxikologische Erfordernisse zu beachten. Die entsprechenden Anforderungen an ein beruflich geeignetes Hautschutzmittel sind nur mit Kompromissen lösbar. So muß die gegen ein breites Noxenspektrum schützende Vaseline wegen arbeitstechnischer und hautphysiologischer Nachteile häufig durch gezielt rezeptierte Emulsionen ersetzt werden, während bei potenten Kontakten spezielle Hautschutzsalben erforderlich sind.
Durch konsequente Anwendung von Hautschutzsalben kann toxisch-degenerativen Ekzemen vorgebeugt werden, dagegen sind Sensibilisierte durch protektive Hautschutzsalben meist nicht ausreichend zu schützen. Auch Schutzhandschuhe sind, da gegen viele potente Schadstoffe durchlässig und die Hornschichthydratation beeinflussend, nur in engen zeitlichen Grenzen einsetzbar.

Occupational protection of the skin — Dermatologic problems and chances.
Summary:

If protective measures are technologically impossible, human skin protection is obligatory in consideration to occupational, physiologic and toxicologic aspects. The various demands on a protective ointment can only be fulfilled by compromizing. Petrolatum protecting effectively against a wide range of noxes must often be replaced by carefully evolved emulsions. Specified protective ointments are needed against potent skin irritants.
Adequate application of suitable preparations prevents irritant dermatitis. Sensitized persons, however, are hardly kept safe from the contact allergen by protective ointments. Since protective gloves are permeable by many potent irritants and sensitizers and do influence the stratum corneum hydratation, practical significance is restricted to short-time wearing only.

Unter beruflichem Hautschutz sind generell alle Vorkehrungen zu verstehen, die geeignet sind, schädigende Einflüsse arbeitsbedingter Noxen auf die Haut auszuschalten.
Vom dermatologischen Aspekt aus interessieren vor allem Maßnahmen, welche dem Auftreten von Hauterkrankungen, vor allem den Berufsekzemen prophylaktisch entgegenwirken.
Diese Sicht ist aber insofern begrenzt, als sie allein an der Haut wirksame Einflüsse und Gegenmaßnahmen berücksichtigt. Zahlreiche *systemtoxische* oder *cancerogene Chemikalien* wie Lösungs- und Pflanzenschutzmittel, *brauchen* jedoch *an der Haut keine sichtbaren Schädigungen zu hinterlassen.* Obwohl klinisch nicht erkennbar, wird ihre percutane Aufnahme in erheblichem Umfang auch von zusätzlich applizierten Salben beeinflußt (19).
Der beste Hautschutz wird durch präsumptive Eliminierung, sowie durch Substitution, geschlossene Führung und automatische Verarbeitung potentieller Schadstoffe in der Arbeitsumwelt erreicht. Die *Bevorzugung technischer Schutzmaßnahmen* ist daher auch in der berufsgenossenschaftlichen Unfallverhütungsvorschrift VBG 1 (20) klar gefordert. Nicht überall, gerade in den Serviceberufen (z.B. Krankenschwester) ist aber der Kontakt mit toxischen und allergisierenden Substanzen vermeidbar. Hier haben lokale Hautschutzmittel ihren Platz. Ihr Einsatz wird jedoch – sachgerechte Auswahl vorausgesetzt – nur dann Erfolg haben, wenn die Mitarbeiter ständig im adäquaten Hautschutz geschult und dazu motiviert werden.

Nach *Schneider, Tronnier und Wagner (52)* unterscheidet man nach der Zielsetzung folgende Gebiete des beruflichen Hautschutzes: *Hautreinigung, protektiver Hautschutz, konservierende Hautpflege.*
Protektiver Hautschutz (im Gegensatz zum präventiven Hautschutz) soll auf chemische oder physikalische Weise schädliche Noxen möglichst von der Hautoberfläche fernhalten und die Permeation verhindern. Einerseits sollen Schadstoffe durch eine physikalische Trennwirkung oder chemische Inaktivierung von der Haut abgehalten werden. Andererseits sollen Hydratationszustand, Säuren- und Laugenabwehr, Elastizität und Permeabilität des Stratum corneum optimal eingestellt werden.

1. Forderungen an protektive Hautschutzmittel
Eine abdeckende Behandlung der Haut muß zwangsläufig zu einer verstärkten Hydratation des Stratum corneum und damit nach dem früher oder später unvermeidlichen Durchlässigwerden der Salbenschicht (72, 73, 74, 80) auch zu verstärkter Permeabilität führen. Jedoch kann eine verstärkte Hydratation die Alkaliabwehr auch verbessern (27, 76). Eine Erhöhung des Feuchtigkeitsgehalts des Stratum corneum ist aber nicht in jedem Fall erwünscht. Nur unter *Kompromissen* können die unten stichwortartig zusammengestellten arbeitstechnischen, hautphysiologischen und toxikologischen Erfordernisse in Einklang gebracht werden, denn immer muß bedacht werden: *Similia similibus solvuntur!*

1.1 Arbeitserfordernisse
Keine Beeinträchtigung der zu bearbeitenden Materialien: Abdrücke, Trenneffekte, Leiteffekte, Korrosion.
Keine Beeinträchtigung der Greif- und Griffsicherheit: Verletzungsgefahr!
Keine Beeinträchtigung des Tastgefühls.
Ausreichend schnelles Einziehen in die Haut.

1.2 Hautphysiologische Erfordernisse
Erhaltung der Alkaliabwehrfähigkeit.
Keine Beeinträchtigung der physiologischen Hautflora.
Keine Beeinträchtigung der Wasserabgabe von der Hautoberfläche. Erzielung eines arbeits- und hauttypgerechten Hydratationszustandes.
Keine Permeabilitätserhöhung.

1.3 Toxikologische Erfordernisse
Hier handelt es sich um einen Gesichtspunkt, der überall dort *größte Aufmerksamkeit* erfordert, *wo Substanzen systemtoxische oder gar cancerogene Wirkung* haben können. Grundsätzlich gilt die Regel: ohne Permeabilität keine Hauttoxicität, Allergisierung und Systemtoxicität (77)! Da die häufigsten Allergene weitgehend bekannt sind – sie werden beispielsweise im „Europäischen Standardtestblock" repräsentiert –, soll die Aufmerksamkeit hier vor allen Dingen auf haut- und systemtoxische Substanzen gelenkt werden. Generell gilt, daß Gemische polarer und nichtpolarer kurzkettiger Substanzen (Äthanol/Äther und ähnliche Gemische) am besten permeieren. Dann folgen nichtpolare lipophile Substanzen mit einer Kettenlänge von 12 Kohlenstoffatomen und hydrophile Substanzen geringer Polarität (49). Am schwächsten permeieren Ionen und polare Nichtelektrolyte (Sorbit, Glucose). Weit stärker als Lipidlösungsmittel permeieren ionogene Detergentien (Seifen und Syndets).

Tabelle 1. Hautbeeinflussung durch Lösungsmittel.

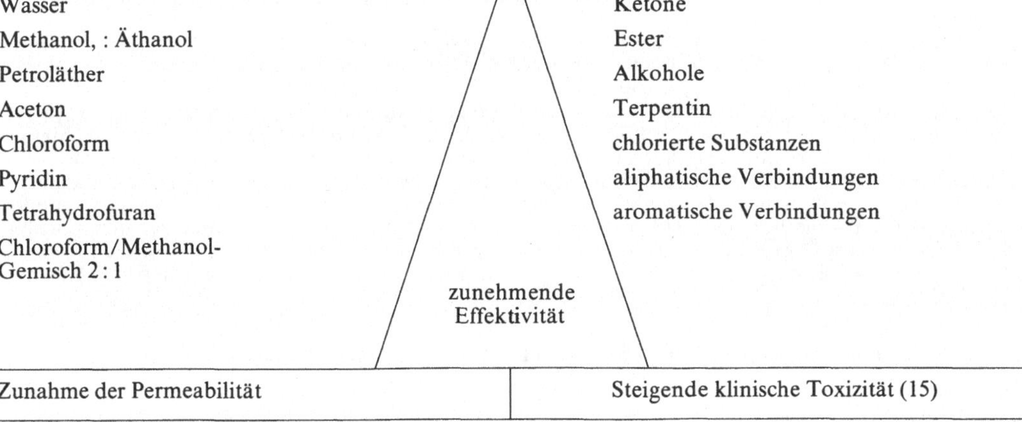

Für praktische Zwecke haben *Fregert und Hjorth* (15) folgende, weitgehend mit Permeabilitätsmessungen von *Vinson* (79) übereinstimmende (Tabelle 1) Rangfolge der Hauttoxicität durch Lösungsmittel angegeben.

Eine Zusammenfassung der toxikologischen Daten hautpermeabler, gefährlicher Arbeitsstoffe, die in der MAK-Wertliste (63) mit H (= Hautresorption) bezeichnet sind, gibt *Schmid* (51). Eine Kurzbeschreibung der Nebenwirkungen vieler dieser Substanzen liegt vom gleichen Autor vor (50). Insbesondere bei *H-Substanzen* der MAK-Wertliste wird man, wenn spezielle Angaben – wie leider fast nie der Fall – nicht vorliegen, gewissenhaft folgende Fragen stellen müssen:

a. Ist der Stoff ersetzbar? Hinweise dazu für Benzol, Tetrachlorkohlenstoff, chlorierte Kohlenwasserstoffe als Kaltreiniger bei *Wiese* (81). Siehe auch Toxizitätsrangliste.
b. Können technologische Ersatzmaßnahmen ergriffen werden?
c. Welche persönliche Schutzausrüstung (Masken, Anzüge, Handschuhe) ist hilfreich?
d. Kann der Hersteller konkrete Hilfestellungen bezüglich der Schutzausrüstung geben?
e. Falls keine Angaben erhältlich sind: Ist die Substanz besser wasser- oder fettlöslich? Man wähle eine Salbe, in deren äußeren Phase die toxische Substanz unlöslich ist.

2.0 Bewertung von Hautschutzmaßnahmen

Es fällt auf, daß britische (4, 10), US-amerikanische (1, 11, 61) und skandinavische Autoren (15, 16) Hautschutzsalben nur eine geringe Bedeutung zumessen, während osteuropäische Autoren günstige Ergebnisse publizieren (30, 33, 44, 45). In der Sowjetunion ist bislang u. W. die einzige Monographie (3) über Hautschutzsalben erschienen. Schweizer (6), deutsche (31, 32, 35, 36, 52, 73, 75) und frankophone (13, 34) Dermatologen nehmen eine differenzierte Stellung ein. Von allen Autoren wird an erster Stelle auf die Wichtigkeit der richtigen Hautreinigung hingewiesen. Zunehmend tritt auch die Betonung der regenerierenden und konservierenden Hautpflege in den Vordergrund (75). Auch besteht in der Regel Einigkeit über die Erleichterung der Hautreinigung nach Anwendung einer geeigneten Schutzsalbe.

3.0 Prüfung von Hautschutzsalben

Zur Prüfung der Schutzwirkung sind besonders die Durchlässigkeitsprüfung nach *Schwartz, Masson und Albritton* (6, 60, 73) sowie der Immersionstest nach *Suskind* (54, 74, 80) in Gebrauch. Im ersten Test bestimmt man die Zeit, bis ein indikatorbehandeltes Filterpapier unterhalb einer Salbenschicht das Durchdringen der Noxe anzeigt. Der zweite Test besteht in der optischen Beurteilung der Schichtschädigung eines Salbenfilms, der auf einem Objektträger für einen bestimmten Zeitraum in den Schadstoff eingetaucht wurde. *Tronnier und Kuhn-Bussius* (70, 72) bestimmten die Schutzwirkung einer Salbe durch photometrische Messung des durch eine Schutzsalbenschicht von der Haut in den flüssigen Schadstoff übergetretenen Methylenblaus (Methylenblautest). In vivo können daneben der Alkaliresistenztest (6, 26, 31, 37), die Beeinflussung des transepidermalen Wasserverlusts (66, 69), die Atemgasanalyse (19) und verschiedene andere Verfahren herangezogen werden.
Hautoberflächenwirkungen können mittels pH-Messung, reflexionsphotometrischer Rauhigkeitsbestimmunge, Fettfilmbestimmungen (optisch, Abdruckverfahren, Extraktionsverfahren), chemischer Analyse von Eluaten, Wasserabgabemessungen und mit rasterelektronenmikroskopischen Hautoberflächenbildern erfaßt werden.
Die Hornschichthydratation kann mittels elektrischer Widerstandsmessungen, der Resonanz-Frequenz-Methode, sowie photoakustischer Spektroskopie (46) gemessen werden. Das zuletzt genannte hochempfindliche Verfahren mißt Schallwellen, welche durch ein Gas hervorgerufen werden, das eine Hornschichtprobe umschließt, die durch dosierte Lichteinstrahlung in Abhängigkeit vom Hydratationszustand thermisch angeregt wird.
Toxische und allergisierende Nebenwirkungen werden mittels der üblichen Testverfahren der Dermatologie bestimmt.
Arbeitsmaterialien, z.B. Metallplättchen, können nach Abdrücken entsprechend vorbehandelter Finger auf Korrosion und auf Rückstände beobachtet werden. Dies kann mit dem unbewaffneten Auge oder durch reflexionsphotometrische Messungen erfolgen.
Zusammenfassend muß gefordert werden, daß Hautschutzpräparate vor Neueinführung einer *möglichst breiten Prüfpalette* unterworfen werden (53). Nur ihr ist die Eignung für das zugedachte Einsatzgebiet zu entnehmen. Insbesondere muß auch die differente Wirkung auf unterschiedliche Hauttypen berücksichtigt werden (9, 26, 31, 54, 56, 78). Letztlich wird jedoch nur eine *Alltagsgebrauchsprüfung,* die auch subjektive Faktoren erfaßt, über die Brauchbarkeit der Schutzmaßnahme entscheiden (52, 65). Insbesondere sollte man stets im Auge behalten, daß es Aufgabe von Hautschutzpräparaten ist, Ekzeme und systemische Belastungen des Organismus zu vermindern und an diesem Maßstab sollten sie gemessen werden. Alle anderen Prüfkriterien – seien sie noch so elegant, raffiniert oder aufwendig – sind letztlich Kategorien 2. Ordnung.

4.0 Experimentelle Ergebnisse zum Effekt wirkstofffreier Hautschutzsalben

Die nach *Tronnier* (73, 74) sowie *Vonkennel und Froitzheim* (80) zusammengestellten Ergebnisse (Tabelle 2) des Schwartz- und Suskind-Tests zeigen bei weitgehender Übereinstimmung der beiden Testverfah-

	Anorg. Hydrogel	Stearatcreme E 7, O/W	Stearatcreme E 10, O/W	Quimbo-Ligana,W/O	Gelbe Vaseline	Neo-Quimbo (m. Silicon)	„Fetthaltige" Handelscreme	„Fettfreie" Handelscreme	Lanae alc. ungt. (5% H2O W/O)
Wasser									
Kaliumdichromat 5%									
Formalin 40%									
Pril 1%									
Salzsäure (37% bzw. 1/4 normal)									
Thioglykolsäure 10%									
Natronlauge* (20% bzw. 1/4 normal)									
Äther									
Chloroform									
Benzin									
Terpentinersatz									
Methylalkohol 96%									
Aceton									
Tetrachlorkohlenstoff*									
Benzol*									
Bohr-Öl*									
Auto-Öl*									

* kein Schwartz-Test vorliegend
   keine Daten vorliegend
1, 4, 6, 24 } Resistenz/Undurchlässigkeit in Std.
starke Divergenz zw. Schwartz- u. Suskind-Test

ren, daß fettarme Zubereitungen kaum einen Schutzeffekt haben. Allerdings fällt auf, daß ein mitgeprüftes fettarmes anorganisches Hydrogel gegen Auto-, Bohröl und Tetrachlorkohlenstoff erstaunlich wirksam war. Auch eine Rezeptur aus Glycerin, Talkum und Wasser zeigte eine deutliche, durch Atemgasanalyse beweisbare Effektivität gegen Toluol (19). Weiter ist es bemerkenswert, daß eine ebenfalls von *Tronnier* (73, 74) geprüfte, in äußerer Phase wasserhaltige Stearatcreme mit Talkum- und Veegumzusatz gut gegen Wasser stabil ist. Anscheinend wird bei geeigneter Komposition die Lösungsregel („similia similibus solvuntur") eingeschränkt.

Das kann noch dahingehend ergänzt werden, daß bei Salben *Löslichkeit und Durchlässigkeit nicht parallel* gehen müssen, wie *Tronnier* (67) durch Bestimmung des Durchtritts für Methylenblau zeigen konnte. Mit nur 2 Ausnahmen war die nach innen gerichtete Diffusion von Wasser oder Wasser/Aceton-Gemisch durch O/W-Emulsionen geringer als durch W/O-Emulsionen und sogar einphasige Lipogele. Da O/W-Emulsionen andererseits die beste Durchlässigkeit von innen nach außen ermöglichen, empfehlen sie sich aufgrund dieser und folgender anderer Eigenschaften bei geeigneter Komposition – Emulgator und Wassergehalt entscheidend – als Hautschutzsalben: *Gute Haftfestigkeit, geringer Abdruckeffekt, gute Abwaschbarkeit.*

Ähnliche *Divergenzen* ergeben sich auch bei der Durchlässigkeitsprüfung von *siliconhaltigen Salben.* Während 10–50% Siliconpasten-Zusätze zu gelber Vaseline oder eine siliconhaltige Emulsion im Suskind-Test nicht wesentlich schlechter abschnitten als die siliconfreien Grundlagen (80), führten ein 10%ig siliconhaltiges einphasiges System, sowie eine siliconierte (10%) O/W-Emulsion zumindest zu einer Erhöhung der Durchlässigkeit von innen nach außen (71, 72). Auch Tabelle 2 läßt sehr deutlich erkennen, daß *gegen Lösungsmittel kaum ein wirksamer Salbenschutz* erreicht werden kann. Das stimmt mit den Ergebnissen eines Gasolinresistenztests (6, 24), sowie mit Untersuchungen von *Spruit et al.* (66) überein: diese Autoren verfolgten die Regeneration der transepidermalen Wasserabgabe einer mit Petroläther 10–30 min belasteten Epidermis. Nur Kollodium, die klassische Grundsubstanz für Nagellacke, war fähig die Haut zu schützen. Sogar ein Acrylharzüberzug blieb wirkungslos. Lanolin, Vaseline und Silicoderm erhöhten sogar die Empfindlichkeit, was für alle von *Huber* (24) geprüften Handelsmarken zutraf.

Verschiedene Autoren prüften die Schutzwirkung von Hautschutzsalben mittels des Alkaliresistenztests (6, 26, 31, 37). Während bezüglich des Emulsionstyps keine einheitlichen Ergebnisse gefunden wurden, stellte es sich heraus, daß die Alkaliresistenz (AR) in Abhängigkeit von Beruf und Ausgangshautstatus (26, 31) unterschiedlich beeinflußt wird: Probanden mit schlechter Ausgangs-AR profitierten mehr von Hautschutzsalben als Probanden mit guter AR. *Marti* fand (37), daß die Schutzwirkung von einphasigen Salben und besonders gepufferten Salben gut war, während mehrere handelsübliche Salben die Resistenz verschlechterten. Diese Ergebnisse liefen mit denen der Laugenprüfung im Schwartzschen Versuch parallel (6). Mittels pH-Messung konnte gezeigt werden, daß der durch die Seifenwaschung verschobene pH-Wert durch Vorbehandlung mit einer gepufferten W/O-Emulsion (22) oder eine Kationenaustauscher enthaltenden O/W-Emulsion (7, 14) schneller normalisiert.

Bei Überprüfung der AR-Beeinflussung durch Salben zeigte es sich, daß O/W-Emulsionen die AR stärker erhöhen als W/O-Emulsionen und Lipogele (72).

Nach *Schmid* erhöhte eine zum Schutz vor Polyaminhärtern entwickelte Salbe (Arretil®) durch „Kombination einer Emulsion mit der anorganisch-organischen Sperrstruktur" im Tierversuch die Überlebensrate um 80% gegenüber den innerhalb von 72 Std eingehenden Kontrolltieren ohne Schutzbehandlung (50).

Skandinavische Autoren (17) gaben folgendes Rezept für eine Acrylat-Schutzsalbe, die in einem 5minütigen Immersionstest gegen ein zahnärztliches Acrylomonomer stabil blieb:

Monolaurin 7,0
Monomyristin 22,0
Glycerin 5,0
Lecithin 1,0
Sorbinsäure 0,2
Aqua dest. ad 100

Die Rezeptur behinderte weder die Instrumentenhandhabung noch den Polymerisationsprozeß von Prothesensubstanzen. Sie soll auch gegen Öle und Fettlösungsmittel schützen.

Es soll nochmals hervorgehoben werden, daß *Abdeckwirkung, Löslichkeitsverhältnis und Durchlässigkeit von Hautschutzsalben nicht parallel* gehen müssen. Deshalb kann die gegen ein breites Noxenspektrum abdeckende Vaseline durch in der Applikation viel angenehmere Emulsionen ersetzt werden, deren Eigenschaften in weitem Maße durch den Wassergehalt und Emulgatortyp, in geringerem Maße durch pH-Regulierung beeinflußt werden. Die größten Probleme stellen sich bei der Abwehr lösungsmittelbedingter Noxen. Hier waren die meisten geprüften Präparate nicht wirksam, bzw. verschlechterten sogar die Lösungsmitteltoleranz. Für den Bereich der Alkaliabwehr (26, 31) und Hydratisierung (56) konnte gezeigt werden, daß die Wirkung einer Salbe in starkem Maße vom Ausgangs-Hautstatus abhängig ist.

5.0 Durchlässigkeit von Schutzhandschuhen

Schutzhandschuhe sind ein sehr sorgfältig und differenziert einzusetzendes Hautschutzmittel, wenn sie mehr nützen als schaden sollen. Zum einen können *Handschuhe selbst* zur *Allergenquelle* werden (11), zum anderen *erleichtern* sie im *Falle von Undichtigkeit* durch vorbereitende Hydratation der Hornschicht die *Permeabilität.*

Tabelle 3a. Durchlässigkeit von Schutzhandschuhen im Diffusionskammertest (79).

	Neopren 0,4 mm	Polyvinylalkohol 0,4 mm	Polyvinylchlorid 0,4 mm	Gummi 0,4 mm
Methylalkohol	o	+	+	o
Aceton	+	o	+	+
Chloroform	+	o	+	+
Benzol	+	o	+	+
Methanol	o	+	+	o
Phenol	o	+	+	+
Anilin	o	o	+	o
Tetrahydrofuran	+	o	+	+
Wasser	o	+	o	o

+ > 0,1% der geprüften Substanzen durchlässig.
o < 0,1% der geprüften Substanzen durchlässig.

Tabelle 3b. Durchlässigkeit von Schutzhandschuhen im Allergietest (39).

	Gummi	Polyvinylchlorid	Polyäthylen
Nickelsulfat 5%	+ /–*	+ /–	+ /–
Formaldehyd 2%	o	o	o
Kaliumbichromat 0,5%	o	o	o
Neomycin 20 % Vas.	+ /–	o	o
Methylparaben 5% Vas.	+ /–	o	o
Toluendiamin 1% Vas.	+	+ /–	o
Aminoazobenzol 0,25% Vas.	+	+	+

+ positive Spätreaktion
o keine Reaktion
* im quantitativen Vergleich deutliche Unterlegenheit von Gummi gegen PVC und Polyäthylen.

Sansone und Tewari prüften die Durchlässigkeit von Handschuhmaterial gegen Cancerogene (47). Dabei wurde die durch das Handschuhmaterial diffundierte Prüfsubstanz in verschiedenen Zeitabständen quantitativ mittels Gaschromatographie bestimmt. Die wichtigsten Daten dieser Untersuchung wurden in Tabelle 3a zusammengestellt („Diffusionskammertest").
Dänische Dermatologen (39) fanden mittels Allergietestungen (Tabelle 3b „Allergietest"), daß *PVC- und Polyäthylen-Handschuhe gegen häufige Allergene* gut schützen.
Beide Autorenteams zeigten, daß die *Durchlässigkeit von der Handschuhdicke abhängig* ist. Nickelsulfat ergab beim Tragen schwerer Gummihandschuhe keine allergische Reaktion (39). Aceton diffundierte durch eine Doppelschicht von Handschuhmaterial deutlich weniger (47). *Fisher* wies jedoch darauf hin, daß bei einer Allergie gegen Knochenzement (Methylacrylat-Monomer) auch ein doppeltes Paar Handschuhe nicht schützt (12).
18 Typen verschiedener Schutzhandschuhe zeigten keinen Schutz gegen Acrylate. Auch gegen Epoxyharze ist noch kein undurchlässiger Handschuh bekannt (43).
Für folgende Noxen lassen nach *Fisher* (12) PVC-Handschuhe einen besseren Schutz als Gummihandschuhe erwarten: Stickstoff-Lost, Trichloräthylen, Schneideöle, Haarfarben (Aminoazobenzol und Toluylendiamin), Hausarbeit. Für Friseure und manche Haushaltsarbeiten kommen auch Polyäthylenhandschuhe in Betracht.
Generell muß man bei Benutzung von Handschuhen fordern:

a. Anpassung an die Noxe.
b. Gründliche Dichtigkeitsprüfung.
c. Schutz vor Mazeration durch Pudern der Hände oder Unterziehen von Stoffhandschuhen.
d. Luftdurchlässige Handschuhe dürfen nicht länger als 30 min ununterbrochen getragen werden.
e. Zur Handhabung potenter Schadstoffe dürfen Handschuhe nur einmal benutzt werden (47).

Bezugsquellen für Handschuhe weist die „Blaue Liste" für Krankenhausbedarf nach. Im Medizinbereich haben sich Elastyren-Handschuhe bewährt (12), die als einziges Antioxidans Zinkdithiocarbamat enthalten. Hinweise zur chemischen Beständigkeit von Schutzhandschuhen finden sich im Schutzhandschuhmerkblatt (21) der Zentralstelle für Unfallverhütung und Arbeitsmedizin der Berufsgenossenschaften.

6.0 Berufsdermatologische Erfahrungen mit Hautschutzsalben

Wie bereits ausgeführt, kann letzlich nur die Alltagserfahrung über die Brauchbarkeit oder Unbrauchbarkeit einer Hautschutzmaßnahme entscheiden. Eine bestimmte Maßnahme mag im Experiment gute Ergebnisse liefern und doch letzlich im Alltag versagen, und sei es nur aus Gründen der subjektiven Akzeptanz oder Praktikabilität. *Letzlich ist eine Hautschutzmaßnahme daran zu messen, ob sie Erkrankungen in einem bestimmten Kollektiv reduziert.* Diesen strengen Beweis sind bislang alle Hautschutzsalben schuldig geblieben.
Eine Doppelblindstudie (36) mit der Anionenaustauschersalbe Ivosin® bei Zementarbeitern ergab nur eine subjektive Besserung der Hauterscheinungen. Die Salbe, die im Läppchentest (38) eine deutliche Reduktion positiver Testreaktionen zeigte, konnte während einer 3jährigen Erprobung (57) 32 von 42 Zementarbeitern angeblich gut arbeitsfähig erhalten; doch die Pat. mußten ständig in der Nacht fluorierte Corticoide anwenden!
Auch wir sahen klinisch keinen überzeugenden Wirksamkeitsnachweis dieser Chromatschutzsalbe.
Einen anderen umstrittenen Bereich stellen die Siliconsalben dar. Im Gegensatz zu den divergenten analytischen Ergebnissen (71, 72, 73, 80) fand *Suskind* (68) mit einer 52%igen Silicon-Bentonit-Creme, daß 24 von 44 Arbeitern mit toxisch-irritativen Ekzemen nach Einführung der Creme erscheinungsfrei wurden (vergl. Tabelle 2). Der Effekt war besonders günstig bei Kontakt mit leichtem Turbinen-Öl, Schmieröl, Wasser und nicht wassermischbaren Schneideölen. Bei nur gelegentlichem Kontakt mit Entfettungsmitteln ließ sich ebenfalls ein Schutzeffekt zeigen. Kein Effekt zeigte sich gegen Kerosin und Benzin. Besonders wird auch hervorgehoben, daß die Entfernung fetten Schmutzes und von Metallpartikeln sehr erleichtert wurde.
Eine ambiphile Creme (Decoderm-Basiscreme®) mit 60% Lipidanteil, die in den Wintermonaten an 108 Chemiearbeiter (55) mit toxisch-irritativem Ekzem ausgegeben wurde, erbrachte nach 4wöchiger Anwendung eine deutliche Reduktion der Symptomatik. Die beobachtenden Ärzte konstatierten in 80% der Fälle einen guten Erfolg. Dabei empfanden 37–54% der Arbeiter die Creme als angenehm, 15–25% dagegen als zu fett.
Die Empfindung, daß die Creme die Haut fettig-schlüpfrig mache, wird auch häufig bezüglich eines der am besten untersuchten Hautschutzpräparate (Sansibal®) geklagt. Eine Gebrauchsprüfung dieser Stearat-Creme an über 3000 Arbeitern (54), welche die Beeinflussung von Ekzemen mit einbezog, ergab Unverträglichkeit bei Probanden mit Hyperhidrosis der Hände. So bestätigt sich auch hier die Erfahrung, daß bei der Anwendung von Hautschutzsalben der Hautstatus Berücksichtigung finden muß.
Unsere Erfahrungen aus wiederholten Betriebsuntersuchungen und der Betreuung von dermatologischen Rehabilitations-Pat. (23) sprechen dafür, daß die *Anwendung hauttypgerecht ausgesuchter Hautschutzsalben durchaus zur Vorbeugung toxisch-degenerativer Ekzeme sinnvoll ist.*
Bei latenter Sensibilisierung und entsprechender Exposition kann der Einsatz einer Chromatschutzsalbe erwogen werden. *Bei manifesten allergischen Kontaktekzemen ist der Versuch, durch Sekundärprävention mit Hautschutzsalben ein Rezidiv zu verhüten, nicht sinnvoll.* Eine eigene Beobachtung mag beleuchten, wie analytische Untersuchungen, subjektive Einschätzungen und klinischer Hautzustand divergieren können: Bei arbeitsmedizinischen Untersuchungen auf Baustellen im Winter fanden wir einen Bautrupp, in dem es üblich war, regelmäßig die Hände einzucremen ohne die übliche Klage, daß dies die Haut nur empfindlich mache. Obwohl sich diese Bauarbeiter in der Alkaliresistenz von den anderen nicht unterschieden, waren die Hände frei von den sonst häufig zu sehenden Abnutzungsschäden.

7.0 Aufbau von Hautschutzsalben

Die Grundlagen von Hautschutzsalben werden je nach Zielorientierung aus dem Fundus von Salbengrundlagen (40, 41) und Emulgatoren (59) konzipiert, der durch die allgemeine Dermatotherapie und Kosmetologie (28) zur Verfügung steht. In Hautschutzmitteln werden darüber hinaus spezielle Wirkstoffe eingesetzt.
Generell werden sich *für Hautschutzsalben mehr abdeckende, inerte Grundlagen* empfehlen, während im Pflegebereich vor allen Dingen mehr „hautfreundliche" Grundlagen ausgewählt werden, die also den Eigenschaften des Fett-Feuchtigkeitsfilms der Hautoberfläche nahe kommen.

7.1 Grundlagen nach Nürnberg (40, 41).
A) Salben = einphasige wasserfreie Systeme
   a. lipophile Salben
   b. hydrophile Salben
   c. teilweise wasserlösliche Grundlagen
B) Cremes = zweiphasige wasserhaltige Systeme
   a. W/O-Emulsionen
   b. O/W-Emulsionen
   c. Mischemulsionen u. Umschlagsemulsionen

C) Gele = durchsichtige Systeme
   a. Lipogele
   b. Mikroemulsionen
   c. Hydrogele

D) Pasten = Systeme mit mehr als 10% Puderanteil.

Es muß darauf hingewiesen werden, daß der Begriff Salbe hier im weitesten Sinne als Oberbegriff für alle streichbaren Externa gebraucht wird.

7.2 Beurteilung der Grundlagen bezüglich ihrer Eignung als Hautschutzsalben

Berücksichtigt man die aus Tabelle 2 zu entnehmende Lösungsstabilität, so sind zum Schutz gegen Öle Hydrogele (C,c) oder allenfalls stark wasserhaltige O/W-Emulsionen (B,b) zu empfehlen, die auch bezüglich der Hautfreundlichkeit keine Probleme aufwerfen.
Für alle anderen Belastungen bietet sich als universelle Grundlage das wenig hautfreundliche Vaselin an, gefolgt von W/O-Emulsionen, die allerdings immer noch erhebliche arbeitstechnologische und subjektive Probleme (Einziehzeit, Gefühl des Fettfilms) bereiten.
Man versucht diese durch Einbau von Puder und Gerüstbildnern („Feststoffgitter"), sowie Zusatz von Substanzen mit niedriger Oberflächenspannung und Viscosität (Isopropylmyristat, acetylierte Lanolinderivate, Fettsäurepartialtriglyceride = Acetofette, Cetiol) sowie von hautaffinen wachsartigen Substanzen (Cetylalkohol, Lanettewachs) (28) zu lösen. Bei Kenntnis dieses Sachverhalts lassen sich einfache Rezepturen der Grundlagenklassen A,b und A,c (vgl. 7.1) herstellen, die wohl weniger Schutzwirkung als die reinen Lipogele haben (72), jedoch häufig ausreichend hautfreundlich, griffig und so haftbar sind, daß sie nicht nach jeder Wäsche völlig in Lösung gehen.
Nach einem Vorschlag von *Jellinek* (28) und aufgrund guter Erfahrungen mit zinksalbenhaltigen Babycremes rezeptieren wir mit guter Akzeptanz folgende gerade noch nicht als pastenartig empfundene Hautschutzsalbe:

Rp: Zinci oxydati 18,0
Vaselini flavi ad 100,0

Schuppli (58) empfahl bei Hausfrauen die folgende, nach eigener Erfahrung auch bei Nassberufen gut tolierierte Hautschutzcreme:

Rp: Glycerini 3,0
Acidi salicylici 3,0
Vaselini flavi ad 100,0

Eine von *Burckhardt et al.* (6) mitgeteilte Rezeptur war im Schwartz-Versuch wirksam gegen 0,25 n NaOH, 0,25 n HCl und Paraffin-Öl.

Rp: Alcoholi cetylici 4,0
Adipis lanae 10,0
Vaselini albi ad 100,0

Grundsätzlich können diese Rezepturen eingesetzt werden, wenn an die Abdruckfreiheit geringe Ansprüche gestellt werden. Bei Menschen, die zum Schwitzen neigen, sind sie nicht indiziert.
Nach *Tronnier* (72, 73, 74) können gut konzipierte O/W-Systeme einen Kompromiß zwischen Schutzwirkung, Werkstoff- und Hautverträglichkeit darstellen. Bei unseren Felduntersuchungen in der Metallindustrie (26, 31) hatten Arbeiter, die eine O/W-Emulsion verwendeten, eine bessere AR als bei Anwendung einer W/O-Emulsion, was sich mit einer käuflichen Charge (Fissan P®) auch an Versuchspersonen aufzeigen ließ. Einen günstigen Eindruck hatten wir bei Arbeitern der Metallindustrie auch von Stokoderm® und Stokolan®, im Friseurbereich von Nivea-Creme® (O/W-Emulsion). Grundsätzlich sollte man jedoch zwischen O/W-Emulsionen und W/O-Emulsionen, wie schon früher ausgeführt, keine zu engen Grenzen ziehen, da es einerseits Umschlags- (Stephalencreme®) und Mischsysteme (Decoderm-Basis-Creme®) gibt und andererseits auch in W/O-Systeme bis 90% Wasser inkorporiert werden kann (64). Frei käufliche „Allzweck-Cremes" vom Typ W/O, die ein leichtes Fettgefühl bewirken, enthalten ca. 60% Wasser.
Daher ist die Salbenauswahl letztlich nach dem Effekt zu treffen. Die Kenntnis der Komposition erleichtert jedoch die Vorauswahl.

7.3 Wirkstoffe

In der Regel beruht die *Wirksamkeit* von Hautschutzsalben auf dem durch die Gesamtkomposition bewirkten *Trennschichteffekt* (75). Jedoch ist auch der Einsatz von Wirkstoffen zur chemischen Inaktivierung („aktive" Hautschutzsalben) sowie zur Beeinflussung biologischer Funktionen denkbar.
Adstringierend wirkende Zusätze sollen als „Hautschutzstoffe" besonders gegen den Einfluß von Feuchtigkeit und Schweiß schützen (z.B. Stoko-Emulsion®). Auch von wehrmedizinischer Seite besteht Interesse an der Verfügbarkeit solcher Wirkstoffe (42).

Schweißhemmende Substanzen – häufig Aluminiumsalze – können Korrosionseffekte an Werkstoffen (29) verhindern.

Anionen-Austauscher sind in Chromatschutzsalben (Ivosin®) (2, 5, 57), *Kationen-Austauscher* zur Neutralisierung von Alkali (pH-Stabil-Creme®) (7, 14), und zur Inaktivierung von Nickel- und Kobaltionen (Ivosin-RK-Salbe®) in Gebrauch.

Komplexbildner, wie 10% Natriumdiäthylthiocarbamat oder 10% Dinatrium-Calcium-EDTA in einer Polyäthylenglykolgrundlage konnten bei gegen Nickel Sensibilisierten positive Testreaktionen unterdrükken (48). Praktische Anwendung hat dieses Prinzip aber nicht gefunden.

Der Einsatz von *Puffern* soll das Hautoberflächen-pH möglichst rasch wieder herstellen oder stabilisieren (pH 5-Eucerin®, 22). Eine magistrale Rezeptur der Kantonsspital-Apotheke Zürich (6, 37) mit günstigen Ergebnissen im Schwartz- und AR-Test lautet:

Natrium phosphoricum monobasicum 5,0
Aqua dest. 15,0
Lanolin
Vaselinum album āā ad 100,0

Ascorbinsäure vermag Chromationen zu reduzieren. Vaseline mit 5% Vitamin C hatte nur einen geringen Effekt auf die Intensität epicutaner Hauttests gegen Chromationen (5). Ivosin-RK-Salbe® enthält nur 1% Vitamin C, welches Chromat reduzieren soll, so daß eine Bindung an den ebenfalls inkorporierten Kationen-Austauscher möglich ist.

Um Cremes wasserabweisend zu machen, ist der Einsatz von *Siliconölen* üblich (Aqua non Hermal®, Atrix®). Optimal erscheinen Zusätze zwischen 5% und 20%, unter 5% ist kaum ein Effekt zu erwarten, über 20% entsteht das Gefühl des Fettens (80). Auf die widersprüchliche Beurteilung von Silicon-Zusätzen wurde bereits hingewiesen (siehe 4.0). Für Atrix® konnte nachgewiesen werden, daß es den Aminosäureanteil des Waschwassers signifikant senkt (46).

Linolsäure-Dimere und deren Salze sollen die Irritabilität von Detergentien und Irritantien verhindern können. In Expositionsversuchen schützten sie Allergiker, die gegen Poison ivy sensibilisiert waren, vor der erwarteten Reaktion (18, 49).

Polyvinylpyrrolidon, nach *Goldemberg* (18) der Prototyp einer detoxifizierenden Substanz, wurde als Jod-Polyvinylpyrrolidon-Komplex eines der gegenwärtig erfolgreichsten Desinfektionsmittel, da trotz gesteigerter Effektivität von freiem Jod irritative Einflüsse praktisch fehlen und eine Sensibilisierung u. W. bisher noch nicht bekannt geworden ist.

Zum *Schutz vor UV-Strahlung* eignen sich die Prinzipien der Reflexion und der Absorption. Lichtreflexion wird durch Einarbeitung von 20–40% eines Pigments, z.B. Zinkoxid, in Salben erreicht. Darauf beruhen einige, über das ganze UV-Spektrum wirksame Schutzpräparate (82). Ist Abdeckung nicht erwünscht (z.B. im Gesicht), wird das Prinzip der Lichtabsorption bevorzugt. Gegen UVB werden meist p-Aminobenzoesäureester, gegen UVA Benzophenonderivate eingesetzt. Sogenannte Sun-Blocker reichen bis Lichtschutzfaktor 20 (9, 83).

Absorptionspräparate sind Contralum®, Solabar® und Contralum ultra® (25). Alle 3 Präparate schützen auch vor UVB-Strahlen, so daß ein Schutz gegen Sonnenbrand (UVB), cancerogene Lichteinwirkung (UVB) sowie gegen phototoxische und photoallergische Lichtreaktionen (vorwiegend UVA) möglich ist.

Literaturverzeichnis

1) Occupational contact dermatitis: *Adams, R M:* J. B. Lippincott-Company. Philadelphia and Toronto (1969). – **2)** Doppelblindversuch mit einer Schutzsalbe (Ivosin) an den Händen von Zementarbeitern: *Amphoux, M, Robin, J, Woerth, P, Grimonnet, J, Ha-Hau-Cam, J:* Berufsdermatosen 23, 214 (1975). – **3)** Hautschutzmittel: *Basura, G S, Zadorozneyj, B A, Sali, D P, Seljuzenko, A A, Aljusin, M T, Getmanec, I J, Glon, Z I:* Verlag Zdorovja, Kiev (1975). Referiert in Berufsdermatosen 24, 87 (1976). – **4)** Some dermatological hazards of to-day: *Bettley, R:* Brit. med. J. 19, 1467 (1960). – **5)** Hautschutzsalben und Hauttests bei Chromatallergie: *Broniarczyk-Dyla, D:* Referat in Dermatosen 28, 165 (1980). – **6)** Untersuchungen über die Nützlichkeit von Hautschutzsalben: *Burckhardt, M, Marti, P, Sting, W, Huber, H P:* Dermatologica 113, 260 (1956). – **7)** Hautschutz vor Alkali- und Lösungsmittelschäden: *Burmester, K, Krückeberger, U:* Arbeitsmed. Sozialmed. Präventivmed. 11, 246 (1977). – **8)** Hauttypen-Wirksamkeit von Lichtschutzmitteln: *Charlet, E, Finkel, P:* Ärztl. Kosmetol. 8, 160 (1978). – **9)** Sunblocker – Bewertung unter künstlichen Strahlern und praktische Erprobung im Feldversuch: *Charlet, E, Finkel, P, Wiskemann, A:* Ärztl. Kosmetol. 9, 102 (1979). – **10)** Contact dermatitis: *Cronin, E:* Churchill, Livingstone, Edinburgh, London and New York 1980. – **11)** Contact dermatitis: *Fisher, A A:* Lea & Febiger, Philadelphia (1973). – **12)** „Hypoallergenic" surgical gloves and gloves for special situations: *Fisher, A A:* Cutis 15, 797 (1975). – **13)** Les Eczémas Allergiques Professionnels: *Foussereau, J, Benezra, Cl:* Masson, Paris (1970). – **14)** Untersuchungen zur Kapazität und zum pH-Einstellvermögen einer den pH-Wert der Haut regulierenden Creme: *Franke, R:* Kosmet. Derm. 51, 18 (1974). – **15)** The principal irritants and sensitizers. In Rook, A., Wilkinson, D S., Ebling, F J G. (ed.): *Fregert, S, Hjorth, N:* Textbook of Dermatology 1, 443–484, Blackwell, Oxford 1979. – **16)** Manual of contact dermatitis: *Fregert, S:* 2nd Edition, Year Book

Medical Publisher, Chicago 1981. – **17)** A new skin protecting ointment against acrylic resins: *Glantz, P-O, Larsson, K, Nyquist, G:* Odontologisk Revy 27, 265 (1976). – **18)** Reduction of topical irritation: *Goldemberg, R L:* J. Soc. Cos. 28, 667 (1977). – **19)** Simple method to determine the efficiency of a cream used for skin protection against solvents: *Guillemin, M, Murset, J C, Lob, M, Riquez, J:* Brit. J. industr. Med. 31, 310 (1974). – **20)** Hauptverband der gewerblichen Berufsgenossenschaften. Allgemeine Vorschriften (VBG 1) vom 1.4.1977. Bestell-Nr. VBG 122, Heymanns-Verlag, Köln, 1977. – **21)** Hauptverband der gewerblichen Berufsgenossenschaften. Schutzhandschuh-Merkblatt. Ausgabe 9, 1977, Bestell-Nr. ZH 1/570, Heymanns-Verlag, Köln, 1977. – **22)** Einfluß von Puffersystemen auf die pH-Werte der Erwachsenenhaut: *Hoppe, U, Kopplow, J-J, Sauermann, G:* Ärztl. Kosmetol. 7, 75 (1981). – **23)** Klinikintegrierte Rehabilitationstherapie chronischer Ekzemkrankheiten: *Hornstein, O P, Haneke, E, Ummenhofer, B:* Arbeit und Gesundheit 95, Thieme, Stuttgart, New York 1981. – **24)** Untersuchung über die Wirksamkeit von Gewerbeschutzsalben: *Huber, H P:* Inauguraldissertation, Zürich 1956. – **25)** Lichtschutz gegen Ultraviolett A: *Ippen, H, Kölmel, K:* Ärztl. Kosmetol. 10, 219 (1980). – **26)** Über den Einfluß einer Wasser-in-Öl-, bzw. Öl-in-Wasser-Emulsion auf die Alkaliresistenz der Haut: *Jakob, H:* Med. Inauguraldissertation, Erlangen 1981. – **27)** Alkaliresistenzänderung durch Anwendung einer Wasser-in-Öl- und Öl-in-Wasser-Emulsion: *Jakob, H, Ummenhofer, B:* Dermatosen in Beruf und Umwelt (in Vorbereitung). – **28)** Zweck und Aufbau kosmetischer Präparate: *Jellinek, J S:* 3. Auflage, Hüthig, Heidelberg (1976). – **29)** „Rusters“, the corrosive action of palmar sweat: 1. Sodium chloride in sweat: *Jensen, O:* Acta derm.-vener. (Stockh.) 59, 135 (1979). – **30)** Experience with the use of a protective film for preventing tobacco dermatoses: *Kazangprova, K B:* (Russ. mit engl. Summary). Vestn. Derm. Vener. (Mosk.) 5, 68 (1978). – **31)** Hautschutz und Hautpflege als dermatologischer Auftrag: *Klaschka, F:* Fortschr. Med. 24, 1101 (1979). – **32)** Hautschutz und Hautpflege zur Prophylaxe von Berufs- und Umweltschäden: *Koehler, H:* Allergie u. Asthma 4, 33 (1958). – **33)** Ointments on an emulsifed base with pentolan sorbin oleate: *Kozulin, A A, Konina, N A:* (Russ. mit engl. Summary). Vest. Derm. Vener. (Mosk.) 54, 37 (1980). – **34)** Dermatoses professionnelles: *Lachapelle, J M:* Fonteyn Medical Books, Louvain 1978. – **35)** Probleme des Hautschutzes in Betrieben und Haushalt: *Leyh, F:* Arch. derm. Forsch. 244, 144 (1972). – **36)** Schutz, Pflege und Reinigung der Haut in Abhängigkeit vom Arbeitsplatz: *Leyh, F:* Hautarzt 24, 415 (1973). – **37)** Zur Prophylaxe der Alkalischädigung der Haut: *Marti, P:* Med. Dissertation, Zürich 1950. – **38)** The mechanism of action of surfactants on the water binding properties of isolated stratum corneum: *Middleton, J D:* J. Soc. Cosmet. Chem. 20, 399–412 (1969). – **39)** Penetration of protective gloves by allergens and irritants: *Mouriden, H T, Faber, O:* Trans. St. John's Hosp. derm. Soc. 59, 230 (1973). – **40)** Welche galenischen Grundlagen werden heute für die Hautbehandlung eingesetzt?: *Nürnberg, E:* Hautarzt 29, 61 (1978). – **41)** Neue Entwicklungen in der Galenik externer Dermatika: *Nürnberg, E:* Zbl. Haut- u. Geschl.-Kr. 142, 79 (1979). – **42)** XI. Skin reactions to environmental agents: *Parish, J A, Suskind, R R. (Co-Chairmen):* J. invest. Derm. 73, 501 (1979). – **43)** Penetration of protective gloves by epoxy resin: *Pegum, J S:* Contact Dermatitis 5, 281 (1979). – **44)** New national detergents, protective creams and pastes for skin protection under current industrial conditions: *Pilipenko, O P:* (Russ. mit engl. Summary). Vestn. Derm. Vener. (Mosk.) 53, 47 (1979). – **45)** Experience of using new protective pastes and detergents in workers of machine building industry: *Porutsky, G V, Tsyrkunov, L P, Rothkowskaya, G P, Morozova, L P, Zalutskaya, I K:* (Russ. mit engl. Summary) Vestn. Derm. Vener. (Mosk.) 53, 40 (1979). – **46)** Stratum corneum studies with photoacoustic spektroscopy: *Rosencwaig, A, Pines, El:* J. invest. Derm. 69, 296 (1977). – **47)** The permeability of laboratory gloves to selected solvents: *Sansone, E B, Tewari, Y B:* Amer. industr. Hyg. Ass. J. 39, 169 (1978). – **48)** Studies of the effects on the skin of nickel and chromium salts: *Samitz, M H, Pomerantz, H:* A.M.A. Arch. industr. Health 18, 473 (1958). – **49)** Permeability of Skin: *Scheuplein, R J, Blank, I H:* Physiol. Reviews 51, 702 (1971). – **50)** Hautschäden und ihre Verhütung beim Umgang mit Lösungsmitteln: *Schmid, O:* Berufsdermatosen 17, 123 (1969). – **51)** Dermale (percutane) Toxicität von Arbeitsstoffen: *Schmid, O:* Zbl. Arbeitsmed., Arbeitsschutz u. Prophylaxe 29, 146 (1979). – **52)** Reinigung und Pflege der Haut im Beruf unter Berücksichtigung der experimentellen und praktischen Prüfverfahren. In Gottron, H.A. und Schönfeld, W. (Hrg.): *Schneider, W, Tronnier, H, Wagner, H:* Dermatologie und Venerologie I 2, 1043–1100, Thieme, Stuttgart (1962). – **53)** Experimentelle Untersuchungen zur Frage der Reinigung, Pflege und externen Therapie der Haut: *Schneider, W:* Derm. Wschr. 151, 505 (1965). – **54)** Über Hautschutzsalben: *Schneider, W, Tronnier, H, Huber, M, Kwoczek, J, Popp, W, Reitschel, E, Schiller, H:* Berufsdermatosen 15, 146 (1967). – **55)** Der Einfluß der Cremegrundlage IXa (Decoderm-Basiscreme) auf toxisch-degenerative Hautschäden: *Schneider, Ch, Koch, E:* Berufsdermatosen 22, 225 (1974). – **56)** Talgzusammensetzung und Acne-Therapie: *Schneider, W:* Kosmetologie 5, 86 (1975). – **57)** Über einen neuen Typus von Schutzsalben gegen Chromatekzeme: *Schuppli, R:* Berufsdermatosen 18, 350 (1970). – **58)** Gewerblicher Hautschutz. In Braun-Falco, O. und Paetzold, D. (Hrg.): *Schuppli, R:* Fortschritte der praktischen Dermatologie und Venerologie 7, 249–253, Springer, Berlin, Heidelberg, New York 1973. – **59)** Emulgatoren und Lösungsmittel: *Schuster, G, Pospischil, H:* Ärztl. Kosmetol. 11, 30 (1981). – **60)** Schwartz-Test: *Schwartz, L, Masson, H S, Albritton, H R:* Occup. Med. 1, 376 (1946). – **61)** Occupational Diseases of the Skin: *Schwartz, L, Tulipan, L, Birmingham, D J:* 3rd. Edition, Lea & Febiger, Philadelphia (1957). – **62)** Dermatological needs in drugs and instrumentation: *Van Scott, E J.* (Chairman): J. invest. Derm. 73, 473 (1979). – **63)** Senatskommission zur Prüfung gesundheitsschädlicher Arbeitsstoffe der Dt. Forschungsgemeinschaft. Maximale Arbeitsplatzkonzentration 1981. H.-Boldt-Verlag, Boppard (1981). – **64)** Emulsionsprobleme: *Siebert, G:* Cosmetologica 19, 317 (1970). – **65)** Belastungen der Haut, ihre Gesetzmäßigkeiten und ihre Folgen: *Spier, H W, Szakall, A, Fischer, A, Klaschka, F:* Derm. Wschr. 142, 1073 (1960). – **66)** Horny layer injury by solvents: *Spruit, D, Malten, E, Lipmann, R M, The Poo Liang:* Berufsdermatosen 18, 269 (1970). –

67) Die Wirkung von Waschmitteln auf die Haut: *Stüpel, H, Szakall, A:* Hüthig, Heidelberg 1957. – 68) The Present Status of Silicone Protective Creams: *Suskind, R R:* Industr. Med. Surg. 24, 413 (1955). – 69) Der Schweißmesser – eine Wärmeleitfähigkeitsmeßzelle: *Thiele, F A, Hooijen-Bosma, E G:* Ärztl. Kosmetol. 5, 28 (1975). – 70) Experimentelle Untersuchungen über den „protektiven" Hautschutz unter besonderer Berücksichtigung wäßriger Lösungen: *Tronnier, H, Kuhn-Bussius, H:* Berufsdermatosen 9, 178 (1961). – 71) Protektiver Hautschutz und konservierende Hautpflege im Spiegel der experimentellen Ergebnisse: *Tronnier, H:* Z. Haut- u. Geschl.-Kr. 32, 9 (1962). – 72) Über die Wirkungsweise indifferenter Salben und Emulsionssysteme an der Haut in Abhängigkeit von ihrer Zusammensetzung: *Tronnier, H:* Editio Cantor, Aulendorf 1964. – 73) Über Hautschutzsalben: *Tronnier, H:* Berufsdermatosen 12, 241 (1964). – 74) Über Hautschutzsalben: *Tronnier, H:* Berufsdermatosen 13, 129 (1965). – 75) Hautschutz: *Tronnier, H:* Berufsdermatosen 21, 50 (1973). – 76) Stratum corneum: Reaktionen gegen Alkali- und Säureeinwirkung: *Tronnier, H:* Berliner Symposium 1980, 113–126, Grosse, Berlin 1981. – 77) Hornschichtschäden – Physiologie und Pathologie: *Ummenhofer, B:* Dermatosen in Beruf und Arbeit (im Druck). – 78) Die vergleichende Untersuchung der Reizwirkung von Waschmitteln auf die menschliche Haut: *Valer, M:* Berufsdermatosen 17, 83 (1969). – 79) The nature of the epidermal barrier and some factors influencing skin permeability: *Vinson, L J, Singer, E J, Koehler, W R, Lehmann, M D, Masurat, T:* Toxikol. appl. Pharmacol. 7, 7 (1965). – 80) Zur Prüfung siliconhaltiger Hautschutzsalben: *Vonkennel, J, Froitzheim, G:* Forschungsberichte des Wirtschafts- und Verkehrsministeriums Nordrhein-Westfalen (Nr. 560), 3–22, Westdeutscher Verlag/Köln und Opladen 1958. – 81) Umgang mit gefährlichen Arbeitsstoffen – Beispiele aus der betrieblichen Praxis: *Wiese, F:* Fette, Seifen, Anstrichmittel 12, 470 (1980). – 82) Schutzsalben gegen gewerbliche Photosensibilisierung durch Teerinhaltsstoffe: *Wiskemann, C, Krempin, I:* Berufsdermatosen 15, 208 (1967). – 83) Schutz der Haut vor UV- und thermischer Strahlung in Beruf und Betrieb: *Wiskemann, A:* Arbeitsmed. Sozialmed. Präventivmed. 15, 14 (1980).

Ergänzende Literatur

A method of the study of the effect off barrier creams and protective gloves on the percutaneous absorption of solvents: *Boman, A, Wahlberg, J E, Johanson, G.* Dermatologica 164, 157 (1982)

Praktische berufsdermatologische Aspekte der Hautreinigung

B. Ummenhofer

Dermatologische Universitätsklinik Erlangen
(Direktor: Prof. Dr. O. P. Hornstein),
Hartmannstraße, 8520 Erlangen

Zusammenfassung:
Hautreinigungsverfahren müssen eine möglichst rasche und gründliche Entfernung potentieller Schadstoffe bei minimaler Hautaggressivität anstreben. Aus hautphysiologischer Sicht sind folgende Kriterien zu erfüllen:
1) Die Kontinuität des Stratum corneum conjunctum darf nicht zerstört werden.
2) Es muß die Waschsubstanz gewählt werden, deren chemische Struktur die geringste Beeinflussung der Hornschichtpermeabilität erwarten läßt.
3) Das pH der Waschlösung sollte nicht über 9 liegen.
4) Das Hauttrocknungsverfahren muß eine Rekontamination ausschließen.

Dermatological aspects of occupational cleansing procedures in practice
Summary:
Cleansing procedures should aim at removing fastly and efficiently every potential skin irritants and sensitizers. Its aggressivity to skin has to be minimized. The following rules should be kept in mind:
1) Stratum corneum conjunctum should not be discontinued by washing.
2) The chemical structure of the chosen cleansing agents should influence the stratum corneum permeability at a minimum only.
3) pH of the cleansing solution has to be kept below 9.
4) The skin drying procedure has to prevent recontamination as much as possible.

Eine gewollte Reinigung der Haut ist ohne äußere Einwirkung auf diese unmöglich. Bereits blankes Wasser wäscht wasserlösliche Komponenten der Hornschicht aus, die für deren Wasserbindevermögen, Elastizität und Laugenabwehrfähigkeit wichtig sind. Waschaktive Substanzen beeinflussen die Hornschichtpermeabilität bereits in minimaler Konzentration stärker als reine Fettlösungsmittel (26).
Die Hornschichtpermeabilität einer schädlichen Substanz ist deren Konzentration proportional, was die Bedeutung einer raschen Konzentrationsminderung deutlich macht. Da aber gerade die Waschmittel die Permeabilität ihrerseits sehr stark beeinflussen, bedarf eine gründliche und zugleich physiologisch schonende Hautreinigung sorgfältig durchdachter Reinigungsverfahren.
Während Hautschutzsalben in der berufsdermatologischen Literatur oft nur ein geringer Stellenwert eingeräumt wird, ist die Bedeutung einer sachgerechten Hautreinigung unumstritten.

1. Experimentelle Ergebnisse zur Wirkung und Nebenwirkung von Hautreinigungsmitteln

Trotz zahlreicher Testmethoden zur analytischen Beschreibung der Wirkung und Nebenwirkung von Detergentien ist es *bislang nicht gelungen,* diese *Hautwirkungen einem einzigen Faktor zuzuordnen.*

Am deutlichsten zeigt sich ein Maximum solcher Wirkungen und Nebenwirkungen für Verbindungen mit 12 Kohlenstoffatomen. In diesem Bereich sind folgende Einflüsse maximal: Eiweißdenaturierung der Hornschicht, systemische Toxicität, Permeabilität (26), Quellung, Acanthoseeffekt, Irritation am Kaninchenauge (37) und Hautoberflächenadsorption (10).
Für folgende hautphysiologischen Parameter ergeben sich auf Detergentienanwendung keine eindeutigen Zusammenhänge: Weder fallen Änderungen der Quellfähigkeit, der Permeabilität und des pH-Verhaltens zusammen (4, 25), noch lassen sich klare Beziehungen zwischen Irritabilität im Epicutantest, Permeabilität und Zelltoxicität herstellen, noch eindeutig gerichtete Beziehungen zwischen Proteindenaturierung und Quellung finden (3). Sogar für den Zusammenhang zwischen maximaler Adhäsivität und Irritabilität von Substanzen einer Kettenlänge von 12 C-Atomen gibt es Ausnahmen (10).
Besonders ist darauf hinzuweisen, daß dem pH-Verhalten für die Wirkung oder Nebenwirkung von Ten-

siden nur eine begrenzte Bedeutung zukommt, da zum einen im Bereich von pH 1 bis pH 10 die Neutralisationsfähigkeit unerschöpflich ist (29, 30, 34) und zum anderen die Art des Tensids (4) und hier vor allem die Kettenlänge (37) über das physiologische und pathophysiologische Verhalten stärker entscheidet als das pH im Bereich unter 10,2. Erst über diesem für Waschmittel ungewöhnlichen pH-Bereich, ab dem es zur Spaltung von Wasserstoffbrücken kommt (9), wirkt sich der pH-Effekt stärker aus. Aufgrund der geringsten Permeabilität zumindest von Seifen bei pH 9,5 (37) und arbeitsdermatologischer Erfahrungen (7) sollte man bei Detergentien kein pH über 9 wählen. Bemerkenswert ist, daß nach neueren Untersuchungen auch im alkalischen Bereich um pH 8 das Milieu für eine Bakterienvermehrung wenig günstig ist (23).

Für praktische Erwägungen ist davon auszugehen, daß durch eine Emulsionwäsche folgende Wirkungen an der Haut eintreten:

a.) Herauslösung des „Wasserlöslichen" (WL) der Hornschicht (22, 31): Hierdurch kommt es zu einer Verringerung der Wasserbindefähigkeit und damit der Elastizität der Oberhaut. Unter ungünstigen klimatischen Bedingungen (Kälte, niedrige relative Luftfeuchtigkeit) können hieraus Hautrauhigkeit und Schuppung entstehen. Der Herauslösung des WL kann jedoch durch Wasser allein erfolgen (31). Bereits nach etwa 30 min nimmt die Menge des Eluats einen konstanten Wert an, der praktisch nicht erschöpflich ist (20, 32).

b.) Herauslösen von Lipiden (22): Hierdurch kommt es zu einer Schädigung der Barrierefunktion und damit zur vermehrten Wasserabgabe und zur Verstärkung der vorher beschriebenen Effekte. Bezüglich der Lipidregeneration schneiden Seifen etwas günstiger ab (siehe Tabelle 1).

c.) Proteindenaturierung (3, 37): Dadurch werden die obengenannten Effekte weiter verstärkt. Quellung und Permeabilitätssteigerung sind in höherem Maße von den eiweißfällenden Eigenschaften des Detergens als von seiner Alkalität abhängig (25, 26).

d.) Hautoberflächenbindung (Substantivität, Adhäsivität): Parallel mit dieser Hautoberflächenbindung, die für Seifen geringer ist, kommt es zur Erniedrigung der Aktivität der sauren Phosphatase der Hornschicht und zur Hautrauhung (14).

Über die sehr deutliche Struktur-Wirkungsbeziehung von Detergentien mit einer Kettenlänge von 12 C-Atomen hinaus sind nach *Stüpel* und *Szakall* (33) noch zahlreiche weitere physikochemische Faktoren zu berücksichtigen, wie Doppelbindungen, Seitenketten, Zahl der Stickstoffgruppen und elektrische Ladung.

Tabelle 1: Ausgewählte Parameter zum Einfluß von Seife und Syndet

Geprüfter Parameter	Seife	Syndet	Literatur
pH-Anstieg			
Unterarm/Laborversuch	1 – 2	1	6, 18, 24
Handrücken/Tellerwäscher	2	1	
pH-Regenerationszeit (Std)			
Unterarm/Laborversuch	2 – 4	2 – 4	6, 18, 24
Handrücken/Tellerwäscher	4 – 20	2	
Lipidregeneration			
Unterarm	+ +	+	6, 18
Stirn	+ +	+	
Alkaliresistenz Unterarmbeugeseite/			
Metallarbeiter			
Hautnormale	4	5	12
Seborrhoiker	4,5	4,5	
Sebostatiker	2,5	5,5	
Irritation/Läppchentest/Rückenhaut			
ohne Stripping	0	gering	39
mit Stripping	gering	stark	
Impedanzerniedrigung			
Unterarm	5%	6,5 – 51%	16

Bringt man aufgrund allgemeiner Gesetzmäßigkeiten der Permeationsphysiologie und zahlreicher Einzelexperimente die Effektivität und damit auch die Nebenwirkungen von Emulsionswaschmitteln in eine Ordnung, so ergibt sich die in Schema 1 dargestellte Rangfolge abnehmender Bedeutung für Hautwirkung und Nebenwirkung.

Schema 1: Physiko-chemische Eigenschaften von Waschmittellösungen mit abnehmender Bedeutung für die Irritation.

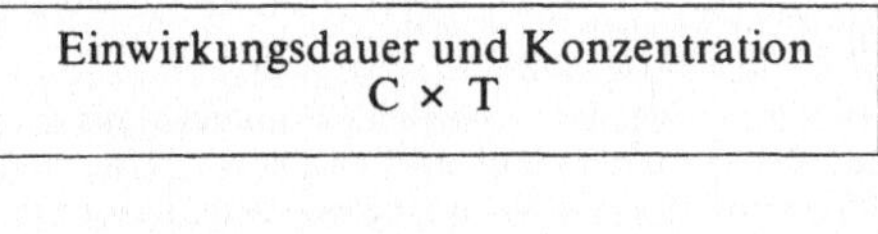

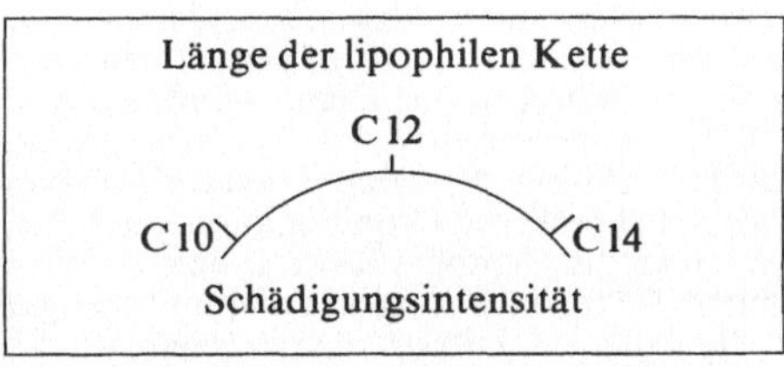

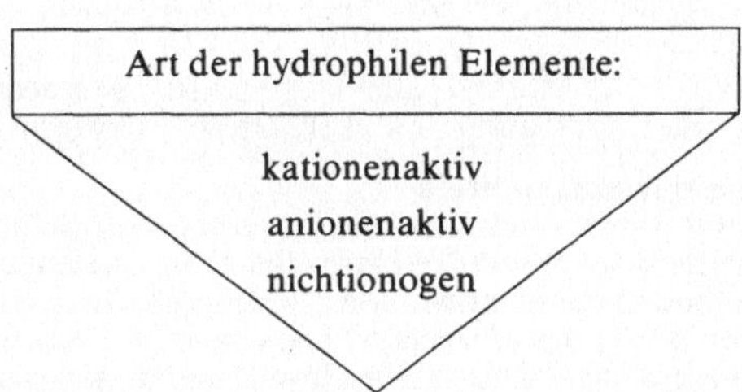

2.0 Hautreinigungsmittel und -verfahren

Möglichst rasche und gründliche Entfernung schädigender und verschmutzender Stoffe von der Hautoberfläche, eines der obersten Prinzipien der Hautreinigung, ist in vielen Fällen *wichtiger und wirksamer als* die Anwendung von *Hautschutzsalben*. Da jede Reinigung die Hautoberfläche beeinflussen muß, kommt es darauf an, das Waschmittel auszuwählen, das bei hinreichender Reinigungsfunktion möglichst wenig Nebenwirkungen hat, also einen günstigen Wirkungs-/Nebenwirkungsquotienten aufweist (27).

Ab und zu wird eine Lösungsmittelwäsche (z.B. in Farbstoffbetrieben) nicht zu umgehen sein. Dabei sollte man die Auswahl der Lösungsmittel durch Kenntnis der Permeabilitätskonstanten verbessern. Auch ist durch Auswahl des geeigneten Abriebmaterials der Scheuereffekt auf die Hornschicht in kontrollierbaren Grenzen zu halten.

2.1 Hautreinigungsverfahren

A) Lösungsmittelwäsche
  a. Öle
  b. Wasser
  c. Fettlösungsmittel

B) Emulsionswäsche
  a. Niotenside (nichtionisch)
  b. Amphotenside (amphoter)
  c. Anionentenside (anionisch)
  d. Kationentenside (kationisch)

C) Mechanische Reinigung
  a. Sägespäne
  b. Sandpartikel
  c. Kunststoffpartikel

Wir haben die einzelnen Gruppen so angeordnet, daß die Hautverträglichkeit von oben nach unten abnimmt. Am weitesten verbreitet ist die Emulsionswäsche mit anionenaktiven Tensiden, zu denen auch die herkömmliche Seife zählt. Detergentien, deren Hydrophilie nicht auf einem Carboxylat-Rest beruht, bezeichnet man als Syndets.

Aus kosmetologischer Sicht können zwischen die Emulsionswäsche und die reine Lösungsmittelwäsche mittels Öl oder Wasser die Wasser-Öl-basierten Reinigungsmittel eingeschoben werden. Da dieses Prinzip ab und zu bei besonders Hautempfindlichen auch im gewerblichen Bereich genutzt werden kann, sei im folgenden die Einteilung der Wasser-Öl-basierten Reinigungsmittel nach *Wolff* (40) angegeben:
a) W/O-Emulsionen
b) Hydrophile Öle (Umschlagsemulsionen)
c) O/W-Emulsionen
d) O/W-Emulsionen mit Emulgatorüberschuß (Waschcremes).

Während a und b zur Entfernung fettlöslichen Schmutzes dienen, können c und d zur schonenden Entfernung von fett- und wasserlöslichem Schmutz benutzt werden. Während a durch eine Emulsionswäsche zusammen mit dem Schmutz von der Haut entfernt werden muß, können c und d durch Wassernachspülungen entfernt werden.

2.2 Maßnahmen zur Minderung der Nebenwirkungen von Hautreinigungsmitteln
Zur Gewinnung hautschonender Reinigungsmittel sind folgende Prinzipien (2) möglich:
a) Benutzung hautschonender Tenside. Dieser Weg ist der beste, jedoch auch der teuerste.
b) Einsatz von Rückfettungsmitteln. Nach ihrer Anwendung bleiben Lipide auf der Haut zurück. Es muß jedoch eine Verminderung der Waschkraft in Kauf genommen werden (2, 10). Sorgfältige Beachtung sollte dieses Prinzip in Zukunft bezüglich der Keimbeeinflussung (13) finden. Beispiel: Balneum Hermal®.
c) Schutzkolloide: Es kann sich um Cellulose, Proteine, Polyacrylate, Polyphosphate oder gut verträgliche Tenside (Amphotenside oder Fettsäure-Eiweißkondensationsprodukte) handeln. Sie verhindern entweder die Adsorption von Tensiden an die Hautoberfläche, indem sie die potentiellen Bindestellen selbst besetzen, oder sie verhindern durch Komplexbildung mit dem reinigungsaktiven Tensid dessen Adsorption an die Hautoberfläche (2, 11). Solche Schutzkolloide können sowohl in Seifen als auch in Syndets eingearbeitet werden ohne die Waschkraft herabzusetzen (2). Es lassen sich sogar definierte Wirkungen erzielen und Nebenwirkungen verhindern (27, 36). Denkbar sind auch *Kombinationspräparate aus Seife und Syndet (15)*.
d) Prinzip der Entfettungsverzögerung: Hier werden wasserlöslich gemachte Lipide eingesetzt, die eine Entfettung verzögern, jedoch keine Rückfettung bewirken. Beispiel: Praecutan flüssig® (10).

2.3 Regeln zur Auswahl von Hautreinigungsmitteln
Sandhaltige Reinigungsmittel sind unseres Erachtens *völlig vermeidbar.* Selbst im Falle radioaktiver Kontamination kann ein oberflächliches Stripping der Hornschicht mit anschließender Syndetwäsche als effektive und hautschonende Methode eingesetzt werden (5). Es sollte bedacht werden, daß selbst eine gebräuchliche Bimssteinseife (Abrador®) die Hornschicht um fast 70% verdünnt (35). Zwar sind lösungsmittelhaltige Spezialreinigungsmittel bei Farbstoffverschmutzungen nicht zu vermeiden, bei allen anderen gröberen Verschmutzungen wird man aber in der Regel mit einem holzmehl- und syndethaltigen Reinigungsmittel auskommen (z.B. Metallarbeiter, Automechaniker, Waldarbeiter). Diese Mittel werden meist erstaunlich gut vertragen. Gute Erfahrungen haben wir bei betriebsmedizinischen Felduntersuchungen mit folgenden Präparaten gemacht: Dr. Jonson alkalifreie Handwaschpaste S II®, Liga-Pasten®, Lordin®, Tetrol®.
Da die gebräuchlichsten Syndets hautneutral oder leicht sauer eingestellt sind, sind sie überall dort zu bevorzugen, wo alkalische Hautbelastungen dominieren (z.B. Maurer, Friseure, Metallschleifer, -bohrer). Da ihre entquellende Wirkung meist stärker als bei Seifen ausgeprägt ist, bevorzugen wir sie auch bei Patienten mit Hyperhidrosis (manuum). Bereits *Borelli* und *Düngemann* konnten bei Friseuren nach Syndetanwendung eine Schweißhemmung der Hände nachweisen (21). Hautschutzstoffe enthaltende Toilettenseifen – außer Kernseife – bevorzugen wir bei allen anderen Anwendergruppen als Standardwaschmittel. Bei Hautempfindlichen und Ekzematikern hat sich uns das kolloidhaltige Syndet Emulave® besonders bewährt. Gut verträglich sind auch Fettsäure-Eiweißkondensationsprodukte (z.B. Satina®).
Baudler (1) stellte aus der klinischen Erfahrung folgende erfahrungsbedingte Verträglichkeitsreihe auf:
Seife > Fettsäure-Eiweißkondensationsprodukte (Satina®) > Fettalkoholpolyglykoläther.
Kurze Beschreibungen von Verträglichkeit und Strukturformeln der verschiedenen Tensidklassen finden sich bei *Lorenz* (19).

3.0 Trocknungsverfahren der Hände
Richtige Händetrocknung leistet einen wichtigen Beitrag zum Hautschutz. Mit einem sog. Tüpfeltest konnte beispielsweise gezeigt werden, daß bei Chromatarbeiten noch nach dem Waschen *Chromatspuren im Handtuch* gefunden werden können, weshalb *Fisher* (8) Einmalhandtücher empfiehlt. Selbstverständlich müssen Einmalhandtücher, Einmalputzlappen und -Wischlappen bei allen Arbeiten mit hoher Sensibilisierungsgefahr vorhanden sein, z.B. bei der Epoxyharzverarbeitung. Eine Studie der BP (28) zeigte, daß in Gebrauchsöl und sogar noch *in gereinigten Putzlappen* Metallpartikel (Feilspäne ect.) bis weit über 1 mm Länge gefunden werden können (....). (Gefahr ekzematogener Irritation).
Als Trocknungsmethode plädiert *Tronnier* (36) für Baumwollrollen-Einmalhandtücher und gegen Gebläsetrockner und Papierhandtücher, die oft unzureichend trocknen (und die Benutzung eines zweiten Papierhandtuches erfordern).

Literaturverzeichnis

1) *Baudler, C.:* Seifen und synthetische Waschmittel in der Dermatologie. Therapiewoche 25, 1872 (1975). – **2)** *Berg, A, Lindner, H.:* Schutz-Proteine in der Kosmetik. Parfüm. u. Kosmet. 60, 74 (1979). – **3)** *Bettley, R.:* The irritant effect of detergents. Trans. St. John's Hosp. derm. Soc., N.S., 58, 65 (1972). – **4)** *Bettley, R.:* The influence of detergents and surfactants on epidermal permeability. II. Symposium Dermatologicum Brno (1965)E De Structura et Functione Stratorum Epidermidis S. D. Barrierae, 177–184, Purkynê-Symposium, Brno 1965. – **5)** *Born, W C.:* Beseitigung radioaktiver Verunreinigungen in der Haut des Menschen. Strahlentherapie 106, 435 (1958). – **6)** *Choo-Ik, Oh.:* Prüfung der Wasserstoffionen-Konzentration auf der normalen Hautoberfläche und unter Einwirkung verschiedener Waschmaßnahmen. Fette, Seifen, Anstrichmittel 67, 30 (1965). − **7)** *Dyllik, H, Mense, K J.:* Zum Thema Kühlmittel und Kontaktallergien in der metallverarbeitenden Industrie. Berufsdermatosen 13, 51 (1965). − **8)** *Fisher, A A.:* „Blackjack Disease" and other chromate puzzles. Cutis 18, 21, 22, 35 (1976). − **9)** *Franke, R.:* Untersuchungen zur Kapazität und zum pH-Einstellvermögen einer den pH-Wert der Haut regulierenden Creme. Kosmet. Derm., 18 (1974). − **10)** *Gloor, M, Voos, H.-J, Kionke, M, Friedrich, H C.:* Entfettung und Rückfettung der Haut bei Körperreinigung durch tensidhaltige Lösungen mit Lipidzusätzen. Therapiewoche 22, 4236 (1972). − **11)** *Goldemberg, R L.:* Reduction of topical irritation. J. Soc. Cosmet. Chem. 28, 667 (1977). − **12)** *Graf, G.:* Über den Einfluß einer Seife und eines Syndets auf die Alkaliresistenz der Haut. Med. Inauguraldissertation, Erlangen 1980. − **13)** *Hartmann, A A, Röckl. H.:* Vergleichende Untersuchung über den Einfluß von Balneum Hermal auf die aerobe Residentflora der Haut bei einmaliger Anwendung. Ärztl. Kosmetol. 9, 16–25 (1979). − **14)** *Imokawa, G, Mishima, Y.:* Cumulative effect of surfactants on cutaneous horny layers: Lysosomal activity of human keratin layers in vivo. Contact. Derm. 7, 65 (1981). − **15)** *Jellinek, J S.:* Kosmetologie. Zweck und Aufbau kosmetischer Präparate. 3. Auflage, Hüthig, Heidelberg 1976. − **16)** *Kiss, Gy.:* Prüfung von durch Waschmittel bedingten Hautschädigungen. Dermatosen 29, 15 (1981). − **18)** *Klauder, J, Gross, B.:* Acutal causes of certain occupational dermatoses. Arch. Derm. Syph. 63, 1 (1951). − **19)** *Lorenz, P.:* Tenside in Kosmetika und Pharmazeutika. Ärztl. Kosmetologie 11, 15 (1981). − **20)** *Malaskiewicz, J, Gloxhuber, Ch.:*Untersuchungen über die Wirkung von Tensiden auf die menschliche Haut mit einer Mikromethode. Arch. klin. exp. Derm. 237, 642 (1970). − **21)** *Marples, R R.:* The effect of hydration of the bacterial flora of the skin. Skin bacteria and their role in infection. 33–41, New York 1965. − **22)** *Middleton, J D.:* The mechanism of action of surfactants on the water binding properties of isolated stratum corneum. J. Soc. Cosmet. Chem. 20, 399 (1969). − **23)** *Müller, E.:* Mikrobiologie des Stratum corneum. in Stratum corneum, Berliner Symposium 1980, 93–99, Grosse, Berlin 1981. − **24)** *Pösl, H, Schirren, C G.:* Beeinflussung des pH-Wertes der Hautoberfläche durch Seifen, Waschmittel und synthetische Detergentien. Hautarzt 17, 37 (1966). − **25)** *Schaaf, F.:* Probleme dermatologischer Grundlagenforschung. Hüthig, Heidelberg 1969. − **26)** *Scheuplein, R J, Blank, I H.:* Permeability of Skin. Physiol. Rev. 51, 702 (1971). − **27)** *Schneider, W.:* Experimentelle Untersuchungen zur Frage der Reinigung, Pflege und externen Therapie der Haut. Derm. Wschr. 151, 505 (1965). − **28)** *Schulze, D.:* Kühlschmierstoffe und ihr Einfluß im Zerspannprozeß. Schriftenreihe der Dt. BP AG (Schmiertechnischer Dienst) Hamburg. − **29)** *Schutter, K.:* The alkali neutralization capacity of human skin in vivo. XIII. Congressus Dermatologiae, München 1967, 1041–1043, Springer, Berlin (1968). − **30)** *Spruit, D.:* Evaluation of skin function by the alkali application technique. Curr. Prob. Derm. 3, 148–163, Karger, Basel, München, Paris, New York 1970. − **31)** *Szakall, A.:* Über die Eigenschaften, Herkunft und physiologischen Funktionen der die H-Ionenkonzentration bestimmenden Funktionen der die H-Ionenkonzentration bestimmenden Wirkstoffe in der verhornten Epidermis. Arch. klin. exp. Derm. 201, 331 (1955). − **32)** *Szakall, A.:* Experimentelle Daten zur Klärung der Funktion der Wasserbarriere in der Epidermis des lebenden Menschen. Berufsdermatosen 6, 171 (1958). − **33)** *Stüpel, H, Szakall, A.:* Die Wirkung von Waschmitteln auf die Haut. Hüthig, Heidelberg 1957. − **34)** *Tronnier, H.:* Die potentiometrische Titration als Methode zur Bestimmung der Alkaliempfindlichkeit der Haut. Berufsdermatosen 14, 296 (1966). − **35)** *Tronnier, H, Martin, U.:* Berufliche Hautreinigung mit abrasiven Präparaten. Arbeitsmed. Sozialmed. Arbeitshyg. 5, 108 (1971). − **36)** *Tronnier, H.:* Hautreinigung und Bade-Therapie bei Hautkrankheiten. Fortschr. Med. 95, 707 (1977). − **37)** *Tronnier, H.:* Über die Abhängigkeit dermatologischer Eigenschaften waschaktiver Tenside von deren Kettenlänge. Parfüm. u. Kosmet. 58, 60 (1977). − **38)** *Tronnier, H.:* Hautreinigung aus hygienischer und dermatologischer Sicht. Zbl. Arbeitsmed. 6, 154 (1979). − **39)** *Valer, M.:* Die vergleichende Untersuchung der Reizwirkung von Waschmitteln auf die menschliche Haut. Berufsdermatosen 17, 83, Heft 2 (1969). − **40)** *Wolff, G.:* Sinn und Zweck der Gesichtsreinigung. Kosmetologie 1, 62 (1971).

Ergänzende Literatur

1) *Frosch, P J, Kligman, A M.:* The soap chamber test. J. American Academy of Dermatology 1, 35 (1979). − **2)** *Kästner, W, Frosch, P J.:* Hautirritationen verschiedener anionaktiver Tenside im Duhring-Kammer-Test am Menschen im Vergleich zu in vitro- und tierexperimentellen Methoden. Fette, Seifen, Anstrichmittel 83, 33 (1981). − **3)** *Koch, E, Frenk, E, Kligman, A M.:* Experimentelle u. klinische Untersuchungen auf Hautirritationen durch Syndets. Kosmetologie 13, 11 (1983).

Aus der Abteilung Dermatologie I (Schwerpunkt: Allgemeine Dermatologie und Venerologie) mit Poliklinik (Ärztl. Direktor: Prof. Dr. U. W. Schnyder) der Universitäts-Hautklinik Heidelberg (Geschäftsf. ärztl. Direktor: Prof. Dr. U. W. Schnyder)

Pharmakologie der Salicylsäure bei topischer Applikation – eine Übersicht über die Literatur der letzten 20 Jahre

von

M. Gloor, H. Wirth und U. W. Schnyder *

Salicylsäure DAB 7 (2-Hydroxybenzoesäure) weist folgende Strukturformel auf:

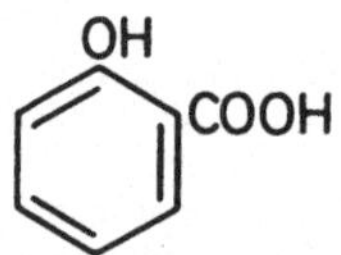

Seit langem wird diese Substanz in der dermatologischen Therapie intensiv eingesetzt. Trotzdem finden sich in der Literatur der letzten 10 Jahre eine Reihe zusätzlicher pharmakologischer Aspekte. Umfassende Übersichten zur lokalen Salicylsäuretherapie finden sich zwar im alten Schrifttum (u. a. 10, 37), jedoch weder in den modernen Therapiebüchern (26, 50) noch in den modernen Handbüchern der Dermatologie (30) bzw. Pharmakologie (15). Übersichten über Teilaspekte finden sich bzgl. der Penetration bei SCHULZE (45), bzgl. der Toxikologie bei SCHUERMANN (44), bzgl. der antimikrobiellen Wirkung bei HANGARTNER (20) und bzgl. der Wirkungseffekte bei WEIRICH (60). Da jedoch auch diese Darstellungen nicht dem neuesten Stand entsprechen, soll im folgenden eine Übersicht über die Forschungsergebnisse der letzten 20 Jahre unter Berücksichtigung der wichtigsten älteren Arbeiten gegeben werden.

Galenik, Wirkstoffabgabe aus Externa und Penetration durch die Haut

Die Löslichkeit von Salicylsäure wird im DAB 7 wie folgt angegeben:

Äthanol 90%, Äther	leicht löslich
Wasser von 20° C	schwer löslich
Wasser siedend, Ricinusöl	löslich
Chloroform, Glycerin	wenig löslich

Die höchste erzielbare Konzentration soll in Wasser 0,2%, in Ölen 2% und in Salben höher, jedoch keineswegs beliebig hoch sein (50). Als galenisch unverträglich gelten Eisen(III)-Salze, Jod (Fällung und Färbung), Carbonate, Hydrogencarbonate, Borax (Neutralisation), Chinin und Chininsalze (Verflüssigung und Verfärbung) (54). Von größter Wichtigkeit für die praktische Therapie ist die Feststellung von YOUNG und WEIFFENBACH (70), daß sich Salicylsäure mit Zinkoxid zu Zinksalicylat umwandelt. Da Zinksalicylat ähnlich inert wie Zinkoxid ist, ist die Rezeptur von Salicylsäure in zinkoxidhaltigen Zubereitungen nicht angezeigt. Eine ähnliche Komplexbildung mit inerter Wirkung ist zwischen Harnstoff und Salicylsäure von BOLTON (5) beschrieben worden. Anzumerken ist

---

* Herrn Prof. Dr. W. Nikolowski, Direktor der städt. Hautklinik in Augsburg, zum 60. Geburtstag gewidmet

in diesem Zusammenhang, daß der Zusatz von 5% Salicylsäure zu Unguentum Alcoholum Lanae die physikalischen Wirkungen der Grundlage auf die Haut wesentlich verändert (17).

Die Penetration von Salicylsäure durch die Haut ist erheblich. So gibt z. B. WÜRBACH (68) an, daß er bis zu 17,37% der Salicylsäuremenge in 5%igen Externa im Urin nachweisen konnte. TAKAHASHI et al. (55) haben den Mechanismus der Wirkstoffpenetration untersucht. Sie wendeten ^{14}C-markierte Salicylsäure topisch auf der Haut des Schweines an und fertigten autoradiographische Präparate an. Es ergab sich, daß die Wirkstoffpenetration vorwiegend transfollikulär erfolgte. Es resultiert, daß auch in relativ tiefen Hautschichten noch erhebliche Salicylsäuremengen nachweisbar sind. Durch diese Untersuchungen wurden entsprechende frühere Ergebnisse von MIESCHER (31) exakt belegt. Abweichende Verhältnisse sollen sich nach BURCKHARDT et al. (7) dann finden, wenn die Hornschicht beim akuten Ekzemschub an erodierten Stellen fehlt. In diesem Fall soll eine transepidermale Penetration in erheblichem Maß gegeben sein. WASHITAKE et al. (58) erzeugten beim Meerschweinchen eine Hautschädigung durch Strippen der Haut. Dies führte zu einer verstärkten Salicylsäurepenetration, besonders wenn wäßrige Grundlagen verwendet wurden. Interessant ist schließlich, daß TRINNES (56) eine Steigerung der Salicylsäurepenetration beim Psoriatiker im Vergleich zum Gesunden um mehr als 100% nachweisen konnte. Beeinflußt wird die Salicylsäurepenetration aus Grundlagen nach BURCKHARDT et al. (7) außerdem durch den Verband. Okklusivverbände steigern die Penetration erheblich.

Für die keratolytische Wirkung ist die Wirkstoffabgabe aus der Grundlage der entscheidende Parameter, während für andere Wirkungen außerdem die Penetration in die Haut von Wichtigkeit sein kann. Untersuchungen über die notwendige Konzentration für eine keratolytische Wirkung stammen bereits von MONCORPS (33). Dieser Autor fand für eine O/W-Emulsion (Physiol C) eine minimale keratolytische Salicylsäurekonzentration von 0,5%, für eine W/O-Emulsion (Eucerin c. aqua) von ca. 1%, für Lanolin cum 20% aqua und Vaselinum americanum flavum von ca. 5% und für Pasta Zink. mollis und Adeps suillus bencoatus von ca. 15%. NOWARRA (34) kam zu minimalen keratolytischen Salicylsäurekonzentrationen von 0,2% für 10% Alkohol, von 0,3% für Wasser 38°, von 20% für Vaselinum flavum und von ebenfalls 20% für Adeps lanae. MONCORPS konnte eine um so größere Salicylsäureresorption über die Salicylsäurebestimmung im Urin feststellen, je niedriger die minimale keratolytische Salicylsäurekonzentration lag. STÜTTGEN und SCHÄFER (54) weisen jedoch mit Recht darauf hin, daß die minimale keratolytische Konzentration nicht immer etwas aussagt über die Penetration durch die Haut, da diese Resorption so schnell sein kann, daß nicht genügend Zeit für eine keratolytische Wirkung bleibt. Angemerkt werden muß schließlich, daß die Ergebnisse von MONCORPS teilweise von CZETSCH-LINDEWALD und SCHMID-LA BAUME (10) in Frage gestellt wurden.

Aussagen über die Resorption von Salicylsäure aus tensidfreien Grundlagen lassen Untersuchungen von WASHITAKE et al. (58) zu, die flüssiges Paraffin, Isopropylmyristat, Hexadecylalkohol und Ölsäure gegenübergestellt haben. Sie fanden, daß die Penetration aus der Grundlage um so besser ist, je schlechter Salicylsäure in der Grundlage löslich ist. Besonders gering war die Löslichkeit in flüssigem Paraffin. Dafür war die Wirkstoffabgabe aus dieser Grundlage am größten. Die 3 anderen Grundlagen nahmen größere Salicylsäurekonzentrationen auf, die Penetration war jedoch aus diesen Grundlagen schlechter. Mischt man flüssiges Paraffin mit Isopropylmyristat, so ist die Löslichkeit von Salicylsäure um so größer und die Resorption von Salicylsäure aus der Grundlage um so kleiner, je größer der Anteil von Isopropylmyristat und je kleiner der Anteil von flüssigem Paraffin ist. Die Autoren kommen zu der Schlußfolgerung, daß sich Löslichkeit und Wirkstoffabgabe für Salicylsäure umgekehrt proportional verhalten.

Wichtig für die Wirkstoffabgabe und Wirkstoffpenetration scheint der Gehalt an Emulgatoren in einer Salbengrundlage zu sein. BEHR und KASSEBAUM (4) haben anhand eines in vitro-Modells die Lösungsgeschwindigkeit von Salicylsäure aus Salben in Wasser studiert. Sie fanden, daß ein Zusatz von Tensiden zu Vaseline (zügige Vaseline Pionier O bzw. Kunstvaseline β) fast immer die Lösungsgeschwindigkeit von Salicylsäure aus Salben in Wasser erhöht. Die einzige Ausnahme war Triäthanolaminstearat. An 3 verschiedenen Beispielen konnten sie weiter zeigen, daß die Steigerung der Tensidkonzentration zu einer Intensivierung dieses Effektes führt. Entsprechend diesen Ergebnissen wird von GSTIRNER und ELSNER (19) sowie STOLAR et al. (51) angegeben, daß die Penetration von Salicylsäure aus lipophilen Salbengrundlagen in die Haut durch Emulgatoren verbessert wird. SHEN et al. (49) konnten zeigen, daß sich bei DMSO-haltigen Zubereitungen die Zugabe von 15 verschiedenen Emulgatoren im Sinne einer Intensivierung der Salicylsäurepenetration auswirkt. Kommen O/W- oder W/O-Emulsionen zur Anwendung, so ist die Salicylsäurepenetration in der Regel hoch (33, 51, 52). Eine besondere Situation ergibt sich bei Emulsionen, wenn diesen Emulgatoren mit Polyäthylengruppen zugegeben werden. Diese scheinen in der wäßrigen Phase die Salicylsäurelöslichkeit zu verbessern. Entsprechend wird dadurch die Salicylsäurefreigabe aus der Emulsion verschlechtert (51). Schwierig kann die Wirkstofffreigabe aus Mischgrundlagen der verschiedensten Art zu beurteilen sein.

Interaktion mit anderen Wirkstoffen

Weitere wichtige galenische Gesichtspunkte ergeben sich bei der Dithranol-Therapie der Psoriasis. Wird Dithranol in zinkoxidhaltigen Zubereitungen verabreicht, so soll es zu einer Komplexbildung kommen, die eine Wirkungslosigkeit des Dithranols bedingt (9, 23, 29). Dem entspricht eine rosarote Verfärbung der Zubereitung (9). COMAISH et al. (9) haben die Auffassung vertreten, daß diese Komplexbildung völlig durch Zugabe von Salicylsäure verhindert werden kann. HULSEBOSCH und PONEC-WAELSCH (23) machten deutlich, daß Salicylsäure diesen Prozeß zwar nicht völlig, jedoch zum großen Teil verhindern kann. LUKACS und BRAUN-FALCO (29) haben diese Ergebnisse im wesentlichen bestätigt. HULSEBOSCH und PONEC-WAELSCH (23) nehmen an, daß nur 0,1% Salicylsäure nötig sind, um die Komplexbildung teilweise zu verhindern, und daß höhere Salicylsäurekonzentrationen diesen Effekt nicht verbessern.

Salicylsäure hat auch auf eine andere Weise eine Bedeutung für die Psoriasisbehandlung mit Dithranol. Vor allem die Kölner Klinik hat wiederholt über gute Erfolge einer Psoriasisbehandlung mit Dithranol (0,1–2%) und Salicylsäure (2–10%) in Vaseline flavum berichtet (40). Diese klinischen Befunde werden durch Ergebnisse von HULSEBOSCH und PONEC-WAELSCH (23) erklärt, die zeigen, daß Dithranol allmählich zu unwirksamen Derivaten, bes. 1,8-Dihydroxyanthrachinon, abgebaut wird. Auf eine Dithranolinaktivierung 9n älteren Zubereitungen hat bereits früher BRAUN (6) hingewiesen. Dieser Abbau kann durch Salicylsäure so weit hintangehalten werden, daßein Dithranolanteil von 45% erhalten bleibt. DieSalicylsäurekonzentrationenwaren dabei 0,2–0,4%. Es wird vermutet, daßdie Verschiebung des pH-Werteszum Sauren durch Salicylsäure die Oxydation vonDithranol verlangsamt.

Wirkungen

a) Keratolyse

Unter dem Begriff „Keratolyse" versteht der Dermatologe eine Auflösung des Zusammenhaltes zwischen Hornschichtzellen. Da dieser Begriff allgemein eingeführt ist, soll er trotz seiner Unexaktheit im folgenden Verwendung finden. Die Auflösung des Zusammenhaltes zwischen den Hornschichtzellen kann auf zweierlei verschiedene Weisen erfolgen. Eine Vermehrung der Mitosen in der Epidermis kann am behaarten Kopf zu einer gestörten Keratinisierung und einer Auflösung der Columnärstruktur führen. Diese bedingt die Ablösung größerer Zellkomplexe, die klinisch als Kopfschuppen in Erscheinung treten. Dieser Mechanismus der „Keratolyse" liegt physiologischerweise bei der Pityriasis simplex capillitii (=banale Kopfschuppen bzw. dandruff) vor (1). Denkbar ist außerdem eine primäre Beeinflussung des Mechanismus, der den Zusammenhalt der Hornschichtzellen bewirkt. Dieser Zusammenhalt wird durch die Desmosomen und durch eine „Zementsubstanz" bedingt (2).

Bei der Salicylsäure konnte durch in vitro-Autoradiographie an menschlicher Haut (Doppelmarkierung mit ^{3}H- und ^{14}C-Thymidin) von PULLMANN et al. (41) gezeigt werden, daß weder der ^{3}H-Thymidin Labelling Index, noch die Dauer der S-Phase, noch die Generationszeit der Epidermiszelle beeinflußt wird. Man kann also davon ausgehen, daß die Salicylsäure den Mechanismus beeinflußt, der den Zusammenhalt der Hornschichtzellen bedingt. WINDHAGEN und PLEWIG (67) haben gezeigt, daß sich die Salicylsäure dabei völlig anders verhält wie kristalliner Schwefel und Resorcin. Während die beiden zuletzt genannten Substanzen beim Meerschweinchen eine erhebliche Proliferationsacanthose bewirken, ist diese bei der Salicylsäure nicht größer als bei der Salbengrundlage allein. Die Auffassung, daß Salicylsäure die lebende Epidermis nicht beeinflußt, wird auch durch autoradiographische Untersuchungen von DAVIS und MARKS (11) (^{3}H-Thymidin-, ^{3}H-Cytidin-, ^{3}H-Histidin-Einbau) gestützt.

Umgekehrt konnten HUBER und CHRISTOPHERS (22) zeigen, daß der Zusammenhalt der Hornschichtzellen durch Salicylsäure verringert wird. Sie bedienten sich dabei der fluorescenzmikroskopischen Darstellung der Hornschichtzellen am Gefrierschnitt. Zu gleichen Auffassungen kamen aufgrund scanning-elektronenmikroskopischer Darstellungen der Hautoberfläche DAVIES und MARKS (11). Bei sehr hohen Konzentrationen bewirkt Salicylsäure nicht nur eine Zerstörung der Zellverbindungen, sondern eine Verätzung der Zellen selbst (33, 54).

Die „keratolytische" Wirkung ohne Beeinflussung der Mitoserate der Epidermis bedingt eine vielfältige Verwendbarkeit von Salicylsäure in der externen Therapie. Zu den Indikationen gehören alle

Erkrankungen, die mit einem verstärkten Zusammenhalt der Hornschichtzellen und damit einer Hyperkeratose einhergehen. Weitere Indikationen sind Pityriasis simplex capillitii und Psoriasis vulgaris, bei denen primär eine Vermehrung der epidermalen Mitosen und sekundär eine Schuppung der Haut vorliegen und bei denen die Ablösung der Schuppung (=Squamolyse) angestrebt wird. Besonders hervorgehoben werden muß die Acne vulgaris, bei der ebenfalls eine verstärkte Adhärenz der Hornschichtzellen – allerdings nur im Talgdrüsenausführungsgang – vorliegt und bei der das therapeutische Ziel die Auflösung dieses Zusammenhaltes ist. MILLS und KLIGMAN (32) berichten über eine Verminderung der Comedonen im Kaninchenohrversuch durch Salicylsäure. Eine „keratolytische" Wirkung der Salicylsäure ist außerdem wahrscheinlich die Ursache für die Intensivierung der Resorption von anderen Wirkstoffen durch die Haut bei gleichzeitiger Applikation von Salicylsäure. Auf diese Möglichkeit hat bereits die alte Literatur hingewiesen (10, 37 u. a.), ein exakter Beweis wurde in jüngster Zeit von POLANO und PONEC (38) für Triamcinolonacetonid und 10% Salicylsäure geführt. Diese Autoren bedienten sich eines in vitro-Verfahrens mit einer Diffusionskammer, wobei menschliche Haut und tritiummarkiertes Triamcinolon zur Anwendung kamen. Die Triamcinolondiffusion erreichte nach ca. 30 Std ihr Maximum und wurde zu diesem Zeitpunkt durch die Salicylsäure verdreifacht.

Auf die in der älteren Literatur behauptete „keratoplastische" Wirkung niederer Salicylsäurekonzentrationen wird nicht eingegangen, weil weder klar ist, was darunter verstanden wird, noch ein Beweis dafür erbracht wurde.

b) Antimikrobielle Wirkung

Die antimikrobielle Wirkung der Salicylsäure ist seit langem bekannt. Bemerkenswert ist das breite Angriffsspektrum. Es erstreckt sich auf humanpathogene und saprophytäre Bakterien in gleicher Weise wie auf Dermatophyten und Hefepilze. Als nachteilig kann die geringe spezifische Aktivität im Vergleich zu Antibiotica und modernen Antimycotica gelten. Da jedoch immer eine Konzentration von 0,5% voll antibakteriell und antimykotisch wirksam ist und da die Anwendungskonzentrationen in Externa meist wesentlich höher liegen, ist die geringe spezifische Aktivität bei der Lokaltherapie mit dem Ziel der Bekämpfung superficieller Hautinfektionen nicht von sehr großer Bedeutung. Ein Nachteil ist sie jedoch bei der antimikrobiellen Acnetherapie, da dabei die antimikrobielle Wirkung im Talgdrüsenausführungsgang zum Tragen kommen soll. Wenn man in Betracht zieht, daß die Resorption der Salicylsäure im wesentlichen transfollikulär erfolgt, scheint jedoch auch bei der Acne ein therapeutischer Effekt einer Lokalbehandlung mit Salicylsäure nicht als ausgeschlossen. Bestimmungen der minimalen Hemmkonzentration finden sich u. a. bei HANNEMANN und SPIER (21), SCHERRER et al. (42), KNÜSEL und WEIRICH (25) und KEJDA (24). Diese Untersuchungen haben im Prinzip gut übereinstimmende Ergebnisse gebracht. Am niedrigsten scheint die minimale Hemmkonzentration für Dermatophyten zu sein. Bei Hefepilzen und Bakterien dürfte sie höher liegen. Größere minimale Hemmkonzentrationen als 0,5% werden von keinem der Autoren angegeben. Bemerkenswert ist, daß die für die Acnepathogenese wichtigen Propionibakterien sich bei diesen Testungen als sensibel erwiesen haben. SCHWARTZ und MANDEL (48) nehmen an, daß Salicylsäure bei Bacillus cereus in erster Linie die RNS-Synthese hemmt und daß dadurch die antimikrobielle Wirkung erklärt werden kann.

Zwei Gesichtspunkte müssen abschließend diskutiert werden. Salicylsäurehaltige Zubereitungen wirken wegen der keratolytischen Wirkung der Salicylsäure vielfach intensiver antimikrobiell, als es die Wirkstoffe erwarten lassen würden, da die keratolytische Wirkung eine bessere Penetration nicht nur der Salicylsäure, sondern auch anderer zugegebener antimikrobieller Substanzen bewirkt. Ein weiterer wichtiger Gesichtspunkt ist, daß Salicylsäure offensichtlich nicht zur Resistenzbildung von Mikroben führt. Es erscheint deshalb und wegen des breiteren Wirkungsspektrums zumindest dann als wesentlich sinnvoller, Salicylsäure statt Antibiotica einzusetzen, wenn das antimikrobielle Agens nur mit dem Ziel appliziert wird, der wachstumsfördernden Wirkung von Corticosteroiden auf Bakterien und Pilze entgegenzuwirken.

c) Entzündungshemmende Wirkung

Zur Entzündung gehören neben der primären Gewebeschädigung die reaktive Kreislaufstörung, die Exsudation und die Proliferation. Die reaktive Kreislaufstörung besteht in der Regel in einer aktiven Hyperämie. Bei stärkerer Schädigung der Haut kann es zu einer Strömungsverlangsamung bis zur Stase (passive Hyperämie) kommen. Die Proliferation zeigt sich in einer Infiltration der Haut mit Entzündungszellen und einer Proliferation von Epidermis, Capillaren, Bindegewebszellen etc. (14).

Diese pathophysiologischen Faktoren bei der Entzündung erlauben die Erarbeitung von Testverfahren zur Prüfung der entzündungshemmenden Wirkung von Externa. Die Kreislaufstörung wird bei entzündungshemmenden Pharmaka vielfach durch eine vasokonstriktive Wirkung des Pharmakons beeinflußt. Am besten bekannt ist die vasokonstriktive Wirkung der Corticosteroide (u. a. 27, 53). In jüngster Zeit haben WEIRICH und LUTZ (65) den Vasokonstriktionstest auch auf andere entzündungshemmende Substanzen angewendet und u. a.zeigen können, daß auch Salicylsäure eine vasokonstriktive Wirkung aufweist. Diese ist allerdings sehr viel geringer als die Wirkung von Hydrocortison oder auch anderer Kontaktantiphlogistica wie Oxyphenbutazon, Bufexamac, Indomethacin und Acetylsalicylsäure.

Ein weiteres wichtiges Modell zur Testung der entzündungshemmenden Wirkung ist der UV-Erythemhemmtest. Über entsprechende Untersuchungen mit einer Kromayer-Lampe, bei denen 2 Std nach Lichtanwendung das Kontaktantiphlogisticum angewendet wurde, berichten WEIRICH et al. (62). Sie fanden beim Vergleich verschiedener Kontaktantiphlogistica folgende Reihenfolge der Wirkungsintensität: Bufexamac, Salicylsäure, Hydrocortison, Acetylsalicylsäure, Flumethasonpivalat, Fluocinolonacetonid, Phenylbutazon, Indomethacin. Besonders das UV-Erythem durch UV B scheint teilweise über den Mediator Prostaglandin hervorgerufen zu werden (13, 16, 57). Die Tatsache, daß Indomethacin, ein ausgesprochener Prostaglandinsynthesehemmer, bei den genannten Versuchen von WEIRICH et al. (62) die stärkste Wirkung im UV-Erythemhemmtest aufweist, spricht in die gleiche Richtung. Die Befunde zeigen aber auch, daß bei der Salicylsäure die Prostaglandinsynthesehemmung nicht im gleichen Maß zum Tragen kommt wie bei Indomethacin.

Experimentell überprüft werden kann auch die antiexsudative Wirkung. PRZERWA und ARNOLD (39) haben über die subcutane Implantation von Kunststoffschwämmen eine Exsudation provoziert, deren Ausmaß experimentell beeinflußbar ist. Angeboten wurde ein Salicylsäureester, der jedoch offenbar aufgespalten wird, da im Exsudat freie Salicylsäure nachweisbar war. Durch diese Medikation konnte die Exsudatmenge signifikant reduziert werden. OPITZ und SCHÜTZ (35) bedienten sich des experimentellen Rattenpfotenödems durch Formalin bzw. Dextran und konnten eine signifikante Reduktion durch Natriumsalicylat bei subcutaner Injektion aufzeigen.

Auch die antihyperplastische Wirkung von Kontaktantiphlogistica kann für die Prüfung derselben benützt werden. Die Epidermishyperplasie kann durch zahlreiche Acanthogene provoziert werden, wobei von WEIRICH et al. (61, 63) vor allem Hexadecan verwendet wurde. Salicylsäure reduziert die Epidermishyperplasie nach Untersuchungen dieser Autoren. Die Reduktion liegt in der gleichen Größenordnung bei 1% Salicylsäure in Dimethylacetamid-Aceton-Äthanol (20/40/40) wie bei 1% Hydrocortison, 1% Bufexamac, 1% Indomethacin, 1% Oxyphenbutazon und 1% Bendazac im gleichen Lösungsmittel. Wesentlich geringer ist unter diesen Versuchsbedingungen die Wirkung von 1% Acetylsalicylsäure. Mit Sicherheit ist dieser Effekt der Salicylsäure nicht durch einen allgemein mitosehemmenden Effekt bedingt (41, 64, 67).

Nebenwirkungen

Es sind lokale und systemische Nebenwirkungen möglich. Die lokale Nebenwirkung kann in einer Sensibilisierung mit Ausbildung eines Kontaktekzems bestehen, die allerdings selten sein dürfte (3). Salicylsäure kann jedoch auch je nach Konzentration und Grundlage zu einer lokalen irritierenden Wirkung auf die Haut führen. So konnten WEIRICH et al. (64) mit 1% Salicylsäure in Aceton-Äthanol (50 : 50) beim Meerschweinchen eine Proliferationsacanthose provozieren, die über den Grundlageneffekt hinausging und Ausdruck einer Irritation der Haut sein dürfte. Demgegenüber zeigen Untersuchungen von WINDHAGEN und PLEWIG (67) mit 1 bzw. 3% Salicylsäure in Vaseline, daß Salicylsäure keine über den Effekt der Grundlage hinausgehende Proliferationsacanthose bedingt. Diese Ergebnisse sprechen dafür, daß die aus der Grundlage freigesetzte Salicylsäuremenge ausschlaggebend dafür ist, ob es zu einer Irritation der Meerschweinchenhaut mit Ausbildung einer Proliferationsacanthose kommt. Ähnlich liegen die Verhältnisse mit der Mikrozirkulation. NOWARRA (34) fand bei Hauttemperaturmessungen, daß 10% Salicylsäure in Alkohol gelöst eine Hyperthermie bedingt, die durch eine aktive Hyperämie bedingt sein dürfte. Andere Zubereitungen von Salicylsäure haben diesen Effekt nicht.

Wichtiger als die lokalen Nebenwirkungen der Salicylsäure ist die percutane Salicylsäureintoxikation. Eine Intoxikation kann angenommen werden bei Serumspiegeln über 30 mg-% freie Salicylsäure. Während bei der akuten Salicylsäureintoxikation ein letaler Ausgang bereits bei einem Serumspiegel von 30 mg-% möglich ist (69), wurde bei einer chronischen Intoxikation ein Serumspiegel von 223 mg-% ohne irreversible Schädigungen beobachtet (28). LUDERSCHMIDT und PLEWIG (28) führen dies darauf zurück, daß der Körper z. B. durch Enzyminduktion oder Receptorgewöhnung

sich allmählich an die kumulierende Salicylsäure gewöhnen kann. Nach SCHUPPLI et al. (47) ist in der Regel auch bei sehr großflächiger Applikation nicht mit Serumspiegeln von mehr als 15 mg-% zu rechnen, selbst wenn Psoriatiker mit erhöhter Resorption behandelt werden.
Zu einer Salicylsäureintoxikation kommt es also sicher nur selten. Als begünstigend können hohe Salicylsäurekonzentration im Externum, gute Wirkstofffreigabe aus dem Externum, Okklusivverbände und sehr großflächige Anwendung gelten. Besonders stark ist die Resorption sicher beim Psoriatiker und bei anderen generalisierten Dermatosen. In diesem Fall kann – wie das WECHSEL-BERG (59) an einem Säugling gezeigt hat bei Erythrodermia desquamativa Leiner – bereits eine 1%ige Zubereitung von Salicylsäure in Vaseline ausreichen, daß es zu toxischen Symptomen kommt. Als besonders gefährdet müssen Kinder besonders im Säuglingsalter, Patienten mit einer Niereninsuffizienz, Patienten mit einer Leberinsuffizienz und Patienten, die mit Benemid behandelt werden, gelten (28, 43, 47).
Frühsymptome der Salicylsäurevergiftung sind psychische Reizbarkeit, Mundtrockenheit und Ohrensausen mit Schwerhörigkeit. Außerdem kommt es zu einer Hyperpnoe mit respiratorischer Alkalose. Später kann es im Gefolge einer erhöhten Kaliumausscheidung zu einer metabolischen Acidose kommen. Nausea, Erbrechen und Hyperthermie sind weitere Symptome. Das Spätstadium ist durch Lähmung des Atemzentrums, Koma und schließlich Exitus letalis gekennzeichnet. Bei chronischen Intoxikationen kann sich die Symptomatik auf Trockenheitsgefühl im Mund, Kopfschmerzen und Ohrensausen beschränken. Auffallend ist eine grünliche Verfärbung des Urins. Nachgewiesen wird die Salicylsäurevergiftung durch den Salicylsäurenachweis im Urin oder im Serum. Therapetisch ist in jedem Fall das völlige Absetzen der Salicylsäuretherapie notwendig. In schweren Fällen zusätzlich möglichst große Flüssigkeitszufuhr, Ausgleich der Acidose durch Infusionen, in sehr schweren Fällen möglichst baldige Hämodialyse. Zusätzlich internistische Behandlung der Hyper- bzw. Dyspnoe und Schock- bzw. Kreislaufbehandlung (8, 12, 18, 36, 43, 44, 46, 59, 66, 69).

Zusammenfassung

In einer Übersicht wird der augenblickliche Stand der Forschung bezüglich der Lokaltherapie mit Salicylsäure referiert. Eingangs wird die Wirkstoffabgabe aus dem Externum und die Wirkstoffpenetration in die Haut in Abhängigkeit von der Grundlage dargestellt. Diskutiert wird außerdem die Bedeutung von Salicylsäurezusätzen zu dithranolhaltigen Zubereitungen in der Psoriasistherapie. Bei der Darstellung der Wirkungen der Salicylsäure wird vor allem auf die keratolytische, die antimikrobielle und die entzündungshemmende Wirkung eingegangen. Abschließend werden die Nebenwirkungen, insbesondere die Salicylsäureintoxikation besprochen.

Literaturverzeichnis

1. ACKERMAN, A. B., A. M. KLIGMAN: Some observations on dandruff. J. Soc. cosm. Chem. 20, 81–101, 1969. — 2. BADEN, H. P., L. D. LEE, J. KUBILUS: Intra and extracellular cementing substances. J. Soc. cosm. Chem. 27, 433–441, 1976. — 3. BANDMANN, H. J., W. DOHN: Die Epicutantestung. J. F. Bergmann Verlag München 1967. — 4. BEHR, M., H. KASSEBAUM: Untersuchungen zur Freisetzungsgeschwindigkeit von Salicylsäure aus Salbenschichten. 1. Kohlenwasserstoffgemische. Fette-Seifen-Anstrichmittel 79, 460–464, 1977. — 5. BOLTON, S.: Interaction of urea and thiourea with benzoic and salicylic acids. J. pharm. Sci. 52, 1071–1074, 1963. — 6. BRAUN, W.: Klinische Erfahrungen mit neuen Salbengrundlagen. Hautarzt 16, 273–276, 1965. — 7. BURCKHARDT, W., W. WIRTH, N. CH. GANZONI: Untersuchungen über die Permeabilität der Haut für Salicylsäure. Dermatologica 122, 11–17, 1961. — 8. CAWLEY, E. P., N. T. PETERSON, C. E. WHEELER: Salicylic acid poisoning in dermatological therapy. J. Amer. med. Ass. 151, 372–374, 1953. — 9. COMAISH, ST., J. SMITH, R. H. SEVILLE: Factors affecting the clearance of psoriasis with dithranol (anthralin). Brit. J. Derm. 84, 282–289, 1971. — 10. CZETSCH-LINDEWALD, H., F. SCHMID-LA BAUME: Salben-Puder-Externa. Die äußeren Heilmittel der Medizin. 1. Band Salben und Salbengrundlagen, Springer Verlag Berlin 1944. — 11. DAVIES, M., R. MARKS: Studies in the effect of salicylic acid in normal skin. Brit. J. Derm. 95, 187–192, 1976. — 12. DIEM, E., P. FRITSCH: Salicylatvergiftung durch percutane Resorption. Hautarzt 24, 552–555, 1973. — 13. EAGLSTEIN, W. H., A. R. MARSICO: Dichotomy in response to indomethacin in UVC and UVB induced ultraviolet light inflammation. J. invest. Derm.

65, 238–240, 1975. — 14. EHRICH, W. E.: Die Entzündung. In: Hdb. der Allg. Pathologie Bd. 7/1. Springer Verlag Berlin-Göttingen-Heidelberg 1956, S. 1–320. — 15. EICHLER, O., A. FARAH, H. HORKON, A. D. WELCH (Hrsg.): Handbuch der experimentellen Pharmakologie. New Series, Springer Verlag Berlin-Heidelberg-New York. — 16. FLOWER, R., R. GRYGLEWSKI, K. HERBACZYŃSKA-CEDRO, J. R. VANE: Effects of anti-inflammatory drugs on prostaglandin biosynthesis. Nature New Biol. 238, 104–106, 1972. — 17. GLOOR, M., M. FUNK, H. J. SPRENGER, L. PRIEBE: Unveröffentliche Ergebnisse. — 18. GORTER, E.: A salicylate poisoning in children. Acta paediat. (Uppsala) 38, 170–179, 1949. — 19. GSTIRNER, F., R. ELSNER: Die percutane Absorption der Salicylsäure aus modernen Salbengrundlagen. Arzneimittelforsch. 14, 281–286, 1964. — 20. HANGARTNER, W.: Die Salicylsäure und ihre Abkömmlinge. Schattauer Verlag Stuttgart-New York 1974. — 21. HANNEMANN, G., H. W. SPIER: Untersuchungen der bakterienhemmenden Wirkung von Salicylsäure unter dermatologischen Gesichtspunkten. Hautarzt 18, 461–464, 1967. — 22. HUBER, C., E. CHRISTOPHERS: „Keratolytic" effects of salicylic acid. Arch. Derm. Forsch. 157, 293–297, 1977. — 23. HULSEBOSCH, H. J., M. PONEC-WAELSCH: The interaction of anthralin, salicylic acid and zink oxide in pastes. Dermatologica 144, 287–293, 1972. — 24. KEJDA, J.: Die antimycetische Wirkung von Salicylsäure unter therapeutischen Gesichtspunkten. Mykosen 12, 395–398, 1969. — 25. KNÜSEL, F., E. G. WEIRICH: Mikrobiologische Evaluierung der Salicylsäure und anderer Breitspektrum-Antimikrobica. Dermatologica 145, 233–244, 1972. — 26. KORTING, G. W.: Therapie der Hautkrankheiten. F. K. Schattauer Verlag Stuttgart-New York, 3. Aufl. 1974. — 27. KRAMAR, J., M. SIMAY-KRAMAR, V. E. LEVINE: Correlation between chemical constitution and capillary activity of adrenocortical hormones. Proc. Soc. exp. Biol. (N. Y.) 92, 282–285, 1956. — 28. LUDERSCHMIDT, C., G. PLEWIG: Die chronisch percutane Salicylsäureintoxikation. Hautarzt 26, 643–646, 1975. — 29. LUKACS, St., O. BRAUN-FALCO: Über das Verhalten von Dithranol (Cignolin ®) in Pasten und Lösungen und seine Beeinflußbarkeit durch Salicylsäure. Hautarzt 24, 304–309, 1973. — 30. MARCHIONINI, A.: Handbuch der Haut- und Geschlechtskrankheiten – Ergänzungswerk. Springer Verlag Berlin-Heidelberg-New York. — 31. MIESCHER, G.: Fluorescenzmikroskopische Untersuchungen zur Frage der Penetration von fluorescierenden Stoffen in die Haut. Dermatologica 83, 50–62, 1941. — 32. MILLS, O. H., A. M. KLIGMAN: Assay of comedolytic agents in the rabbit ear in Animal models in dermatology (Ed. H. Maibach). Churchill Livingstone. Edinburgh-London-New York 1975, S. 184–188. — 33. MONCORPS, C.: Untersuchungen über die Pharmakologie und Pharmakodynamik von Salben und salbeninkorporierten Medikamenten. 2. Mitteilung: Über die Resorption und Pharmakodynamik der salbeninkorporierten Salicylsäure. Naunyn-Schmiedebergs Arch. Pharmak. exp. Path. 141, 50–56, 1929. — 34. NOWARRA, G.: Zum Nachweis der Hautveränderungen durch niedere Salicylsäurekonzentrationen. Ärztl. Forsch. 8, 331–332, 1954. — 35. OPITZ, K., E. SCHÜTZ: Über die antiphlogistische Wirkung der Salicylsäure. Arzneimittel-Forsch. 10, 855–856, 1960. — 36. ORMEA, F.: Su due casi di intossicazione da applicazione di pomata salicilica uno dei quali con esito letale. Dermatologia (Napoli) 3, 132–136, 1952. — 37. PERUTZ, A.: Die Pharmakologie der Haut. In: Handbuch der Haut- und Geschlechtskrankheiten (Hrsg. W. Jadassohn) Springer Verlag Berlin, S. 94–100, Bd. V/1, 1930. — 38. POLANO, M. K., M. PONEC: Dependence of corticosteroid penetration on the vehicle. Arch. Derm. 112, 675–680, 1976. — 39. PRZERWA, M., M. ARNOLD: Untersuchungen zur Durchlässigkeit der Haut. Arzneimittel-Forsch. 25, 1048–1053, 1975. — 40. PULLMANN, H.: Die Salicylsäure in der Therapie der Psoriasis. Z. Hautkr. 51, 219–222, 1976. — 41. PULLMANN, H., K. J. LENNARTZ, G. K. STEIGLEDER: Die Wirkung der Salicylsäure auf die Proliferationskinetik psoriatischer Epidermiszellen. Autoradiographische in vitro-Untersuchungen. Arch. Derm. Forsch. 251, 271–275, 1975. — 42. SCHERRER, M., F. KNÜSEL, E. G. WEIRICH: Zur Kenntnis der antimikrobiellen Aktivität von Breitspektrumantimikrobica unter besonderer Berücksichtigung der Salicylsäure. Mykosen 14, 323–334, 1971. — 43. SCHOOP, M., A. RENSCHLER: Die Blockierung der Salicylsäureausscheidung durch Benemid. Z. Haut- u. Geschlechtskr. 23, 69–71, 1957. — 44. SCHUERMANN, H.: Vergiftung durch Externa in Dermatologie und Venerologie (Hrsg. H. A. Gottron, W. Schönfeld). G. Thieme Verlag Stuttgart, Bd. 3/1, S. 388, 1961, — 45. SCHULZE, W.: Die percutane Resorption in Dermatologie und Venerologie (Hrsg. H. A. Gottron, W. Schönfeld), G. Thieme Verlag Stuttgart, Bd. 1/1, S. 234–235, 1961. — 46. SCHULZE, W., K. REIFF: Experimentelle Untersuchungen über die Salicylsäureabgabe an die Haut aus öligen Lösungen. Arch. klin. exp. Derm. 205, 53–64, 1957. — 47. SCHUPPLI, R., R. SCHNEEBERGER, H. SEILER, M. SEILER, H. NIGGLI, K. HOFFMANN: Über die Toxicität der Salicylsäure in der Dermatologie. Dermatologica 144, 248–252, 1972. — 48. SCHWARTZ, C. S., H. G. MANDEL: Selective effect of salicylate on microbial RNA biosynthesis. Res. Comm. chem. Pathol. Pharmacol. 1, 677–681, 1970. — 49. SHEN, W., A. G. DANTIS, F. N. BRUSCATO: Effect of nonionic surfactants on percutaneous absorption of salicylic acid and sodium salicylate in the presence of demethylsulfoxide. J. pharm. Sc. 65, 1780–1783, 1976. — 50. STEIGLEDER, G.: Therapie der Hautkrankheiten. G. Thieme Verlag Stuttgart 1977. — 51. STOLAR, M. E., G.

V. Rossi, M. Barr: The effect of various ointment bases on the percutaneous absorption of salicylates II. J. Amer. Pharmac. Ass. Soc. 49, 148–152, 1960. — 52. Strakosch, E. A.: Studies on ointments. Arch. Derm. Syph. (Chicago) 47, 16–26, 1943. — 53. Stüttgen, G.: Charakterisierung anämischer Hautreaktionen auf intracutan applizierte Cortisonderivate. Klin. Wschr. 39, 267–268, 1961. — 54. Stüttgen, G., H. Schäfer: Funktionelle Dermatologie. Springer Verlag Berlin-Heidelberg-New York 1974. — 55. Takahashi, H., T. Ishii, K. Tanabe, H. Ikeda: The percutaneous absorption of salicylic acid. J. Derm. 3, 135–138, 1976. — 56. Trinnes, F.: Untersuchungen zum Salicylsäurestoffwechsel. Hautresorption von Salicylaten bei der Behandlung von Psoriatikern und Hautgesunden. Bestimmung des Salicylatblutspiegels und der Salicylaturinausscheidung. Inauguraldissertation Hamburg 1977. — 57. Vane, J. R.: Prostaglandins in the inflammatory response. In: Inflammation mechanisms and control (Hrsg.: Lupow and Ward). Academic Press London-New York 1972, S. 261–279. — 58. Washitake, M., T. Anmo, I. Tanaka, T. Arita, M. Nakano: Percutaneous absorption of drugs. IV. Percutaneous absorption of drugs from oily vehicles. J. pharm. Soc. 64, 397–401, 1975. — 59. Wechselberg, K.: Salicylsäurevergiftung durch percutane Resorption 1%iger Salicylvaseline. Paed. Prax. 7, 431–433, 1968. — 60. Weirich, E. G.: Dermatopharmacology of salicylic acid. 1. Range of dermatotherapeutic effects of salicylic acid. Dermatologica 151, 268–283, 1975. — 61. Weirich, E. G., J. K. Longauer, A. H. Kirkwood: Dermatopharmacology of salicylic acid. 2. Epidermal antihyperplastic effect of salicylic acid in animals. Dermatologica 151, 321–332, 1975. — 62. Weirich, E. G., J. K. Longauer, A. H. Kirkwood: Dermatopharmacology of salicylicacid. 3. Topical contrainflammatory effect of salicylic acid and other drugs in animal experiments. Dermatologica 152, 87–99, 1976. — 63. Weirich, E. G., J. K. Longauer, A. H. Kirkwood: Epidermal antihyperplastic effects of contact antiphlogistics. Dermatologica 156, 1–7, 1978. — 64. Weirich, E. G., J. K. Longauer, A. H. Kirkwood: Effect of topical salicylic acid on animal epidermopoisis. Dermatologica 156, 89–96, 1978. — 65. Weirich, E. G., U. C. Lutz: Hautvasokonstriktionseffekt von Kontaktantiphlogistica. Dermatologica 155, 328–334, 1977. — 66. Weiss, J. F., W. F. Lever: Percutaneous salicylic acid intoxication in psoriasis. Arch. Derm. 90, 614–619, 1964. — 67. Windhagen, K., G. Plewig: Wirkung von Schälmitteln (Resorcin, kristalliner Schwefel, Salicylsäure) auf Meerschweinchenepidermis. Arch. Derm. Forsch. 259, 187–198, 1977. — 68. Würbach, G: Die Salicylsäureausscheidung im Urin nach percutaner Penetration. Derm. Wschr. 149, 609–613, 1964. — 69. Young, C. J.: Salicylate intoxication from cutaneous absorption of salicylic acid. South. med. J. 45, 1075–1077, 1952. — 70. Young, E., N. Weiffenbach: About the conversion of salicylic acid into zinc salicylate in ointments and pastes containing both zink oxide and salicylic acid. Dermatologica 118, 74–86, 1959.

Anthralin – Facts, Trends and unresolved Problems

H. Schaefer, W. Schalla, B. Shroot

Centre International de Recherches Dermatologiques
Sophia Antipolis, 06565 Valbonne Cedex, France

Zusammenfassung

In diesem Übersichtsartikel sind die naturwissenschaftlichen und klinischen Ergebnisse über Anthralin zusammengefaßt worden, um einen Überblick über dieses altbewährte antipsoriatische Lokaltherapeuticum zu gewähren. Neben der Chemie und Biochemie wird auf Untersuchungen zur Galenik, zur Pharmakokinetik und zum Metabolismus dieses Medikaments eingegangen. Ausführlich werden auch die Wirkungsweise des Anthralins auf cellulärer und molekularer Ebene erläutert und neue Behandlungsweisen beschrieben, die auf neuen Erkenntnissen bezüglich der Penetrationskinetiken beruhen.

Summary

In this review, data from fundamental and clinical literature on anthralin have been brought together to provide an overview of this well studied antipsoriatic drug. In addition to chemistry and biochemistry, attention is focused on formulation studies, pharmacokinetics and metabolism of the drug. Details of the action of anthralin at the cellular and molecular levels are highlighted, and novel treatment modalities are described which are based on some new basic considerations of the penetration kinetics in normal and diseased skin.

1. Introduction

Although anthralin (dithranol, cignolin®) is far from being an ideal drug because of its irritating and staining properties, it is up till now one of the mainstays in the treatment of psoriasis. It was first used by *Galewsky* in 1916 (43) in the treatment of psoriasis and replaced chrysarobin which was introduced in 1877 by *Squire* (128, 129) and was found to be irritating and stained the skin. Chrysarobin is in fact a natural product which is a mixture of compounds having as the main active principle a methyl derivative of anthralin. The subject has previously been reviewed by several authors (51, 59, 68, 96, 97) and there has been a recent symposium based on the theme of anthralin, the proceedings of which are published in the British Journal of Dermatology, Suppl. 20 (1981).

2. Chemistry of Anthralin

A cursory glance at the structure of anthralin (1,8-dihydroxy-9-anthrone) (I), immediately suggests that the tautomeric enol-form (II) should possess certain chemical features of anthracene.

$$I \longrightarrow II$$

A second major chemical feature of the anthralin molecule is the hydrogen bonding potential of the array of the three oxygen atoms at C1, C8 and C9. Essentially, it is the current thinking that the mode of action and the rationalisation of the major side-effects of the molecule, namely staining and irritation, are

linked to the duality of the chemical system, i.e. anthrone and/or anthracene and its derivatives, respectively. Accordingly, some attention has to be focused on two different chemical systems, although it is clear that a review of the extensive chemical and physical properties of anthracene and its derivatives is outside the scope of the present article.

There is strong evidence (10, 16, 21) that photodimerisation of anthracene leads to bridged structures which correspond to the general formula III. An analogous structure has been postulated for the dimer of anthralin (123), but there is little doubt that the true structure of this dimer is $1,1'-8,8'$-tetrahydroxy-$10,10'$-bianthrone IV (12).

III   IV   V

This observation coupled with the fact that anthralin can be readily oxidized to 1,8-dihydroxy-9,10-anthraquinone (Istizin) (V) (123), indicates that the chemistry of the system is highly complex. This is further borne out by the fact that these molecules are not only unstable to light and oxygen, but also to basic agents and of course to combinations of all three factors. Guided by the pioneering work of *Unna* (138, 139), who postulated that the conversion of anthralin into "anthralin brown" was catalysed by lipid peroxides, several workers (25, 78) have considered the possibility that free radical species are associated with the mode of action of anthralin. That such a species can be generated in organic solvents and subsequently trapped, has been recently documented (86), but the existence of such species in vivo still remains to be proved.

There have been several reports in the literature concerning derivatives of anthralin which are claimed to have antipsoriatic activity and show reduced incidence of side-effects (84, 86, 142). Predictably the triacetyl derivative of anthralin (VI) which is readily prepared by acetylation of anthralin with acetic anhydride shows some of the characteristics of anthracene e.g. fluorescence. It is not clear whether this molecule gives rise to anthralin or other partially acetylated derivatives in vivo, but in vitro studies do show that such mixtures can be obtained in the presence of human serum (143). The 10-acetyl derivative (VII) is prepared by the acetylation of anthralin with acetyl chloride (122) and appears to exist in the anthrone rather than the anthracene form, according to the spectral data.

The anthracene-1,8,9-triol anion (VIII) has recently been postulated as the active species involved in anthralin action. The evidence is based on spectroscopic data and enzyme inhibition studies (143).

Apart from the orange "Istizin" (V) and the pale yellow dimer (IV), the identity of the violet and brown colored components which may be observed during the process of anthralin degradation is unknown. These products are almost certainly associated with the undesirable staining (84) evidenced during anthralin therapy, and a knowledge of their structure would help to design new molecules which would be better from the point of patient compliance.

VI   VII   VIII

3. Analysis

Spectrophotometric methods (1, 4, 6, 29, 89, 106, 112, 136) are commonly used for the determination of anthrones, anthraquinones and the bis anthrones. Several thin layer chromatographic systems have been reported in which mixtures of the above components are first separated and then quantified by UV spectrophotometry (29, 106, 136). A recent study (13) described the efficient analysis of mixtures of anthralin and its breakdown products using high performance liquid chromatography (HPLC), which permits detection of 1 ng of material. Specific metal complexation has been described with copper and other metals (27) and the specific coloration due to azomethines obtained by the reaction of hydroxy-anthrone derivatives with p-nitrosodimethyl aniline has been described (2) and quantified (127). Developments in the analysis of anthraquinone derivatives have been recently reviewed (151). It was reported that the pk value of anthralin was too weak to measure in aqueous dioxane (65), the dissociation constant for the corresponding quinone (V) was found to be 13.06 ± 0.02.

83

A volumetric method is based on the reaction of anthralin with potassium perbromate and potassium bromide in acetic acid (56). The Volhard method is then used to assay bromine in the resultant tetrabromoanthralin.

4. Formulations

The universal problems which are encountered with anthralin formulations are patient compliance and stability. Depending on the area to be treated, three types of anthralin formulations are used: petrolatum, the hard paste, and cream formulations. The stiff paste (Lassar's paste) is of particular value when trying to confine application to the lesions in order to prevent inflammation of the surrounding normal skin (15). The creams and softer formulations are more readily applied to the scalp and are more easily removed by washing with soap and water than the Lassar's type pastes. There has been much attention focused on the role of salicylic acid and zinc oxide in the stiff paste formulation.

Lassar's Paste

Salicylic acid	2%
Hard paraffin	5%
Zinc oxide	24%
Starch	24%
Soft paraffin	to 100%

An extensive study of the factors affecting clinical efficacy (19) indicated that starch only modified the consistency. This work showed that, depending on the age of the preparation and the extent it had been exposed to oxygen and light, zinc oxide will impair the effectiveness by forming a pink-coloured complex or compound with anthralin. Salicylic acid prevents and reverses this reaction. Benzoic acid also prevented this interaction, but the effect is not simply related to pH as many other organic acids had no such protective action. In the same paper, *Comaish* et al., reported that the presence of salicylic acid in preparations of anthralin in vaseline does not affect stability or clinical efficacy.
A new cream formulation (53, 146) contains anthralin 0.1% or 0.25% dissolved in the oily phase of a cream base with an aqueous phase acidified with ascorbic acid which acts also as an antioxidant. The use of urea as a stabilizing agent in cream formulations has also been reported. In a recent study, in which the anthralin content of a number of commercial preparations was examined, a wide range of concentrations was found of anthralin dimer and the quinone (13). This underlines the importance of using fresh formulations and careful handling and storage during usage.

5. Pharmacokinetics

There are some qualitative studies dealing with the permeation through animal skin (138) and the distribution and decomposition within the skin (37, 38, 124). Quantitatively, the concentration of anthralin and its decomposition products/metabolites (measurement of radioactivity) in the epidermis and dermis, after application of $0.1-1\%$ anthralin — using petrolatum, aqueous wool wax alcohol ointment or chloroform as the vehicle, are high in relation to other drugs. When 0.1% anthralin in petrolatum is applied to normal human skin, the epidermal concentration of the drug and its decomposition products/metabolites increases with time and reaches a steady state after some hours in the range of $0.5-1 \times 10^{-4}$ M (64, 115, 117). When using 1% anthralin in petrolatum instead of 0.1%, the epidermal concentrations are increased by approximately a factor of ten. The absolute values in the upper part of the dermis are one to two orders of magnitude lower. Using the 1% anthralin ointment, the epidermal and dermal concentrations are higher than expected after 1000 minutes, indicating a breakdown of the barrier function, i.e. there is a toxic effect. Removal of the horny layer which at least for corticoids mimics the disturbed barrier function in psoriatic lesions (116) is also followed by an increase by a factor of about ten for both concentrations of anthralin (115, 117).
In addition, most of the preparations used for anthralin have to some extent an "occlusive" effect which in itself influences the psoriatic lesions. Mostly, the penetration of compounds is enhanced in psoriatic lesions. For any effective antipsoriatic therapy, therefore, the horny layer barrier reconstitution of psoriatic lesions correlates with the decline of the influx of drug into the skin. Further, the horny layer barrier in uninvolved skin is more pronounced after dithranol therapy (39). If, indeed, the same tissue level of drug is necessary for the total treatment period, the drug concentration in the vehicle has to be increased during therapy. In practice, even preparations with very low anthralin content are effective without raising their concentrations during treatment (the lowest ones, however, are used in combination with UV). (See "8. Modes of Application in Clinical Therapy".)
The difference between penetration into the skin in vitro and in vivo (117) and also the amount found in the urine (61, 90) is minimal, indicating that the resorption into the blood and lymph vessels within the dermis is low, after a single application of anthralin in petrolatum. Accordingly, urinary excretion continued for some days (64, 90). Most of the drug is eliminated as oxidation products, mainly with the urine, but also to a minor extent with the faeces (90).

After repeated applications of tritiated anthralin in different vehicles and concentrations to piglets, no labelled compounds could be detected in the urine (54). Therefore, there is no dramatic increase in percutaneous absorption after repeated applications of lower anthralin concentrations. After a period of two weeks, these authors found the relatively highest levels of radioactivity in the liver. From their data, we calculated concentrations of anthralin and its metabolites of about $5-20\ \mu g/g$ tissue. No histopathological changes were observed in any abdominal or thoracic organ.

The penetration of triacetylanthralin is lower 6 hrs after topical application of a 0.1% formulation (vaseline) in vivo, as compared to 0.1% anthralin. The penetration was highly influenced by different vehicles (the same should be true for the stability). Because of the fundamentally completely different penetration kinetics of anthralin and its triacetyl derivative, it was concluded that this derivative could be hydrolyzed into its parent compound only to a minor extent (64).

6. Metabolism

The metabolism of anthralin has been studied in man (37, 38, 57, 60, 61), in pigs (54) and by serum in vitro (143). There is evidence that to some extent there is an interconversion between anthralin (I) and its quinone (V), when the compound is applied either orally or by the topical route. These redox reactions are thought to occur in the colon and intestine, support for which is derived from the clinical observation of anthralin-induced irritation around the anal region following oral ingestion of the quinone "Istizin R" (57). As mentioned earlier, there is good evidence that triacetyl anthralin (VII) is hydrolysed in vitro to give anthralin, but whether it is true in man (see "Pharmacokinetics") has to be proven. Despite the concerted efforts of several schools to study the transformation of anthralin in the skin, only radioactive counting and fluorescent microscopy evidence has been presented to date (37, 38, 64). These techniques suffer from a lack of specificity and accordingly the question of the nature of the active species and whether this species also causes staining and irritation remains to be answered.

7. Biological Effects

7.1 Cell proliferation

The data concerning the anti-proliferative activity of anthralin are conflicting. This is in part due to the fact that several models and different methods and techniques have been used.

In *cultures of epidermal cells* from guinea-pigs, anthralin was cytostatic in a concentration of $2\ \mu M$, whereas it was cytotoxic in $10\ \mu M$ concentrations. The more rapidly growing the cells, the greater the inhibition of thymidine utilization. At cytostatic levels, the incorporation of precursors for DNA synthesis was inhibited. Commercially obtained, unpurified anthralin was marginally more toxic than purified material (66).

Human skin fibroblasts in culture seem somewhat more sensitive. Anthralin, its 10-acetyl analogue (VII), and its dimer (IV) completely inhibited cell growth and ³H-thymidine incorporation without detectable cell death at concentrations of ranging from 0.1 to $1\ \mu M$. The former two compounds led to a loss of cell adherence, cell detachment and to some extent also to cell death which was not observed with the dimer. It should be emphasized that the experimental conditions for such studies are important. There was a decomposition of 80% of the anthralin within 20 min, which was greatly increased when foetal calf serum was present in the medium. However, within 2 min, the degradation was less than 5%. Anthraquinone was ineffective at $10\ \mu M$ or below (62).

In unirradiated *human glioblastoma cells,* anthralin, at about $1\ \mu M$, inhibited the replicative synthesis by 50%. Various doses of UVC in combination with $0.4\ \mu M$ anthralin caused an additive suppression of the replicative synthesis. In cells irradiated with $20\ J/m^2$ of UV, a concentration of $2.3\ \mu M$ anthralin was required to inhibit the repair synthesis by 50%. The quinone was infective in concentrations up to $3\ \mu M$. Neither compound stimulated the repair synthesis without UV irradiation (17).

In animal models, anthralin also has an antiproliferative effect. Using the regeneration test by the larvae of Xenopus laevis, concentrations ranging from 4 nM to 31 nM increased the cytostatic efficacy from 8% to 78%; higher concentrations (> 62 nM) were cytotoxic for the larvae (69, 70). In hairless mice, the S phase was prolonged from 6 hr to 12 hr and the G_2 phase from 3.5 hr to $6-9$ hr after a single application of 24 µg anthralin in 0.1 ml ethyl acetate, whether the drug was pure or not. No effect of the duration of the S or G_2 phase was seen with anthraquinone and anthralin dimer. The latter depressed the diurnal mitotic peak, but this was not as pronounced nor as long as with anthralin (34). In a previous study, the same group found an increase of the G_2 phase from 2 to 5 hours and a decrease of the duration of the S phase from 7 to 3 hours (31). This suppression of the mitotic index and the DNA synthesis could also be seen after 0.4% anthralin in Lassar's paste. Whereas additional irradiation of hairless mice with UVA did not influence the anthralin effect, UVB and UVC increased the anti-proliferative efficacy in an additive manner (140). On the other hand, only in combination with UVA, did anthracene itself suppress the cell proliferation, whereas UVB and UVC caused no photoactivation of the compound (141).

The results in *human keratinocytes* are conflicting. In normal skin, there was a slight increase in the mitotic rate probably because of the irritancy of the treatment (32, 33). The same seemed to be true for the uninvolved areas of psoriatic skin (120). Within the psoriatic lesion, the mitotic index and the DNA

synthesis returned from higher levels to normal (3, 8, 42, 69, 74, 120, 130). On the other hand, *Born* (9) could not find any influence of the treatment. Whether there is an inverse relationship between a decrease in the labelling index and the reappearance of the granular layer, is not yet finally determined (22, 42, 74).
Some of the reasons for these differences, as well as for the different results in terms of the duration of the S phase could be: (a) the diurnal variations of the cell cycle (34), (b) errors in the calculations by different percentages of cells in the G_0 phase before and after therapy (45), (c) variations of the parameters from one psoriatic plaque to the other (22, 74); (d) varying time period between the biopsies before and after treatment; (e) ^{3}H-thymidine labelling in some studies in vitro, in others in vivo.
Nonetheless, most of the studies confirm that anthralin has an antiproliferative effect. This is also supported by other methods such as the reduction of the ^{32}P-uptake (5), and the decrease of elevated c-GMP levels (111) and polyamine levels (8, 47). Using the stimulation of epidermal proliferation in mouse skin by tetradecanoylphorbol acetate (TPA) as a model for psoriasis, the TPA-induced activity of epidermal ornithine decarboxylase (ODC) and the TPA-stimulated DNA synthesis could be suppressed by pretreatment with 20 µg anthralin topically. Histologically, the TPA-induced epidermal hyperplasia was replaced by a moribund appearance (148). The present knowledge seems to indicate that anthralin inhibits the cell cycle between the G_1 and S phase (24, 120) and eliminated a specific fraction of cells from the population (24).

7.2. Vascular Effects – Erythema and Irritation

The most important limiting factor in therapy with anthralin is the erythema reaction. The minimal concentration of anthralin which caused an erythema was estimated as 0.012% (w/w) anthralin in chloroform under nonocclusive conditions (80). Using anthralin in petrolatum under occlusion, the corresponding minimal concentrations for an erythema reaction were 0.025% (52) and 0.045% (0.2 mmol/kg) (87), respectively. The erythema is of the delayed type with a responsive maximum after 48 – 72 hours (80, 87, 131). Differences between normal skin and uninvolved skin of psoriatics, or between different skin types, are not observed. The erythema subsided after four to five days. The intraindividual variation estimated by repeated applications was not greater than 0.007% anthralin in chloroform (80). Therefore, if the anthralin concentrations are increased by a factor of $\sqrt{2}$ for estimating the minimal erythema response, as emphasized by *Heite* and *Kleinhans* (52), the reproducibility is $\pm$ 1 concentration step.
The increase in skin temperature followed the time course of the erythema with a maximum after 48 – 72 hr, but whereas the erythema was restricted to the application area, the increased infrared irradiation from the skin included a much larger area (131).
Pretreatment with UVB 24 hr before the application of anthralin decreased the visible erythema reaction (63, 131) while the skin temperature was 1 – 2° C higher compared to an area which was only treated with anthralin (131). Extension of the time period between these two treatments to 48 hr diminished the reduction effect for the erythema. On extending the period between UVB irradiation and anthralin application to 72 hr, the former did not further influence the erythema. Whether UVB irradiation was immediately followed by anthralin application, or the test area was irradiated 24 h after anthralin application, UVA irradiation did not at any time change the erythema reaction. Patients who were treated with PUVA or UVB therapy showed a decreased erythema reaction to anthralin. Repeated applications of anthralin after 24 – 72 hr caused an increased reaction. In no case could any signs of tachyphylaxis be demonstrated (63) which is in disagreement with the clinical experience.
Whereas washing with oil 10 min. after anthralin application reduced the erythemogenic response, there was no effect when the oil was used 1 hr after application. On the other hand, with a special application form, there was a linear correlation between the erythema reaction and the application period ranging from 0.5 to 24 hr (63). Acidification with lactic acid and propylene glycol increased this effect of anthralin, alkalinisation abolished it (63).
None of the following drugs tested in short-term trials could influence the erythema reaction: compound 48/80, tetrahydrofurfyryl nicotinate, steroidal and non-steroidal antiphlogistics, H1 and H2 antagonists and scopolamine (63, 80).

7.3. Toxicology

In general, anthralin and its antipsoriatically active derivatives are irritating for the skin and the mucous membranes. This effect is diminished by UVB pretreatment both within the psoriatic lesion and the Woronoff's ring. On the other hand, pretreatment with corticoids reduced the horny layer thickness (40, 41) and, thereby also the erythema threshold (39).
The concentration threshold of anthralin staining is somewhat higher (84, 85). There seems to be a dose response relationship for irritation and staining.
Because anthralin is so highly active, the biological activity after topical application is in general restricted to the skin. Systemic toxicity after percutaneous absorption is negligible in man, even in cases with renal and liver disease (44), although after subcutaneous, intraperitoneal and intravenous injections into animals, damage to kidneys and – more pronounced, to the liver and nerves – occurred (26, 58). Iritis and rheumatoid symptoms were observed (67). A reproducible severe febrile gonarthritis after retreatment with anthralin can also occur (119).

Anthralin as employed in the Ingram technique, i.e. with UVB, inhibits sensitivity to DNCB (83) and acts as a tumour promoter (7, 27), but does not influence tumour rejection (36). At present, there are no reports on increased carcinogenicity in man.

8. Modes of Application in Clinical Therapy

For the management of chronic psoriasis with anthralin, there are many treatment schedules, thus strongly indicating that none of them is optimal. Therefore, in the following only commonly used therapies or new trends are mentioned. Naturally, this does not exclude the value of other regimens. Whether the recommended increase of anthralin concentration in the different vehicles is essential or not is unclear. The concentrations for the eruptive form are lower than for the chronic plaque type psoriasis. Both erythrodermic and generalized pustular psoriasis are contra-indicated, but perhaps treatable with very low anthralin concentrations.

8.1. Anthralin in soft and hard paraffin or petrolatum

Because of its stability in soft and hard paraffin or in degased petrolatum, these vehicles are often used and recommended (U.S./British Pharmacopeia). Slight irritations usually occur with anthralin concentrations of $0.1-0.3\%$. Therefore, it is a matter of opinion whether such concentrations or somewhat lower ones should be used for the first days of treatment. In the course of therapy the anthralin concentration in petrolatum is increased about every $3-7$ days by a factor of 2 (or $\sqrt{2}$) depending upon the erythematous response. In practice, the regimen starts with an anthralin concentration between 0.0625 and 0.25% and is doubled each third to seventh day up to an upper limit of 2 to 4%. Before each application, bathing or washing is recommended. The discoloration of the skin can be diminished by using an acidic soap or tenside (118).

8.2. Combination with salicylic acid and urea

The combination of anthralin with urea or salicylic acid perhaps improve the therapeutic effect. An increase in the influx of anthralin into the skin by a keratolytic effect upon the horny layer barrier seems unlikely since the barrier is already disturbed in psoriatic lesions prior to treatment. Whereas salicylic acid prevents the decomposition of anthralin, urea probably will enhance this process. Two well-known combinations of anthralin and salicylic acid are CSV (Cignolin-Salicylic acid-Vaseline) (88, 93) and Lassar's paste. The original galenical ingredients of the latter have been modified to influence the stiffness and stability (19). The advantages of pastes compared to petrolatum is that pastes can be applied more precisely to the involved skin, avoiding irritation of the uninvolved skin.
In terms of erythema production, the same anthralin concentration seems somewhat more effective in Lassar's paste than in petrolatum, although (or because?) it is not stable in the former. The common steps of increments for Lassar's paste are from (0.1-) 0.2 up to 0.8%. (Warm) oil is emphasized for easier removal of the paste.
In practice, the CSV regimen seems superior to Lassar's paste (108).

8.3. Combination with corticoids

The utility of the combination of anthralin with corticoids is debatable. With the Stanford regimen, irritancy could be reduced by alternating applications of dithranol and corticoid (30). However, is such a therapy superior to the use of a somewhat lower anthralin concentration without corticoids which also involves less irritation? In addition, such alternating applications show an earlier occurrence of relapses than anthralin alone (126), although this comparison trial is debatable.

8.4. Combination with UV and PUVA

The former combination was initiated by *Ingram* (55) and is widely used in many countries. When the once daily application of Lassar's paste (originally with 0.5% anthralin) is not followed by a stronger irritation, the paste is removed in the morning with oil, followed by a tar bath for 20 min and then by UV irradiation. The procedure is completed with the application of Lassar's paste till the next morning, when the cycle is repeated. It was found that the therapeutic effect of the tar bath and the UV light is negligible (147) and that this combination slightly increases the tendency to relapse (125). At present, it is not clear whether there is an additional effect of UV irradiation when lower anthralin concentrations are used $(0.01-0.05\%)$. The combination of anthralin with PUVA gave better results than one of these regimens alone (23, 145), but the patient compliance for the combination was lower than for PUVA alone (82).

8.5 Low anthralin concentrations and limited application periods

Psoriasis could be treated with anthralin concentrations as low as $0.01-0.05\%$, thus avoiding staining of the skin and the clothes as well as irritation (11, 81). Therefore, the prolonged periods necessary for clearing the psoriasis would be more than compensated. However, these encouraging results have to be confirmed. Because therapy with the lowest concentrations was combined with UV, it has to be proved whether in this case UV has an additional effect.
Another approach to diminish the side-effects of anthralin is its application for a limited time period. *Harris* and *Ferrington* (51) decreased not only the anthralin concentration in Lassar's paste to $0.1-0.4\%$, but also only applied it overnight ($8-12$ hours).

Recently, from the investigations about the faster and higher penetration of anthralin into the arteficially damaged skin, it was concluded that the optimal removal time of the drug excess from the skin surface should be less than 60 min. dependent on the anthralin concentration used (115, 117).
First clinical trials confirmed this concept. although the best application period and the corresponding anthralin concentration are still a matter of discussion (73, 109, 114).

8.6. Treatment of the scalp

Anthralin can discolour blond hair, with a marker tendency to turn it yellowish. Furthermore, the fatty ointments are uncomfortable on the scalp. Although these ointments are effective in this region, better galenical preparations would be helpful. The O/W vanishing cream mentioned above (53) is just the first step in this direction.

8.7. Comparison with other antipsoriatiac treatments

Most of the comparison ison trials between PUVA and different anthralin regimens indicate that the efficacy in clearing psoriasis is about the same; only in a few studies does PUVA or anthralin seem to be superior (35, 93, 107). The results concerning the period needed for clearing and the relapse period are somewhat conflicting. At present, PUVA is more frequently used in treatment of out-patients.
With respect to corticoids, the clinical efficacy in treating psoriasis with the fluorinated corticoids under occlusion was about the same as anthralin, but relapses occurred earlier. However, in a comparison between anthralin and clobetasol propionate, the latter was equally effective (75), but relapse occurred later. The recurrence time after anthralin treatment, however, was unusually short (76). The Ingram regimen was superior to that of *Goeckerman* (46, 147).

8.8 Histological observations following therapy

Following intradermal injection of anthralin suspended in liquid paraffin into white rats, *Unna* reported marked changes in the cutis, in particular with respect to the vessels, mast cells and leucocytes. In the epidermis, blister formation was evident (139).
The histological observations following anthralin treatment have been reviewed (68).
Anthralin treatment leads to a reduction in the dilatation of blood vessels in the corium as well as to a decreased infiltration. It is, however, very difficult to interpret these histological data since, in most cases, the patients had also been treated with UV and other drugs.
In another histological study (132) of treated and untreated psoriatic lesions, it was shown that the distribution of parakeratosis in a psoriatic lesion is related to the degree of inflammatory reaction at the top of the papillae. Anthralin treatment generally resulted in a slow normalization of keratinization.

8.9. Other clinical indications

Besides psoriasis, anthralin has been used in the treatment of Alopecia areata. The effect is believed to be related to the pro-inflammatory action of the drug (28, 121). For some other dermatoses, anthralin was also of some value, but there are now better treatments for these diseases.

9. Structure Activity Relationship (SAR)

Relatively few studies have been reported in which the chemical structure has been related to a biological or physical property. The renowned work of *Krebs & Schaltegger* (68 − 71) showed that the 1-hydroxy-9-anthrone structure IX was the minimal structural requirement for an anti-psoriatic effect. Recently it has been shown that when one of the C_{10} hydrogen atoms is replaced by an acetyl group (X: R = CH_3) the anti-psoriatic effect was preserved. This same group also reported that, as the chain lenght of the acyl at C_{10} increased, the staining and irritative properties decreased.

The tumour promoting activity of anthralin and some of its analogues have been studied in two stage carcinogenesis experiments (27, 123). It was suggested that the replacement of one C_{10} hydrogen atom by acyl functions did not lead to a loss of this activity, whereas acylation of the hydroxyl groups results in a loss of tumour promoting activity. The authors point out, however, that these data have to be interpreted cautiously as the biological effect observed is the result of a variety of factors. No clinical or animal SAR studies have been quantified and subjected to statistical analysis of the type which would help predict future goals.

10. Mode of Action

10.1. Biochemistry

The majority of the biochemical studies related to anthralin deal with its effect on the glycolytic pathway (5, 48 − 50, 69, 80, 94 − 105, 113, 134). In particular the enzymes concerned with the pentose-shunt and the resultant effect on protein synthesis have been the focal point. The rationale for such interest is based on the idea that in psoriasis the epidermal cells are continually in a rapidly proliferating phase either related to faster cell turnover or a greater number of proliferating cells, which results in an increased turnover of major biochemical processes. Although glucose-6-phosphate dehydrogenase (G6PDH) is not the only enzyme which has been studied in this context, most attention has been paid to this system (5, 48 – 50, 95, 102 – 104), presumably as it was shown (102) that G6PDH derived from either yeast or human skin behaved similarly as far as their inhibition by anthralin was concerned. Recently (14), the intrinsic inhibitory potency of anthralin was shown to be weak, but some of its breakdown products were strong inhibitors. The rapid formation of biologically active artefacts in vitro increased the difficulty to interpret data at the molecular level. Glyceraldehydephosphate dehydrogenase and G6PDH activities were measured using the microdissection of the subcorneal and basal layers of punch biopsies from within or just outside psoriatic plaques (48). These enzyme activities were depressed following treatment with anthralin. The NAD dependent isocitrate dehydrogenase activity in the subcorneal and basal epidermal layers of psoriatics and control patients treated with anthralin for two weeks were related to the type of keratinization. In parakeratotic areas, the enzymatic activity was increased to a level at least twice that found in orthokeratotic regions and decreased in the parakeratotic areas of involved skin during anthralin treatment. The author concluded that mitochondrial activity may be important in the control of keratinization.

10.2 Polyamines

Serum and urinary levels of polyamines are elevated in psoriatic patients (91, 92, 110). Treatment with anthralin resulted in a reduction of polyamine levels and correlated with the reduction of the proliferative activity of the epidermis and with the clinical improvement of the patients (8, 47, 92).

10.3 Polypeptides

In a recent study of the polypeptide chain compositions of psoriatic scales (127), the chain fragment was found to be missing or considerably decreased when compared to stratum corneum or callus extracts from uninvolved and also normal skin. During treatment with coal tar and anthralin, it was reported that the polypeptide chain composition of psoriatic scale extracts returns to normal.

10.4. Binding to nuclear and mitochondrial DNA and to RNA.

There is some evidence that anthralin is able to react with DNA in vitro (18, 133, 135). It further inhibits DNA replicative and repair synthesis in cell culture (17, 72), although it does not appear to form adducts with DNA in vivo that can be repaired by an excision repair mechanism (17). It is ten times more active than ethidium bromide in the induction of cytoplasmic mutations that lead to respiration deficiency in yeasts (149, 150). However, the frequency of chromosomal mutations was not increased either in yeasts or in Ophiostoma (150). These results indicate that the chromatin-proteins might protect chromosomal DNA against reaction with the drug.

11. Conclusion

Anthralin occupies an important position in the clinician's armamentarium against psoriasis. Much effort has been successfully focused on modifying regimens either by formulation techniques or combination therapy. At the fundamental level, anthralin shows many facets of its biological action with PUVA. Despite the fact that anthralin provoked inflammation, is a potent inhibitor of key glycolytic enzymes, is cytotoxic and interacts with DNA, the nature of the active species has so far eluded identification. Until this has been accomplished, significant improvements in the anthralin class of antipsoriatic drugs will be rare. A clearer characterization of the inflammatory and staining process, a more detailed study of the distribution of the drug and its metabolites in diseased skin and a continuation to improve treatment schedules and further studies at the level of cell membrane and nuclear components, together sum up the needs in this important area of dermatological research.

Acknowledgments

The authors would like to thank Mr. Michael *Flanagan* for his helpful comments during the preparation of this manuscript and Mrs. Ruth *Alberti* for her secretarial assistance.

References

1) *Auerbach, M E.:* J. Amer. pharm. Ass. 34, 310 – 311 (1954). – **2)** *Auterhoff, H, Kinsky, G.:* Arch. Pharm. 299, 783 – 788 (1966). – **3)** *Baxter, D L, Stoughton, R B.:* J. invest. Derm. 54, 410 (1970). – **4)** *Beyrich, Th.:* Pharmazie 17, 280 – 282 (1962). – **5)** *Biersack, H J, Rodermund, D E, Winkler, C.:* Z. Hautkr. 54, 637 – 640 (1979). – **6)** *Biles, J A.:* J. Amer. pharm. Ass. 44, 74 – 76 (1955). – **7)** *Bock, F G, Burns, R.:* J. nat. Cancer Inst. 30, 393 – 397 (1963). – **8)** *Bohlen, P, Grove, J, Beya, M F, Koch-Weser, J, Henry, M H, Grosshans, E.:* Europ. J. clin. Invest. 8, 215 – 218 (1978). – **9)** *Born, W.:* Hautarzt 20,

178–181 (1969). – **10)** *Bouas-Laurent, H, Lapouyade, R.:* C. R. Acad. Sci. (Paris) t. 264, 1061–1064 (1967). – **11)** *Brody, I, Johannson, A.:* Cutan. Path. 4, 233–243 (1977). – **12)** *Brown, C.:* Private Communication. – **13)** *Caron, J C, Shroot, B.:* J. pharm. Sci. (in press). – **14)** *Cavey, D, Caron, J C, Shroot, B.:* Brit. J. Pharmacol. (Suppl.) in press (1981). – **15)** *Champion, R H.:* Brit. Med. J. 1966, I, 993–995. – **16)** *Chapman, O L, Lee, K.:* J. org. Chem. 34, 4166–4168 (1969). – **17)** *Clark, J M, Hanawalt, P C.:* Brit. J. Derm. (Suppl.) in press (1981). – **18)** *Cohen, S R, Carter, D M, Nagy, L E, Shih, M C, Wayne, S J.:* J. invest. Derm. 76, 305 (1981). – **19)** *Comaish, S, Smith, J, Seville, R H.:* Brit. J. Derm. 84, 282 (1971). – **20)** *Cotton, D W K, Rossum, E van.:* Arch. derm. Forsch. 252, 147–149 (1975). – **21)** *Coulson, C A, Orgel, L E, Taylor, W, Weiss, J.:* J. Amer. chem. Soc. 77, 2961–2962 (1955). – **22)** *Cox, A J, Watson, W.:* In: Farber, E M, Cox, A J. (eds.) Psoriasis – Proc. Internat. Symp., pp. 151–159, Stanford University Press. Stanford 1971. – **23)** *Cripps, D J, Lowe, N J.:* Clin. exp. Derm. 4, 477–483 (1979). – **24)** *Crombag, N, Bauer, F.:* Brit. J. Derm. 100, 602–603 (1979). – **25)** *Diezel, W, Meffert, H, Sonnichsen, N.:* Dermatologica 150, 154–162 (1975). – **26)** *Doering-Petersen, H.:* Untersuchungen zur Pharmakologie und Toxikologie des Antiacanthoticums Anthralin (Bayer), Med. Diss. Düsseldorf (1958). – **27)** *van Duuren, B L, Segal, A, Tseng, Rusch, G M, Loewengart, G, Mate, U, Roth, D, Smith, A, Melchionne, S.:* J. med. Chem. 21, 26–31 (1978). **28)** *Eichholz, E.:* Derm. Wschr. 88, 161–170 (1929). – **29)** *Elsabbagh, H M, Whitworth, C W, Schramm, L C.:* J. pharm. Sci. 68, 388–390 (1979). – **30)** *Farber, E M, Harris, D R.:* Arch. Derm. 101, 381–189 (1970). – **31)** *Fisher, L B.:* Clin. Res. 20, 212 (1972). – **32)** *Fisher, L B, Maibach, H I.:* In: *Farber, E M, Cox, A J.* (eds.) Psoriasis – Proc. Internatl. Symp., pp. 335–345, Stanford University Press, Stanford 1971. – **33)** *Fisher, L B, Maibach, H I.:* Arch. Derm. 108, 374–377 (1973). – **34)** *Fisher, L B, Maibach, H I.:* J. invest. Derm. 54, 338–341 (1975). – **35)** *Fischer, T, Juhlin, L.:* Arch. Derm. 113, 852 (1977). – **36)** *Fox, H W, Bock, F G.:* J. nat. Cancer Inst. 38, 789–795 (1967). – **37)** *Franz, E.:* Arch. derm. Forsch. 258, 103 (1977). – **38)** *Franz, E, Ippen, H.:* Arch. derm. Forsch. 255, 102 (1976). – **39)** *Frosch, P, Duncan, S, Kligman, A M.:* Brit. J. Derm. 102, 263–274 (1980). – **40)** *Frosch, P, Wendt, H, Kligman, A M.:* Arch. derm. Res. 261, 108 (1978). – **41)** *Frosch, P, Wendt, H.:* Arch. derm. Res. 270, 252 (1981). – **42)** *Fry, L, McMinn, R M H.:* Brit. J. Derm. 80, 113–115 (1968). – **43)** *Galewsky:* Derm. Wschr. 62, 113–115 (1916). – **44)** *Gay, M W, Moore, W J, Morgan, J M, Montes, L F.:* Arch. Derm. 105, 213–215. – **45)** *Gelfant, C.:* Brit. J. Derm. 95, 577–590 (1976). – **46)** *Gerny, H, Storck, H.:* Praxis 65, 641–645 (1976). – **47)** *Grosshans, E, Bohlen, P, Henry, M, Grove, J, Beya, M F, Koch-Weser, J.:* J. invest. Derm. 70, 227 (1978). – **48)** *Hammar, H.:* J. invest. Derm. 54, 121–125 (1970). – **49)** *Hammar, H.:* J. invest. Derm. 65, 315–319 (1975). – **50)** *Hammar, H.:* Arch. derm. Forsch. 252, 217–236 (1975). – **51)** *Harris, D R, Ferrington, R A.:* Farber, E M, Cox, A J. (eds.) Psoriasis – Proc. Internatl. Symp., pp. 357–365 Stanford University Pess. Stanford 1971. – **52)** *Heite, H.-J, Kleinhans, D.:* Arch. klin. exp. Derm. 212, 431–437 (1961). – **53)** *Hindson, C.:* Clin. Trials J. 17, 131–136 (1980). – **54)** *Hooper, G, Ayres, P J.:* Clin. exp. Derm. 4, 315–323 (1979). – **55)** *Ingram, J T.:* Brit. Med. J. 1953, II, 591–594. – **56)** *Ionescu-Solomon, I, Constantinescu, T, St. Gamenti, U.:* Rev. Chim. 17, 490–493 (1966). – **57)** *Ippen, H.:* Planta med. 7, 423–426 (1959). – **58)** *Ippen, H.:* Dermatologica 119, 211–220 (1959). – **59)** *Ippen, H.:* Arch. klin. exp. Derm. 227, 202–216 (1966). – **60)** *Ippen, H.:* Arzneimittel-Forsch. 24, 814–815 (1974). – **61)** *Ippen, H, Montag, T.:* Arzneimittel-Forsch. 8, 778–779 (1958). – **62)** *Jacques, Y, Reichert, U.:* Brit. J. Derm. (Suppl.) in press (1981). – **63)** *Juhlin, L.:* Brit. J. Derm. (Suppl.) in press (1981). – **64)** *Kammerau, B, Zesch, A, Schaefer, H.:* J. invest. Derm. 64, 145–149 (1975). – **65)** *Kido, H, Fernelius, W C, Haas, C G.:* Anal. chim. Acta 23, 116–123 (1960). – **66)** *Klem, E B.:* J. invest. Derm. 70, 27–32 (1978). – **67)** *Korting, G W.:* Therapie der Hautkrankheiten, 2. Aufl., p. 14., Schattauer Stuttgart-New York 1970. – **68)** *Krebs, A.:* Habilitationsscrift Universität Bern (1965). – **69)** *Krebs, A, Schaltegger, H.:* Dermatologica 131, 1–27 (1965). – **70)** *Krebs, A, Schaltegger, H.:* Experientia XXI/3, 128–129 (1965). – **71)** *Krebs, A, Schaltegger, H.:* Hautarzt 20, 204–209 (1969). – **72)** *Kulkarni, M S, Yielding, K L.:* Biochem. biophy. Res. Commun. 83, 1531–1537 (1978). – **73)** *Kunze, J, Munk, A, Muller, R.:* Arch. derm. Res. 270, 224 (1980). – **74)** *Liden, S, Michaelsson, G.:* Brit. J. Derm. 91, 447–456 (1974). – **75)** *Mackey, J P.:* Clin. Trials J. 17, 137–143 (1980). – **76)** *Marriott, P J, Munro, D D.:* Brit. J. Derm. 94 (Suppl. 12), 101–104 (1976). – **77)** *Martinmaa, J, Mustakallio, K K, Vanhala, L.:* J. invest. Derm. 70, 229 (1978). – **78)** *Meffert, H, Reich, P.:* Derm. Mschr. 155, 157–161 (1969). – **79)** *Meiers, H G, Kuhling, K, Ippen, H.:* Dermatologica 136, 497–503 (1968). – **80)** *Misch, K, Davies, M, Greaves, M, Couts, A.:* Brit. J. Derm. (Suppl.) in press (1981). – **81)** *Montes, L F, Wilborn, W H, Brody, I.:* J. cutan. Path. 6, 445–456 (1979). – **82)** *Morison, W L, Parrish, J A, Fitzpatrick, T B.:* Brit. J. Derm. 98, 125–132 (1978). – **83)** *Moss, C, Friedmann, P, Shuster, S.:* Lancet 1980, II, 922. – **84)** *Mustakallio, K K.:* Acta derm. vener. 59, 125–132 (1979). – **85)** *Mustakallio, K K.:* Acta derm. vener. 60, 169–171 (1979). – **86)** *Mustakallio, K K.:* Brit. J. Derm. (Suppl.) in press (1981). – **87)** *Mustakallio, K K, Brandt, H.:* Brit. J. Derm. (Suppl.) in press (1981). – **88)** *Orfanos, C E, Steigleder, G K.:* Z. Hautkr. 51, 473–480 (1976). – **89)** *Parikh, P M, Vadoria, D J, Mukherji, S P.:* J. Pharm. Pharmacol. 11, 314–317 (1959). – **90)** *Patzscke, W.:* Arch. Derm. Syph. (Berlin) 141, 123–151 (1922). – **91)** *Proctor, M S, Fletcher, H V, Shukla, J B, Rennert, O M.:* J. invest. Derm. 65, 409–411 (1975). – **92)** *Proctor, S, Orenberg, E K, Farber, E M.:* J. invest. Derm. 71, 279 (1978). – **93)** *Pullmann, H, Zingsheim, M, Steigleder, G K, Orfanos, C F.:* Z. Hautkr. 51, 861–871 (1976). – **94)** *Raab, W.:* Ann. ital. Derm. clin. sper. 22, 322–339 (1968). – **95)** *Raab, W.:* Arch. klin. exp. Derm. 234, 44–51 (1969). – **96)** *Raab, W.:* Hautarzt 26, 452–455 (1975). – **97)** *Raab, W.:* Hautarzt 26, 456–459 (1975). – **98)** *Raab, W.:* Brit. J. Derm. 95, 193–196 (1976). – **99)** *Raab, W, Gmeiner, B M.:* Arch. derm. Forsch. 251, 87–94 (1974). – **100)** *Raab, W, Gmeiner, B M.:* Dermatologica 150, 267–276 (1975). – **101)** *Raab, W, Patermann, F.:* Naturwissenschaften 53, 614–615 (1966). – **102)** *Raab, W, Patermann, F.:* Arch. klin. exp. Derm. 226, 144–152 (1966). – **103)** *Raab, W,*

Siber, H.: Arch. derm. Forsch. 249, 179 – 189 (1974). – **104)** *Rassner, G.:* Arch. derm. Forsch. 241, 237 – 244 (1971). – **105)** *Rassner, G.:* Arch. derm. Forsch. 243, 47 – 51 (1972). – **106)** *Retzow, A, Schaublin, J, Wiegrebe, W.:* Pharm. Ztg. 123, 1808 – 1810 (1978). – **107)** *Rogers, S, Marks, J, Shuster, S, Briffa, D V, Warin, A, Greaves, M W.:* Lancet 1979, I, 455 – 458. – **108)** *Runne, U.:* Hautarzt 25, 199 – 200 (1974). – **109)** *Runne, U, Schopf, U, Schopf, R, Kelm, F.:* Arch. derm. Res. 270, 223 – 224 (1981). – **110)** *Russell, D H, Stawiski, M A, Duell, E A, Vorhees, J J.:* Pharmacologist 18, 157 (1976). – **111)** *Saihan, E, Albano, J, Burton, J L.:* Brit. J. Derm. 101, 102 – 103 (1979). – **112)** *Salim, E F, Manni, P E, Sinsheimer, J E.:* J. pharm. Sci. 53, 391 – 394 (1964). – **113)** *Schaefer, H.:* Arch. klin. exp. Derm. 237, 240 – 245 (1970). – **114)** *Schaefer, H, Farber, E M, Goldberg, L, Schalla, W.:* Brit. J. Derm. 101, 571 – 573 (1980). – **115)** *Schalla, W, Bauer, E, Wesendahl, C, Goldberg, L, Farber, E M, Schaefer, H.:* Arch. derm. Res. 267, 203 (1980). – **116)** *Schalla, W, Bauer, E, Schaefer, H.:* Acta derm. 6, 3 – 11 (1980). – **117)** *Schalla, W, Bauer, E, Schaefer, H.:* Brit. J. Derm. (Suppl.) in press (1981). – **118)** *Schalla, W et al.:* unpublished results. – **119)** *Schalla, W.:* unpublished observations. – **120)** *Schmid, E H, Meisel, C.:* Therapiewoche 19, 1655 – 1662 (1973). – **121)** *Schmoeckel, Ch.:* Hautarzt 31, 556 (1980). – **122)** *Schultz, O E, Schultze-Mosgau, H H.:* Arch. Pharm. 298, 273 – 281 (1965). – **123)** *Segal, A, Katz, Ch, van Duuren, B L.:* J. med. Chem. 14, 1152 – 1154 (1971). – **124)** *Selim, M, Goldberg, L H, Schaefer, H, Bishop, S C, Farber, E M.:* Brit. J. Derm. (Suppl.) in press (1981). – **125)** *Seville, R H.:* Brit. J. Derm. 93, 205 – 208 (1975). – **126)** *Seville, R H.:* Brit. J. Derm. 95, 643 – 646 (1976). – **127)** *Skerrow, D, Hunter, I.:* Biochim. biophys. Acta 537, 474 – 484 (1978). – **128)** *Squire, B.:* Brit. Med. J. 1877, I, 546. – **129)** *Squire, B.:* Brit. Med. J. 1877, I, 199. – **130)** *Steigleder, G K, Schumann, H, Lennartz, K J.:* Arch. derm. Forsch. 246, 231 – 235 (1973). – **131)** *Stuttgen, G, Flesch, U, Siebel, T.:* Brit. J. Derm. (Suppl.) in press (1981). – **132)** *Suurmond, D.:* Dermatologica 131, 357 – 366 (1965). – **133)** *Swanbeck, G.:* Biochim. biophys. Acta 123, 630 – 633 (1966). – **134)** *Swanbeck, G.:* Acta derm. vener. 51, 107 – 111 (1971). – **135)** *Swanbeck, G, Zetterberg, G.:* Acta derm. vener. 51, 41 – 44 (1971). – **136)** *Thielemann, H.:* Sci. Pharm. 42, 55 – 57 (1971). – **137)** *Tsukida, K.:* J. pharm. Soc. Jap. 74, 1069 – 1092 (1954). – **138)** *Unna, P G.:* Derm. Wschr. 8, 116 – 137, 150 – 163, 175 – 183 (1916). – **139)** *Unna, P G.:* Derm. Wschr. 8, 811 – 819 (1919). – **140)** *Walter, J F, DeQuoy, P R.:* Arch. Derm. 114, 1463 – 1465 (1978). – **141)** *Walter, J F, Stoughton, R B, DeQuoy, P R.:* Clin. Res. 26, 211A (1978). – **142)** *Whitefield, M.:* Arzneimittel-Forsch. 20, 137 – 139 (1970). – **143)** *Wiegrebe, W.:* Arzneimittel- Forsch. 29, 8 (1979). – **144)** *Wiegrebe, W, Retzow, A, Plumier, E.:* Brit. J. Derm. (Suppl.) in press (1981). – **145)** *Willis, I, Harris, D R.:* Arch. Derm. 107, 358 – 362 (1973). – **146)** *Wilson, P D, Ive, F A.:* Brit. J. Derm. 103, 105 – 106 (1980). – **147)** *Young, E.:* Brit. J. Derm. 82, 516 – 520 (1970). – **148)** *Young, L M, de, Sun, V.:* Vlin. Res. 27, 524A (1979). – **149)** *Zetterberg, G.:* Brit. J. Derm. (Suppl.) in press (1981). – **150)** *Zetterberg, G, Swanbeck, G.:* Acta derm.-vener. 51, 45 – 49 (1971). – **151)** *Zwaving, J H.:* Pharmacol. 20, 65 – 75 (1980).

Antiandrogene in der Dermatologie

von

D. Fanta

A-4400 Steyr

Zusammenfassung

Störungen der hormonellen Regulierung des Talgdrüsenhaarfollikelapparats, entweder durch überschießende adrenale bzw. ovarielle Androgenproduktion oder durch beschleunigte Umwandlung inaktiver
Steroidvorstufen zu Dihydrotestosteron, führen zu Seborrhoe, Acne, Hirsutismus und androgenetischem
Effluvium.
Die therapeutische Konsequenz ist die Anwendung von den Antiandrogenen, Substanzen die den Androgenmetabolismus in allen Endorganen mit Androgenreceptoren blocken. Zur Zeit ist Cyproteronacetat, das den Androgenreceptor kompetitiv hemmt, das stärkste Antiandrogen und kann in Kombination
mit Äthinyloestradiol als orales Contraceptivum angewandt werden.
In der hohen Dosierung mit 100 mg/Tag wurde Cyproteronacetat erfolgreich bei Frauen mit Hirsutismus eingesetzt, während Acne und Alopecie auch auf die niedrige Dosierung mit 2 mg/Tag in mehr als
80% befriedigend ansprechen.

Summary

Dysfunction of the hormonal control of the pilosebaceous unit caused by excessive adrenal or ovarian
synthesis of androgenic hormones or increased peripheral conversion of inactive precursor steroids to di-
hydrotestosterone result in disorders such as seborrhea, acne, hirsutism and androgenetic alopecia.
The therapeutical consequence is the use of antiandrogens, substances blocking the metabolic steps in all
target organs with androgen receptors. At the moment cyproteronacetate which competes with the binding of the androgen to its receptor is the most effective antiandrogen and can be used in combination
with ethinylestradiol as an oral contraceptive.
In a high dosage of 100 mg/day cyproteronacetate was successfully used in hirsute females, while in patients with acne and alopecia a low dosage of 2 mg/day leads to an overall improvement in 80% and more.

---

a) Der Androgenmetabolismus der Haut

Der Talgdrüsenhaarfollikelapparat unterliegt einem komplexen hormonellen Steuerungsmechanismus,
dem die Hypophyse übergeordnet ist (4). Von ihr ausgehend verläuft die Regulierung vorwiegend über
zwischengeschaltete Organe: ACTH veranlaßt die Ausschüttung adrenaler Androgene, TSH wirkt über
Thyroxin sebotrop und schließlich stimulieren die gonadotropen Hormone die ovarielle und testiculäre
Produktion. Darüber hinaus wird aber noch ein direkt an der Talgdrüse angreifendes, sebotropes Hormon angenommen, dessen chemische Struktur jener des melanocytenstimulierenden Hormons entspricht
(33).
Bisher am klarsten überschaubar ist die Steuerung durch die Sexualhormone: Androgene stimulieren die
Aktivität im Talgdrüsenhaarfollikelapparat (12), während Oestrogene hemmen (27). Besonders der verstärkte Einfluß der Androgene kann zu verschiedenen Krankheitsbildern führen. Allerdings sind diese
nur zum Teil Symptom endogen oder exogen bzw. iatrogen bedingter Androgenspiegel im Serum, da in
der Haut selbst, wie auch in den anderen Erfolgsorganen Prostata und Testes ein wesentlicher Schritt im
Androgenmetabolismus abläuft (34). Hier findet nämlich die Bildung von Dihydrotestosteron (DHT), einem bezüglich Wachstumstimulierung auf das Endorgan viel potenteren Metaboliten, aus Testosteron
(11), bzw. bei Frauen auch aus Androstendion (20) statt.
Für die Umwandlung von Testosteron zu DHT spielt vor allem das Enzym 5α-Reductase eine wesentliche Rolle (30). Der Großteil seiner Aktivität ist an Mikrosomen gebunden, so daß die Vorstellung besteht, daß freies Testosteron bzw. Androstendion in die Zelle der Erfolgsorgane dringt, dort mittels 5α-
Reductase in den Mikrosomen zu DHT reduziert, dann an ein spezifisches Receptorprotein, das Cytosol,
gekoppelt und als aktivierter Protein-Hormonkomplex in den Zellkern eingeschleust wird. Im Zellkern
wird das Hormon an einen nuclearen Receptor übertragen, der es an die Chromatinsubstanz weiterleitet,
wo schließlich die Transkription der genetischen Information erfolgt. Somit metabolisiert also das Endorgan selbst das Hormon zu seiner biologisch potenteren Form.

Pharmakologische Studien an Ratten zeigten (5), daß vermutlich das sog. sebotrope Hormon die Bildung und Aktivierung des Enzyms 5α-Reductase und der nucleären und cytoplasmatischen Receptorproteine beeinflußt. Außerdem wird aber auch der Umwandlung von Dehydroepiandrosteron über eine 3β-Hydroxysteroid-dehydrogenase 4,5-Isomerase zu Androstendion − auch dieses zeigt im Tierversuch stimulierende Wirkung − Bedeutung beigemessen.

Laufen nun diese metabolischen Schritte in Talgdrüsen und Haarfollikeln in beschleunigtem Maße ab, so resultiert daraus eine Stimulierung der mitotischen Aktivität. Es besteht die Hypothese, daß, entsprechend einem genetisch bestimmten Rhythmus, diese gesteigerte DHT-Produktion zeitweise physiologisch in speziellen Hautregionen abläuft (26). So wird z.B. die Umwandlung von Vellushaar in Terminalhaar auf einen zur Zeit der Pubertät an bestimmten Haarfollikeln gesteigerten DHT-Metabolismus zurückgeführt. Außer dieser physiologischen Umstimmung können aber auch unerwünschte Effekte, die sogenannten Androgenisierungserscheinungen, entstehen.

b) Androgenisierungserscheinungen

An den Talgdrüsen führt die androgene Stimulierung zu einer vermehrten Lipidsynthese, somit zu *Seborrhoe*, die ja einen der wesentlichen Faktoren im Pathomechanismus der *Acne* darstellt. *Plewig und Kligman* (25) bezeichnen die Seborrhoe als „Öl für die Flamme der Acne": jede schwere Acne ist von einer ausgeprägten Seborrhoe begleitet, zwischen Entzündungsgrad der Acneläsionen und Seborrhoe läßt sich eine Korrelation herstellen.

Ob darüber hinaus die Androgene auch eine Veränderung in Dicke und Keratinqualität bzw. Permeabilität des Follikelepithels bewirken − auch dies ist ja eine ganz wesentliche pathologische Veränderung im Acneprozeß − ist bisher nicht geklärt. Histochemische Untersuchungen zum Nachweis von Dehydrogenasen ermöglichten immerhin eine Lokalisierung des Testosteronmetabolismus auch in den Ausführungsgängen der Talgdrüsenacini (2), und es ist anzunehmen, daß es dort durch vermehrte androgene Wirkung zur Steigerung der Mitoserate und vermehrter Epithelproliferation komme.

Am Haarfollikel kann sich die androgene Stimulierung in zweierlei Manifestationen äußern: einerseits bewirkt sie im Bartbereich und an der Sexualbehaarung die Umwandlung von Vellushaar zu Terminalhaar in einem für das männliche Geschlecht spezifischen Muster; tritt dieses bei der Frau auf, spricht man von *Hirsutismus*, definitionsgemäß einer Erkrankung des weiblichen Geschlechts.

Am Capillitium anderseits resultiert aus androgener Stimulierung an umschriebenen, unterschiedlich ausgedehnten Arealen eine verkürzte Wachstumsphase und somit ein telogenes Effluvium, bzw. an der Haargrenze eine Umwandlung von Terminalhaar zu Vellushaar (35) also das Bild der *androgenetischen Alopecie*, die sich in verschiedenen Mustern − „male pattern" mit Alopecia triangularis und Tonsurbildung, „female pattern" mit zentroparietaler Alopecie − darstellen kann (19). Als Ursache für diese so gegensätzlichen Effekte der Androgenwirkung am Haarfollikel nimmt man eine genetisch bedingte unterschiedliche Receptorempfindlichkeit der Haarmatrix gegenüber Androgenen an, wobei man aber das Vorkommen noch weiterer, bisher unbekannter genetischer Faktoren nicht ausschließt.

Die genannten Androgenisierungserscheinungen „Seborrhoe, Acne, Hirsutismus und androgenetische Alopecie" treten in verschieden starker Ausprägung sowohl isoliert als auch kombiniert auf.

Wie bereits erwähnt, können sie als sog. „idiopathische" Veränderungen bei völlig normalem Androgenspiegel im Serum und gesteigerter Umwandlung auftreten. Dies ist vor allem bei Seborrhoe und Acne meist der Fall. Bei Hirsutismus und schweren kombinierten Fällen hingegen bedeuten die Veränderungen mitunter ein Symptom einer vorliegenden endokrinologischen Störung. Dabei ist wieder zu unterscheiden, ob es sich um Androgenisierungen aufgrund funktioneller Störungen der adrenalen oder ovariellen Androgenproduktion handelt − z.B. beim adrenogenitalen Syndrom − oder ob androgenproduzierende Tumoren − Arrhenoblastom, Hiluszelltumor, Lipoidzelltumor − vorliegen. Während bei ersteren sich die therapeutische Konsequenz nicht wesentlich von der bei den idiopathischen Formen angewandten unterscheidet, ist bei letzteren eine möglichst frühe Diagnosestellung, die einen chirurgischen Eingriff veranlaßt, anzustreben.

Zwar ist keineswegs bei allen Androgenisierungserscheinungen die Bestimmung endokrinologischer Parameter zur Unterscheidung „idiopathisch − symptomatisch" erforderlich und bei der großen Zahl z.B. der Acnefälle auch gar nicht möglich, einige Richtlinien müssen aber berücksichtigt werden: schwere Formen von Hirsutismus und androgenetischer Alopecie, plötzliches Auftreten bzw. schnelle Zunahme von Androgenisierungserscheinungen in Kombination und starker Ausprägung, gleichzeitig Cyclusstörungen, Sterilität, Virilisierungserscheinungen wie Clitorishypertrophie und tiefe Stimme müssen eine endokrinologische Abklärung veranlassen. Dabei empfiehlt sich zunächst die Durchführung eines Suchtests (13) (Serumtestosteron, Serumdehydroepiandrosteronsulfat), anschließend ist bei pathologischen Werten die weitere Diagnostik mittels zahlreicher Laboruntersuchungen (Androgenausscheidung und Steroidgruppenbestimmung im Urin, Bestimmung der Plasmasteroide, ACTH-Test, Dexamethasontest, etc.) möglich, wobei aber nicht verschwiegen werden soll, daß über Durchführung und Aussagewert sehr unterschiedliche Meinungen bestehen.

c) Die Antiandrogene

Die Kenntnis, daß die androgene Stimulierung des Talgdrüsenhaarfollikelapparats von ätiopathogenetischer Bedeutung für die genannten Krankheitsbilder ist, hat zu Therapieversuchen, die in diesem Mechanismus angreifen, Anlaß gegeben und somit zur Entwicklung der Antiandrogene geführt.

Als Antiandrogene werden Substanzen bezeichnet, die verhindern, daß Androgene ihre spezifische Aktivität am Zielorgan ausüben. Da sie am Erfolgsorgan selbst eingreifen, heben sie die Wirkung sowohl endogener als auch exogener Androgene auf.
Bisher sind zahlreiche solcher Antiandrogene, und zwar sowohl steroidaler als auch nichtsteroidaler Struktur bekannt, doch nur ein geringer Teil davon ist auch für die klinische Anwendung geeignet (32).
Hier sind vor allem die synthetischen Progesteronderivate Megestrol, Chlormadinon und Cyproteron zu nennen, die durch komplette Hemmung des nuclearen Receptorproteins in den Testosteronmetabolismus eingreifen.
Als Antiandrogen schlechthin gilt heute das 1961 von *Wiechert* (31) synthetisierte 17-Hydroxyprogesteron „Cyproteronacetat" (CA), das abgesehen von seiner antiandrogenen Wirkung im Gegensatz zum freien Alkohol Cyproteron über ausgeprägte gestagene und antigonadotrope Wirkung verfügt (22).
Da Cyproteron auch auf andere androgenabhängige Organe hemmend wirkt, ist es in der heute zur Verfügung stehenden systemischen Anwendungsform nicht für männliche Patienten geeignet — bei Männern wurde es ja ursprünglich zur Therapie von Triebverbrechern eingesetzt —, kann also bei diesen nicht zur Behandlung der Acne bzw. der Glatzenbildung eingesetzt werden. Aus dem gleichen Grund darf die Therapie bei Frauen erst nach sicherem Schwangerschaftsausschluß begonnen werden, da sonst — dies gilt vorwiegend für die hohe Dosierung (siehe später) — die Induktion intersexueller Mißbildungen bei männlichen Feten möglich wäre.
Um die aufgrund der Gestagenwirkung zu erwartenden Cyclusstörungen zu vermeiden, wurde als Applikationsform eine Kombination mit Äthinyloestradiol als orales Contraceptivum (OC) gewählt. Dadurch wird in der Therapie die Hemmung der androgenen Stimuli durch das Antiandrogen CA zusätzlich durch die Gabe von Oestrogen und die Ovulationshemmung mit Wegfallen der Ausschüttung von ovariellen Androgenen und Progesteron unterstützt.
Zunächst wurde von *Cupceancu und Hammerstein* (3) die sog. umgekehrte Sequentialtherapie empfohlen. Dabei werden in den ersten 10 Tagen je 100 mg CA und außerdem vom ersten bis zum 21. Tag zusätzlich 0,05 mg Äthinyloestradiol verabreicht. Dieses Schema ist dadurch begründet, daß CA stark im Fettgewebe gespeichert wird und es bei einer kontinuierlichen Gabe analog oraler Contraceptiva zur Hinauszögerung der Entzugsblutung um 1 — 2 Wochen und länger kommen kann. Die umgekehrte Sequentialtherapie wurde 1969 initiiert und war zunächst nur einigen endokrinologischen Zentren vorbehalten, bis sie 1973 durch Einführung der Androcur®-Tabletten (Schering) zu 50 mg für die breitere Anwendung zur Verfügung stand.
Von zahlreichen Autoren wurde einheitlich ein deutlicher Rückgang der Talgsekretion und somit eine Besserung der Acne beobachtet. Nach etwa 6 — 9monatiger Behandlungsdauer konnten auch ausgeprägte Androgenisierungserscheinungen wie z.B. Hirsutismus gebessert werden. Allerdings führt in diesen hohen Dosierungen die ausgeprägte Gestagenwirkung abgesehen von mitunter berichtetem Libidoverlust, Leistungsschwäche und Müdigkeit nach längerer Anwendungszeit zu Cyclusstörungen und posttherapeutischen Amenorrhöen.
Aus diesem Grund bemühte man sich um ein niedrig dosiertes Kombinationspräparat, dessen Gestagendosis jener der üblichen OCs entspricht. Diesen Anforderungen entspricht das Präparat DIANE®(Schering), das pro Streifenpackung 21 Dragees zu 2 mg CA in Kombination mit 0,05 mg Äthinyloestradiol enthält. Die Einnahme erfolgt so wie bei anderen OCs jeweils vom 5. bis 25. Cyclustag, nach einer siebentägigen einnahmefreien Pause, in der es zur Entzugsblutung kommt, wird mit der Einnahme einer neuen Packung begonnen. Heute stehen in einigen Ländern noch analoge Präparate, die Chlormadinonacetat enthalten, zur Verfügung.
Das Präparat DIANE hat sich in ersten Prüfungen als sicheres Contraceptivum erwiesen (1). In einer anschließenden ein Jahr dauernden Studie wurden mammographische Untersuchungsbefunde von Frauen, die mit DIANE behandelt wurden, einer Kontrollgruppe gegenübergestellt, wobei keine relevanten Unterschiede zwischen beiden Gruppen gefunden wurden. Auch blutchemische Untersuchungen ergaben nur geringfügige Veränderungen wie z.B. Anstieg der Triglyceride, Anstieg des Plasmainsulin im oralen Glucosebelastungstest sowie Anstieg des Plasmacortisols und Erhöhung der Plasmaglobuline, die jenen unter anderen oralen Contraceptiva entsprechen.

d) Indikationsstellung zur Antiandrogenbehandlung

Die antiandrogenhaltige orale Kontrazeption kann heute in der Therapie von Seborrhoe, Acne, Hirsutismus und Alopecie als absolut integriert bezeichnet werden, erfordert allerdings eine gezielte Indikationsstellung.
Berücksichtigt man die Zahl der heute zur Verfügung stehenden effizienten Acnetherapeutica, so ergibt sich die Indikation zur Behandlung von *Acne und Seborrhoe* mit DIANE als logische Folgerung aus der Doppelwirkung des Präparates: sie ist vor allem bei dem sehr großen Patientenkreis all jener Frauen gegeben, die Konzeptionsschutz in Form eines OCs wünschen und an Seborrhoe und Acne leiden bzw. diese Krankheitssymptomatik unter 19-norsteroidhaltigen OCs — diese Gestagenkomponenten verfügen über z.T. beträchtliche androgene Restwirkung (15) — entwickelt haben. Darüber hinaus gibt es noch rein dermatologische Indikationen: diese betreffen die stark entzündliche postpubertale Acne mit deutlicher prämenstrueller Exacerbation und die Acne in Kombination mit den anderen Androgenisierungserscheinungen Hirsutismus und androgenetisches Effluvium. Diese genannten Acneformen sprechen nämlich auf andere derzeit zur Verfügung stehende Therapeutica nur unbefriedigend an.
In der großen Gruppe der Hypertrichosen muß zunächst streng getrennt werden zwischen echtem *Hirsu-*

tismus — also Überbehaarung mit typisch männlichem Verteilungsmuster — und rassisch-konstitutioneller Überbehaarung. Bei Vorliegen der ersteren ist — nach Ausschluß einer durch androgenproduzierende Tumoren bedingten symptomatischen Form — die hochdosierte Therapie nach *Hammerstein* zu empfehlen, da mit DIANE nur in den seltensten Fällen ein befriedigender Erfolg erzielt werden kann.
Bezüglich der rassischen Überbehaarung ist zwar nicht zu leugnen, daß auch hier mitunter durch Antiandrogene eine Reduktion zu erzielen ist, doch ist besonders gut abzuwägen, ob der Leidensdruck der Patientin tatsächlich eine systemische Therapie rechtfertigt, noch dazu da der zu erwartende Erfolg nur sehr unsicher angegeben werden kann.
Auch die Therapie des Effluvium erfordert zuerst eine exakte Diagnosestellung: Das *androgenetische Effluvium* läßt sich von den anderen Formen des Haarverlustes — z.B. diffuse symptomatische Alopecie bei Eisenmangel, unter Cytostatica- und Röntgentherapie, nach psychischen Alterationen oder als Folge eines febrilen Infektes — schon nach dem klinischen Bild durch das typische Alopeciemuster mit umschriebener Lichtung des Haarbestandes in der Scheitelregion oder Rückweichen des seitlichen Stirnansatzes und Tonsurbildung mit gleichzeitiger Umwandlung der Terminalhaare in kurze, pigment- und markfreie Vellushaare an der Stirn-Haargrenze differenzieren. Eine genauere, aber auch wesentlich aufwendigere diagnostische Methode ist das Trichogramm: beim androgenetischen Effluvium ist die frontale Telogenrate, deren physiologischer Wert 11% beträgt, stark erhöht, während die occipitale Telogenrate sowie die Anzahl dystrophischer Haare im frontalen und occipitalen Bereich normal sind.

e) Beurteilung der therapeutischen Effizienz

Heute überblicken wir zahlreiche Erfahrungsberichte über den Einsatz von Antiandrogenen bei Androgenisierungserscheinungen der Frau. Die Aussagen sind allerdings nur beschränkt vergleichbar, da die Auswahl des Krankengutes, Klassifizierung und Graduierung der Veränderungen, Dosierungsschemata und Therapiedauer sehr unterschiedlich festgelegt wurde. Vor allem beim Hirsutismus wurde vorwiegend das *Hammerstein*-Schema angewandt, während man bei Seborrhoe, Acne und androgenetischer Alopecie mit niedriger Dosierung auszukommen suchte. Die Beurteilung der Erfolge stützt sich in der überwiegenden Mehrzahl der Berichte auf subjektive, klinische Eindrücke.
Immerhin liegen auch einige Arbeiten vor, die weitere Parameter zur Objektivierung der Effizienz der Antiandrogene heranziehen.
So wurde z.B. der sebostatische Effekt des CA durch quantitative Messung der Hautoberflächenlipide untersucht (9, 32). Dabei zeigte sich, daß primär stark erhöhte Lipidwerte nach dreimonatiger Behandlung mit DIANE bis an den Normwert absinken. Die Untersuchung biometrischer Parameter im Tiermodell ermöglichte den Nachweis, daß CA sowohl Markierungsindex als auch Größe der Talgdrüsen reduziert (17).
In Verlaufskontrollen von Hirsutismus wurden Wiegungen der abrasierten Haare, Haarkalibermessungen (7) und Markbestimmungen durchgeführt, wobei in allen Punkten eine Abnahme der Werte nachgewiesen wurde. Mittels Trichogrammen wurde festgestellt, daß — mit unterschiedlichen Werten an den verschiedenen Körperregionen — die absolute Zahl der Anagenhaare abnimmt (24).
Am wenigsten dokumentiert sind die Therapieerfolge bei der androgenetischen Alopecie: nur in vereinzelten Fällen wurden von den Autoren Trichogramme durchgeführt, die im Bereich des Capillitium einen Anstieg des Anagen-Anteils ergaben (28).

f) Therapieergebnisse

Der therapeutische Effekt bei *Acne* wird von den verschiedenen Autoren (1, 6, 8, 14, 21, 23, 29) mit Abheilung in 45 — 80% und allgemein positiver Beurteilung in noch deutlich darüberliegendem Prozentsatz angegeben. Dabei ist im Verlauf der Therapie zu beobachten, daß zunächst der Rückgang der Seborrhoe erfolgt und es im Anschluß daran zur Rückbildung der entzündlichen Läsionen kommt. Daß endlich auch eine Abnahme der Komedonen eintritt, läßt sich mit *Calmans* Beobachtung (2), daß auch im Epithel des Follikelinfundibulum ein Testosteronmetabolismus abläuft, erklären.
Der volle Erfolg stellt sich meist erst nach einer Latenzzeit von 2 — 3 Monaten ein, in Einzelfällen noch später. Schon aus psychologischen Gründen sollte man deshalb in der Anfangszeit eine Kombination mit lokalen Acnetherapeutica, die aber später reduziert bzw. abgesetzt werden können, empfehlen. Beim Vergleich zwischen hochdosierter und niedrigdosierter CA-Therapie ist zu beobachten, daß der Erfolg bei ersterer zwar früher einsetzt, die endgültige Erfolgsquote, die nach 12 Monaten erreicht wird, unter beiden Varianten gleich ist. Aus diesem Grund wird heute die Therapie der Acne — auch der schweren, nodulocystischen Form — praktisch nur mehr in der niedrigen Dosierung durchgeführt.
Die Therapiedauer soll bei guter Verträglichkeit keinesfalls zu kurz sein und mindestens ein Jahr dauern. Nach Absetzen der Therapie ist der Verlauf sehr unterschiedlich, wobei die Dauer der Remission mit der Dauer der Therapie in losen Zusammenhang zu bringen ist. Bei vielen Patientinnen bleibt nach Absetzen der Antiandrogenmedikation der erreichte Erfolg erhalten: dies betrifft vorwiegend jugendliche Patientinnen zwischen 18 und 24 und ist erkärlich durch den meist zeitlich begrenzten Verlauf der Acne. Bei postpubertalen Acneformen hingegen muß nach Therapieende mit einer langsamen Verschlechterung gerechnet werden. Eine schlagartige Verschlechterung im Sinne eines Reboundeffekts ist aber nicht zu beobachten.
Beim *Hirsutismus* liegen die Erfolge in der hohen Dosierung nach 8 — 12monatiger Behandlungsdauer zwischen 60 und 70% (3, 10, 11, 13, 21), mit der niedrigen Dosierung bei 50%. Es hat sich gezeigt, daß es

für den Therapieerfolg unwesentlich ist, ob es sich um ovarielle oder adrenale Überproduktion handelt, daß aber die Dauer des bestehenden Hirsutismus von Bedeutung ist: je kürzer der Hirsutismus besteht, um so besser ist das therapeutische Ansprechen. Dieses setzt hier allerdings noch verzögerter ein als bei Acne, so daß eine Beurteilung erst nach etwa 9 Behandlungsmonaten möglich ist. Dabei lassen sich Unterschiede in den verschiedenen Körperregionen feststellen: am schnellsten spricht die Körperbehaarung an, etwas langsamer die Gesichtsbehaarung, am schlechtesten die Behaarung an den Extremitäten (16).
Heute hat sich eindeutig die hochdosierte Therapieform durchgesetzt, die bis zum Eintreten eines merklichen Erfolgs ohne sogenannte „Pillenpause" eingehalten werden soll. Da ein anschließendes komplettes Absetzen der Therapie sehr oft von einer neuerlichen Entwicklung des hirsuten Haarmusters schon nach wenigen Monaten gefolgt ist, andererseits die enorme Gestagenüberladung der hochdosierten Therapie doch nicht unbegrenzt angewandt werden sollte, empfiehlt sich der Übergang auf eine reduzierte Erhaltungsdosis. Diese kann individuell auf die jeweilige Patientin abgestimmt werden und zwischen 20 mg CA/Tag bis hinunter zur Dosierung von DIANE schwanken. DIANE allein wird nur bei sehr leichten Hirsutismusformen, wie sie oft in Begleitung der Acne auftreten, eingesetzt.
In der Behandlung der *androgenetischen Alopecie* hat sich erstaunlicherweise die niedrige Dosierung mit 2 mg CA/Tag mit 84% Therapieerfolg gegenüber der hochdosierten Therapie mit 50 – 70% überlegen gezeigt (21). Vermutlich erweist sich hier das ausgeglichene Verhältnis zwischen Gestagen und Oestrogenkomponente günstiger (13). Jedenfalls ist auch bei der androgenetischen Alopecie das therapeutische Ansprechen träge: Bis zum Eintreten einer deutlichen Besserung muß etwa 6 Monate gewartet werden.

g) Kontraindikationen und Nebenwirkungen

Die Kontraindikationen gegenüber der Behandlung mit Antiandrogenen entsprechen jenen, die auch bei anderen OCs gelten: also schwere Leberfunktionsstörungen, thrombembolische Prozesse, oestrogenabhängige Tumoren. Besonders bei der Acne ist natürlich ein dem Krankheitswert entsprechendes kritisches Vorgehen zu fordern. Außerdem taucht gerade bei der Acne, die ja schon in sehr jungen Jahren auftreten kann, immer wieder die Frage auf, ab welchem Alter eine Antiandrogenbehandlung zu verantworten sei. Die gynäkologische Antwort lautet: zwei Jahre nach der Menarche bzw. sobald normale ovulatorische Menstruationscyclen ablaufen. Die dermatologische Antwort muß berücksichtigen, daß gerade bei sehr jungen Patientinnen − meist findet man bei diesen eine Comedonenacne − nur in den seltensten Fällen mit der heute üblichen Lokalbehandlung kein zufriedenstellender Erfolg erreicht werden kann und somit die gynäkologische Freigabe abzuwarten ist.
Auch die Nebenwirkungen der niedrigdosierten Antiandrogentherapie entsprechen etwa jenen, wie sie unter anderen OCs auftreten, wobei Kopfschmerzen, Nausea, Gewichtszunahme und Spotting vor Brustspannen, Zwischenblutungen und depressiver Verstimmung rangieren (14). Selten muß aus diesen Gründen die Therapie abgesetzt werden. Bei der hochdosierten Therapie muß man mit den bereits genannten Beschwerden wie Leistungsabfall, Libidoverlust und Cyclusstörungen rechnen.

h) Schluß

Die Antiandrogene haben heute in der Therapie der Androgenisierungserscheinungen einen festen Stellenwert erhalten.
Bei Acne sind sie vorwiegend dann einzusetzen, wenn die Doppelindikation „Kontrazeptionswunsch und Hautprobleme" gegeben ist, bieten aber bei den schweren nodulocystischen postpubertalen Formen die einzige effektvolle Therapie.
Ebenso ist dies beim Hirsutismus der Fall: für den Krankheitswert dieser nicht der Geschlechtsnorm entsprechenden Störung des Körperbildes wirkt ja der psychische Leidensdruck besondere gravierend (18).
Die umgekehrte Sequentialtherapie hat sich nicht nur allen früher angewandten mechanisch-physikalischen Methoden wie Epilation, Röntgenepilation, Rasur, Harzen etc., sondern auch der Suppressionstherapie mit Corticosteroiden, dem Einsatz von sonst üblichen OCs und dem reinen Cyproteron als weit überlegen gezeigt, weshalb ihr Einsatz trotz der mitunter auftretenden Nebenwirkung und der langen Therapiedauer sicher gerechtfertigt ist.
Schließlich wurde auch für die androgenetische Alopecie, die ebenfalls vor allem einen psychischen Krankheitswert besitzt und bisher eher unbefriedigend nur durch lokale Oestrogenapplikation beeinflußt werden konnte, eine adäquate Therapie gefunden. Somit ist durch die systemische Antiandrogentherapie der erste erfolgreiche Schritt zur Behandlung der Androgenisierungserscheinungen getan, der durch weitere Bemühungen, die nun auf die Entwicklung lokal applizierbarer Antiandrogene ohne systemische Begleitwirkung ausgerichtet sind, gefolgt wird.

Literatur

1. *Aydinlik, S, Lachnit-Fixson, U.:* Diane – eine Gestagen-Oestrogen-Kombination mit Antiandrogenwirkung. Med. Mschr. 31, 425 (1977). – **2.** *Calman, K C.:* Androgens and acne: a new method for the screening of antiandrogens in human skin. Brit. J. Derm. 82, Suppl. 6, 26 (1970). – **3.** *Cupceancu, B, Hammerstein, J.:* Behandlung des Hirsutismus mit Corticoiden, Ovulationshemmern und Antiandrogenen Geburtsh. u. Frauenheilk. 29, 499 (1969). — **4.** *Ebling, F J.:* The role of the pituitary in acne. Cutis 17, 469 (1976). — **5.** *Ebling, F J, Ebling, E, McCaffery, V, Skinner, J.:* The responses of the sebaceous glands of the hypophysectomized-castrated male rat to 5-alpha-androstenedione and 5-alpha-androstane-3-beta-17-diol. J. invest. Derm. 60, 183 (1973). — **6.** *Ekoe, J M, Burckhardt, P, Ruedi, B.:* Treatment of hirsutismus, acne and alopecia with cyproterone acetate. Dermatologica 160, 398 (1980). — **7.** *Fanta, D.:* Oral contraceptives in dermatology. Internat. Symposium on Hormonal Contraception, Utrecht 10th Sept. 1974. Hrsg. A. A. Haspels, C R. Kay. Excerpta Medica Amsterdam-Oxford-Princetown. — **8.** *Fanta, D, Schneider, W H F, Spona, J, Neufeld, T.:* Die Anwendung von Antiandrogenen in der Behandlung der Acne. Wien. klin. Wschr. 89, 622 (1977). — **9.** *Fanta, D, Müller, M M.:* Effect of cyproterone acetate on skin surface lipids. Acta derm.-vener. (Stockholm) 58 (1978). — **10.** *Floersheim, Y, Keller, P J.:* Hormonale Behandlung des Hirsutismus Schweiz. Med. Wschr. 106, 573 (1976). — **11.** *Gomez, E C, Hsia, S L.:* In vitro metabolism of testosterone-4-^{14}C and 4-androstene-3,17-dione-4-^{14}C in human skin. Biochemistry 7, 24 (1968). — **12.** *Hamilton, J B, Montagna, W.:* The sebaceous glands of the hamster. I. Morphological effects of androgens on integumentary structures. Amer. J. Anat. 86, 191 (1950). — **13.** *Hammerstein, J.:* Möglichkeiten und Grenzen der endokrinen Therapie in: Androgenisierungserscheinungen bei der Frau. Hrsg. J. Hammerstein, U. Lachnit-Fixson, F. Neumann, G. Plewig. Excerpta Medica Amsterdam-Oxford-Princetown. — **14.** *Keller, P J, Schär, A, Floersheim, Y.:* Behandlung von Acne und Seborrhoe mit Antiandrogen. Schweiz. Med. Wschr. 108, 1640 (1978). — **15.** *Lachnit-Fixson U, Kaufmann, J.:* Zur Beeinflussung von Androgenisierungserscheinungen — Doppelblindstudie eines cyproteronacetathaltigen Präparats (SHB 209 AB) gegen Neogynon. Med. Klin. 72, 1922 (1977). — **16.** *Leo-Roszberg, I, Laur, S, Zielske, F, Hammerstein, J.:* Reverse sequential therapy of hirsutism using cyproterone acetate. I. Further clinical observations. Acta endocr. 66, Suppl. 152, 14 (1971). — **17.** *Luderschmidt, Ch, Plewig, G.:* Effects of cyproterone acetate and carbocyclic acid derivatives on the sebaceous glands of the Syrian hamster. Arch. derm. Res. 258, 185 (1977). — **18.** *Ludwig, E, Tamm, J.:* Neuere Erkenntnisse auf dem Gebiet der androgenetischen Alopecie. Aktuelle Derm. 1, 219 (1975). — **19.** *Ludwig, E.:* Classification of the types of androgenetic alopecia occurring in the female sex. Brit. J. Derm. 97, 247 (1977). — **20.** *Mauvais-Jarvis, P, Charransol, G, Bobas-Masson, F.:* Simultaneous determination of urinary androstanediol and testosterone of human androgenicity. J. clin. Endocr. Metab. 36, 452 (1973). — **21.** *Moltz, L, Meckies, J, Hammerstein, J.:* Die kontrazeptive Betreuung androgenisierter Frauen mit einem niedrigdosierten cyproteronhaltigen Einphasenpräparat. Dtsch. med. Wschr. 104, 1376 (1976). — **22.** *Neumann, F, Elger, W.:* The effect of a new antiandrogenic steroid 6-chloro-17- hydroxy-1α,3α-methylenepregna-4,6-diene-3,20-dione acetate (cyproterone acetate) on the sebaceous glands of the mice. J. invest. Derm. 46, 561 (1966). — **23.** *Palatsi, R, Ylöstalo, P, Taipale, A.:* Treatment of acne with cyproterone acetate and ethinylestradiol. Acta derm. vener. (Stockh.) 58, 449 (1978). — **24.** *Peereboom-Wynia, J D R, Beek, C H.:* The influence of cyproterone acetate orally on the hair root status in women with idiopathic hirsutism. Arch. derm. Res. 260, 137 (1977). — **25.** *Plewig, G, Kligman, A M.:* Acne — morphogenesis and treatment. Springer 1975 Berlin-Heidelberg-New York. — **26.** *Price, V H.:* Testosterone metabolism in skin. Arch. Derm. 111, 1496 (1975). — **27.** *Ruhrmann, H.:* Hat die Hormontherapie der Acne in ihren verschiedenen Erscheinungsformen noch einen Sinn? Hautarzt 26, 140 (1975). — **28.** *Städtler, F, Zaun, H.:* Vergleichende Auswertung von Hodenbiopsie und Haarwurzelstatusbefunden unter antiandrogener Behandlung. Andrologica 6, 303 (1974). — **29.** *Taubert, H D, Jürgensen, O.:* Die Behandlung des Hirsutismus und anderer Störungen des Haarfollikelapparats mit Antiandrogenen. Therapiewoche 28, 2951 (1978). — **30.** *Voigt, W, Hsi, S L.:* Further studies on testosterone-5α-reductase of human skin structural features of steroid inhibitors. J. biol. Chem. 248, 4280 (1973). — **31.** *Wiechert, R, Neumann, F.:* Gestagene Wirksamkeit von 1-Methyl- und 1,2-Methylen-Steroiden. Arzneimittel-Forsch. 15, 244 (1965). — **32.** *Winkler, K.:* Die Antiandrogene in der Dermatologie (gravimetrische Fettbestimmung während Cyproteronanwendung). Arch. klin. exp. Derm. 233, 296 (1968). — **33.** *Woodbury, L P, Lorincz, A L, Ortega, P.:* Studies on pituitary sebotropic activity. J. invest. Derm. 45, 364 (1965b). — **34.** *Wotiz, H H, Mescon, H, Doppel, H, Lemon, H M.:* The in vitro metabolism of testosterone by human skin. J. invest. Derm. 26, 113 (1956). — **35.** *Zaun, H.:* Entstehung und Ursache der männlichen Glatze Dtsch. Ärzteblatt 65, 555, (1978).

Diskontinuierliche topische Corticoidtherapie

von
Ch. Pflugshaupt

Dr. Spirig AG, Pharmazeutische Präparate Olten/Schweiz

1. Mitteilung: Pharmakodynamische und pharmakokinetische Grundlagen der diskontinuierlichen Corticoidtherapie

Zusammenfassung

Wir sind weit davon entfernt, eine intervallmäßige Applikation von Hautcorticoiden pharmakologisch und pharmakodynamisch vollständig zu begründen. Eine Vielzahl von Fragen sind erst aufgeworfen und warten auf eine experimentelle Bearbeitung. Einzelbeobachtungen gilt es durch entsprechende Untersuchungen auf ihre Allgemeingültigkeit zu prüfen. Auf der einen Seite stehen abstrakte Modelle und Arbeitshypothesen, auf der anderen differenzierte Krankheitsbilder, individuelle Variationen im physiologischen Zustand der Haut, unterschiedliche Lokalisation der Erkrankungen, unterschiedliche Wirkstoffe und verschiedenartige Vehikel. Die bislang verfügbaren Daten vor allem zur Tachyphylaxie, zum Depoteffekt und zum Risiko systemischer und topischer Nebenwirkungen drängen, therapeutische Wege zu suchen, welche zu einer möglichst geringen Corticoid-Belastung führen.

Summary

We are far from having entirely proved the pharmacological reason of an intermittent application of topical corticosterids. A great deal of questions is just raised and waits to be experimentally elaborated. Particular observations have to be tested for general validity by corresponding investigations. On the one hand here are abstract models and working hypotheses, on the other discriminated clinical pictures, individual variations of the physiological status of the skin, distinct localizations of diseases, diverse drugs and various vehicles. The available data on tachyphylaxis, depot effect and risk of systemic or topical side effects indicate the need to search for therapeutic methods leading to the lowest corticoid charge possible.

1. Einleitung

Die topische Corticoidtherapie wird seit vielen Jahren wegen ihrer raschen Beeinflussung verschiedener Dermatosen häufig eingesetzt. Hautcorticoide sind die vom Dermatologen meistverwendeten Pharmaka (*Feuerstein*, 1981), über 50% aller topischen dermatologischen Rezepturen beinhalten Dermocorticoid-Präparate (*Stoughton*, 1975; *Champion* u. *Goldin*, 1975). Trotz der breiten Anwendung sind die Kenntnisse über den Mechanismus der pharmakologischen Wirkung noch recht lückenhaft (*Weirich*, 1978). Eine Bestandsaufnahme vermitteln Symposien von 1974 (*Wilson* u. *Marks*, 1976), 1975 (*Polano* et al., 1976), 1979 (*Mauvais-Jarvis* et al., 1980) und 1979 (*Schöpf*, 1980). Einen Einblick in die derzeitigen methodischen Möglichkeiten zur Quantifizierung der Wirkungen und Nebenwirkungen von Hautcorticoiden zeigen *Wendt* u. *Frosch* (1982). Bezüglich Resultate noch detaillierter und hinsichtlich Primärliteratur umfassender ist eine Darstellung von *Gloor* (1982, p. 125, 168).

Die Dermatologie ist einer derjenigen medizinischen Fachbereiche, in dem Applikationsfrequenz und Dosierung nicht strikt überwacht werden können. Da der Patient die Dosierung weitgehend zu beeinflussen vermag, variieren die applizierten Mengen stark (*du Vivier*, 1976). Mit dem Aufkommen der modernen hochpotenten Dermocorticoide wurden Gefahren lokaler Hautschädigungen und systemischer Nebenwirkungen durch exzessive Medikation heraufbeschworen (Editorial Lancet 1977). Traditionell werden Dermocorticoide zwei- bis dreimal täglich appliziert. Dieses Therapieschema beruht auf Empirie und wird nur wenig durch pharmakokinetische oder kontrollierte klinische Daten gestützt (*Frederiksson* et al., 1980).

Im folgenden Übersichtsartikel sollen die pharmakologischen, die pharmakokinetischen und die klinischen Ergebnisse von Untersuchungen mit Hautcorticoiden präsentiert werden, die eine diskontinuierliche Therapie entzündlicher und hyperproliferativer Dermatosen begründen; sodann werden die bisherigen Erfahrungen mit verschiedenen Formen der Intervall- und Stufentherapie dargestellt.

2. Pharmakodynamische und pharmakokinetische Grundlagen der diskontinuierlichen Corticoidtherapie

2.1 Allgemeine Pharmakologie und Toxikologie

Alle Hautcorticoide zeigen entzündungshemmende, immunsuppressive und vasokonstriktive Effekte; die halogenierten weisen zusätzlich eine antiproliferative Wirkung auf (*Fisher* u. *Maibach*, 1971; *Schöpf*, 1975). Neuere experimentelle Untersuchungen verlangen eine Korrektur obiger Aussage, wurde doch gezeigt, daß der antiproliferative Effekt nicht zwingend an eine Halogenierung geknüpft ist (*Wieriks* et al., 1976; *Steigleder* et al., 1980). Besonders die antimitotische Wirkungskomponente der starken Dermocorticoide ist jedoch Ursache für verschiedene lokale unerwünschte Nebenwirkungen (2.7), da eine Trennung zwischen Wirkung und Nebenwirkung nicht möglich ist (*Ippen* u. *Bernecker*, 1976). Unerwünschte Folgen einer lokalen Corticoidanwendung sind deshalb nicht eigentliche Nebenwirkungen, sondern Konsequenzen der angestrebten Wirkung in der Epidermis und der Dermis mit Bindegewebe und Gefäßen. So ist beispielsweise der angestrebte antimitotische Effekt starker Dermocorticoide bei hyperproliferativen Erkrankungen wie Psoriasis, Lichen ruber usw. ein gewünschter Effekt; bei einer Dermatitis auf Altershaut ist der gleiche Effekt unerwünscht und kann zu einer Atrophie führen (*Schöpf*, 1980).

Bisher konnte von keiner Arbeitsgruppe der Beweis geführt werden, daß es stark entzündungshemmende Hautcorticoide mit einer fehlenden oder minimalen atrophisierenden Potenz gibt (*Gloor* 1982, p. 171). Beispielsweise *Young* et al. (1977) zeigten eine lineare Korrelation zwischen entzündungshemmender Aktivität auf die Crotonöldermatitis am Rattenohr und der atrophisierenden Wirkung auf die Rattendermis. Eine gewisse Dissoziation zwischen antientzündlichem und atrophogenem Effekt glauben *Stevanovic* et al. (1977) und *Frosch* et al. (1980) aufgezeigt zu haben. So weist Clobetasonbutyrat angeblich bei relativ starkem antientzündlichem Effekt eine nur geringe Atrophiepotenz auf, während Triamcinolonacetonid deutlich atrophogen ist bei nur mittelstark antientzündlicher Wirkung. Die Aussichten auf das „Traum-Corticoid" mit dem dissoziierten Wirkungsprofil von Clobetasolpropionat (Entzündungshemmung) und von Hydrocortison (Atrophieinduktion) wird von *Wendt* (bei E. *Bohnert* et al., 1982) pessimistisch beurteilt.

2.2 Wirkungsstärken

Für die folgenden Betrachtungen ist die Einteilung der Hautcorticoide nach ihren Wirkungsstärken von Bedeutung.

2.2.1 Methodik der Bestimmung

Die verschiedenen Vorschläge für eine Rangfolge der Dermocorticoide basieren auf experimentellen und klinischen Daten. Von Bedeutung sind der Vasokonstriktionstest nach *McKenzie* u. *Stoughton* (1962) mit verschiedenen Modifikationen, der Pyrexal-Erythem-Test, der Crotonöl-Test, der Psoriasis-Plaque-Test, der Duhring-Kammer-Test usw. (Übersichten vgl. *Wendt* u. *Frosch*, 1982; sowie *Gloor* 1982, p. 129). Eine Literaturübersicht über klinische Vergleiche gab *Barry* (1976).

2.2.2 Klassierung

Die geläufigste Einteilung erfolgt in vier Stärkegraden: schwach, mäßig stark, stark und sehr stark (u.a. *Sneddon*, 1979; *Miller* u. *Munro*, 1980; *Poulsen* u. *Rorsman*, 1982; *Queille* u. *Saurat*, 1980; Tab. 1).

Andere Autoren teilen die Hautcorticoide in drei (*Jackson*, 1978) oder aber in sechs Stufen (*Stoughton*, 1975) ein. Dieser Autor berücksichtigte dabei Vehikeleinflüsse, wie sie auch von *Barry* (1976), *Ponec* (1976), *Polano* u. *Ponec* (1980) und *Anjo* et al. (1980) beschrieben wurden.

Wegleitend für die Praxis könnte die grobe Einteilung in zwei Kategorien sein: Intensiv-Corticoide und Attenuativ-Corticoide (*Weirich*, 1978).

Nach den Beobachtungen von *Stoughton* (1975) sind die Unterschiede zwischen den verschiedenen Wirkungsstärken bei okklusiver Anwendung der Dermocorticoide kaum mehr festzustellen. Auch im klinischen Gebrauch sind Unterschiede weit weniger ausgeprägt, als sie nach den experimentellen Ergebnissen zu erwarten wären. So konnten beispielsweise bei ekzematischen Erkrankungen keine signifikanten Unterschiede zwischen einer dreimaligen Applikation von Hydrocortison 1% und einer einmal täglichen Applikation von Diflorasondiacetat, einem Corticoid der Gruppe III, festgestellt werden (*Lawless* u. *Stubbs*, 1978). Ähnliche Übereinstimmungen präsentieren *Kligman* u. *Kaidbey* (1978) beim Vergleich von Hydrocortison und Betamethason-17-valerat. Interessant sind die Schätzungen von *Akers* (1982) über die „Erfolgschancen" von Corticoiden unterschiedlicher Wirkungsstärke bei Psoriatikern und Neurodermitikern (Tab. 2). *Stoughton* (1975) bemerkt ebenfalls, daß 30–50% aller corticoidempfindlichen Dermatosen ebensogut mit einem schwachen bis mittleren Corticoid behandelt werden können, wie mit einem hochpotenten.

Es wurden auch Versuche unternommen, die Corticoide aufgrund eines therapeutischen Index – das ist der Quotient aus topischer Aktivität und systemischer Aktivität – zu rangieren (*Lutsky* et al., 1979) bzw. in ein Schema unter Einbezug des Nebenwirkungsrisikos und der Dosierungsstärke nach etwas hypothetischen Nutzeffektfaktoren einzuteilen (*Weirich*, 1978).

2.2.3. Einflußfaktoren für die Wirksamkeit von Dermocorticoiden

Daß die oben aufgeführte Einteilung der Corticoide nur allgemein orientierenden Charakter haben kann, zeigen detaillierte Untersuchungen zur Beeinflussung der Bioverfügbarkeit von Hautcorticoiden durch das Lösungsverhalten des Wirkstoffes, die Liberation aus dem Vehikel, den Okklusiveffekt der Grundlage bzw. des Applikationsortes, die Applikationstechnik, zusätzliche Wirkstoffe, den pathophysiologischen Hautzustand usw. (*Pepler* et al., 1971; *Stoughton*, 1971; *Moës-Henschel* u. *Jaminet*, 1976; *Altmeyer* u. *Zaun*, 1974; *Barry* u. *Woodford*, 1975, 1976; *Maibach*, 1976; *Ponec*, 1976; *Polano* u. *Ponec*, 1980; *Früh*, 1983).

Abb. 1: Beeinflussung der Wirkungsstärke eines Dermocorticoids durch Zusatzstoffe (Salicylsäure 2%) gemessen an den systemischen Effekten (nach *Munro* 1976)

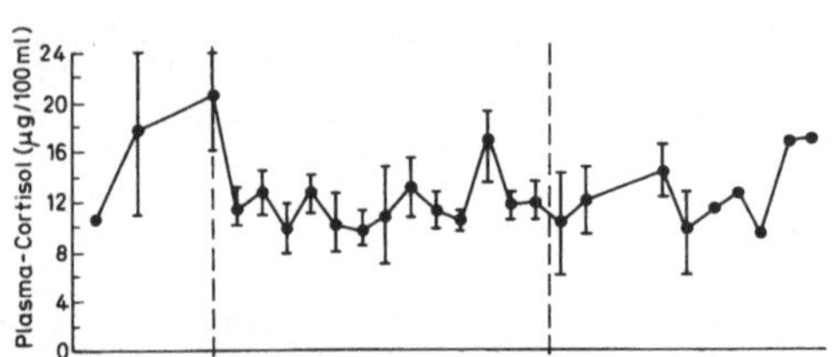

Flumethasonpivalat-Präparat, 30 g/Tag unter Okklusion (ohne Salicylsäure)

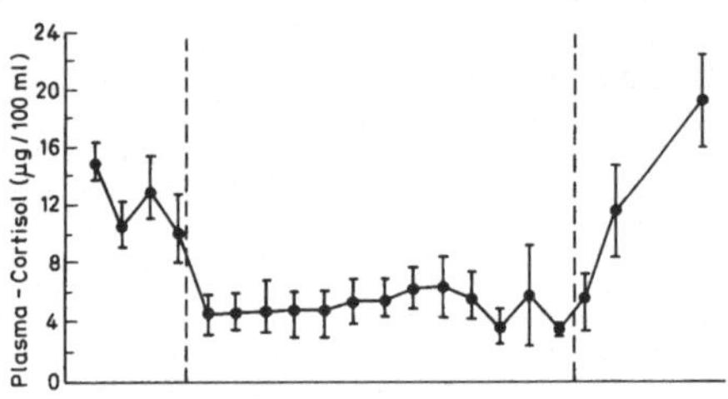

Flumethasonpivalat-Präparat, 30 g/Tag unter Okklusion (mit 2% Salicylsäure)

Zur Illustration sei das Beispiel Flumethasonvalerat mit und ohne Salicylsäurezusatz erwähnt (*Munro*, 1976; Abb. 1). Das reine Corticoid-Präparat in einer Cremebase wird zu den mäßig starken Corticoiden gerechnet; in Kombination mit Salicylsäure war jedoch eine dem Betamethason-17-valerat entsprechende Suppression der Hypophysen-Nebennierenrindenachse zu beobachten.

2.3. Tachyphylaxie

2.3.1. Klinik

Eines der wichtigsten Probleme im Umgang mit Hautcorticoiden ist die Frage nach der Dauer der Anwendung. Es ist eine allgemeine Erkenntnis, daß die Corticoid-Wirkung in der Behandlung von Dermatosen sehr bald nachläßt (*Proppe*, 1978; *Altmeyer*, 1980). Den abgeschwächten pharmakologischen Effekt von Hautcorticoiden nach wiederholter Anwendung sieht der Kliniker z.B. im Resistentwerden entzündlicher Läsionen gegen stärkere Corticoide (*Cornell* u. *Stoughton*, 1980; *Miller* u. *Munro*, 1980). Ein Wechsel auf ein anderes Corticoid führt in der Regel nicht zum Ziel, die pharmakologische Wirkung tritt erst nach einer Corticoid-Karenz von einigen Tagen wieder in Erscheinung (*Proppe*, 1978). Auf die Gefahr einer Eskalation der Applikationsfrequenz wegen des klinisch beobachteten Tachyphylaxiephänomens wies *Pierard* (1983) hin.

2.3.2. Experimenteller Nachweis der Tachyphylaxie

Das Tachyphylaxie-Phänomen wurde ursprünglich an der Beeinflussung des Blutdrucks durch Sympathomimetica nach repetierter Injektion an Hunden beobachtet (*Chen* u. *Meek*, 1926) und in der Zwischenzeit durch die Freisetzung von Norepinephrin aus den Vesikeln der adrenergen Nervenendigungen erklärt (*Burn* u. *Rand*, 1958).

2.3.2.1. Vasokonstriktion und Entzündungshemmung

Potente Dermocorticoide zeigen eine starke Vasokonstriktion nach den ersten Applikationen, der Effekt ist als Abblaßeffekt sichtbar (*Wendt* u. *Frosch*, 1982; p. 12, 19). Nach 3–5 Tagen ist trotz erneuter Verabfolgung des Wirkstoffes keine Gefäßreaktion mehr nachweisbar (*du Vivier* u. *Stoughton*, 1975; *Altmeyer* u. *Zaun*, 1976; *Altmeyer*, 1977; *Barry* u. *Woodford*, 1977).
Im Entzündungsmodell (UV-Erythem-Test) ergaben sich analoge Ergebnisse (*Altmeyer*, 1977). Die Tachyphylaxie scheint ein generelles Phänomen aller Hautcorticoide zu sein, unabhängig von der chemischen Struktur bzw. von der antiinflammatorischen Aktivität (*Altmeyer* u. *Zaun*, 1974; *Barry* u. *Woodford*, 1977; *du Vivier* u. *Stoughton*, 1975). (Abb. 2)
Die Kinetik der Vasokonstriktion wird nur bedingt durch die Applikationshäufigkeit beeinflußt; eine dreimal tägliche Applikation führt nur unwesentlich früher zu einer Hauttoleranz als eine einmal tägliche Applikation (*Altmeyer* u. *Zaun*, 1976). Auch die Intensität der Corticoidbehandlung beeinflußt nur den Eintritt der Hauttoleranz, nicht aber die grundlegende Kinetik (*du Vivier* u. *Stoughton*, 1975; Abb. 3). Trotzdem ist die Tachyphylaxie variabel, sie wird u.a. durch die Applikationsart (Okklusion oder offene Applikation), durch den physikalischen Zustand des Corticoids (gelöst oder suspendiert) und durch die Intensität der Corticoid-Vorbehandlung beeinflußt: Im Gegensatz zu *Altmeyer* u. *Zaun* (1976) und *du Vivier* u. *Stoughton* (1975), die das Corticoid im gelösten Zustand und teilweise unter Okklusion verwendeten und dabei eine vollständige Tachyphylaxie beobachten konnten, wurde bei Verwendung der Corticoide in nur zum Teil gelöster Form in einer Emulsionsgrundlage und ohne Okklusion nur eine teilweise Tachyphylaxie gemessen (*Barry* u. *Woodford*, 1977; *Früh*, 1983). Ebenso zeigt eine im 48-Stundenrhythmus verabreichte Corticoid-Applikation (Fluocinonid, Triamcinolonacetonid) nach 4 Tagen (je 3 Applikationen) nur eine abgeschwächte Tachyphylaxie (*Woodford* et al., 1983). Die gleichen Autoren haben nachgewiesen, daß eine massive initiale Stoßtherapie zu einer raschen Hauttoleranz führt und therapeutisch kaum sinnvoll ist, da auch das Ausmaß der Gefäßwirkung sich nicht linear zur Corticoid-Konzentration verhält (*Altmeyer* u. *Zaun*, 1974).
Altmeyer u. *Krumrey* (1978) fanden, daß sowohl an normaler Haut als auch im Entzündungsmodell (UV-Erythem) die mehrfache Verabreichung einer 1%igen Hydrocortison-Lösung und einer 0,1%igen Flumethasonpivalat-Lösung die nachfolgende Applikation eines hochpotenten Dermocorticoids (Clobetasol-

Abb. 2: Tachyphylaxie durch verschiedene Dermocorticoide hinsichtlich ihrer vasokonstriktiven Aktivität (nach *Altmeyer* und *Zaun* 1976)

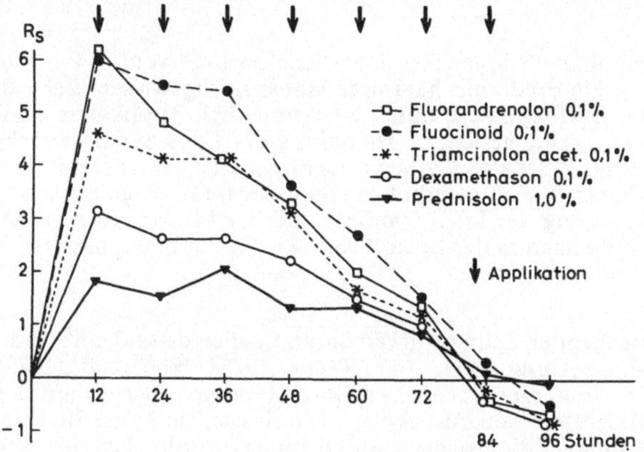

(R$_s$ stereoidinduzierte Reflexionszunahme bzw. -abnahme in %)

Abb. 3: Tachyphylaxie bei 3mal täglicher Applikation von 0,5% ●———● und 0,1% ●————● Triamcinolonacetonid und erneute Gefäßreaktion nach Steroidkarenz (nach *du Vivier* u. *Stoughton* 1975)

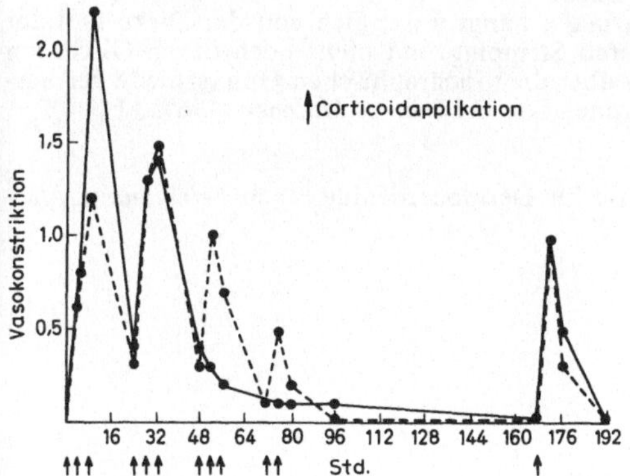

propionat) nur unwesentlich beeinflußt. Bei persistierendem Entzündungsreiz, d.h. mehrfacher Applikation der dreifachen minimalen UV-Erythem-Schwellendosis, wurde bereits nach 36 Std Corticoid-Applikation eine vollständige Gefäßtoleranz erreicht (*Altmeyer*, 1977).

2.3.2.2. Dauer der Refraktärphase

Die Angaben der verschiedenen Arbeitsgruppen decken sich nicht völlig. Das minimale wirkstofffreie Intervall bestimmte *Altmeyer* (1977) experimentell nach vorausgegangener einmaliger Corticoid-Applikation mit vier Tagen. *du Vivier* und *Stoughton* (1975, 1976) fanden die gleiche Zeitspanne nach vorausgegangener intensiver viertägiger Applikation von Fluocinonid zweimal täglich bzw. Triamcinolonacetonid dreimal täglich (Abb. 3). *Altmeyer* u. *Cremer* (1977) fanden allerdings eine Abhängigkeit der Refraktärphase von der Intensität der Corticoid-Vorbehandlung. Schließlich sahen *Barry* u. *Woodford* (1977) bereits nach zwei Tagen corticoidfreiem Intervall eine praktisch vollständige Regeneration der Gefäßwirkung auf einen erneuten Corticoidreiz.

2.3.2.3. Pyrexal-Erythem-Entzündungsmodell

Stengel u. *Schöpf* (1982) konnten die Tachyphylaxie topisch angewendeter Corticoide auch an einem Entzündungsmodell am Menschen, dem Pyrexal-Erythem, nachweisen. Bei 24 Std Vorbehandlung mit einem starken Dermocorticoidpräparat im Doppelblindversuch an 6 Probanden wurde keine Abnahme der Corticoidwirkung festgestellt, während nach 108 Std Vorbehandlung (10 Applikationen) die Wirkung signifikant reduziert war. Wie histologische Befunde zeigten, handelte es sich nicht um lediglich vasokonstriktive Effekte.

2.3.2.4. Antiproliferativer Effekt
Eine Tachyphylaxie der antiproliferativen Komponente starker Dermocorticoide wurde von *du Vivier* u. *Stoughton* (1976) mittels ³H-Thymidin-Einbau in die Epidermis haarloser Mäuse nachgewiesen. Bei artifiziell erzeugter Epidermisproliferation wird die DNS-Synthese durch eine einmalige Applikation inhibiert. Mehr als fünfmalige Anwendung verursacht keine gesicherte Hemmung der DNS-Synthese mehr im Vergleich zur Kontrolle. Bei normaler Epidermis führt eine Corticoid-Applikation zu einer Hemmung der DNS-Synthese an der behandelten Stelle ebenso wie an nichtbehandelten Arealen (systemischer Effekt): nach neun Applikationen kann keine Hemmung der DNS-Synthese und der Mitose mehr festgestellt werden. Das Phänomen Tachyphylaxie wurde auch in der Beeinflussung isolierter menschlicher Fibroblasten durch Clobetasolpropionat gefunden (*Ponec*, 1980).

2.3.3. Erklärung der Tachyphylaxie
Das Phänomen wurde mit der Besetzung entsprechender Zellreceptoren durch Corticoide und einer indirekten Beeinflussung der cAMP- und cGMP-Freisetzung erklärt (u.a. *Thune*, 1976). *Wolf* et al. (1975) schlossen auf eine Erhöhung der Sensitivität α-adrenerger Receptoren. Ihre Hypothese basiert auf der Beobachtung, daß Corticoide die Catechol-induzierte Vasokonstriktion beeinflussen und eine Blockierung durch Phentolamin, nicht aber durch Propranolol zu erreichen ist. Diskutiert wurde ebenfalls eine Beeinflussung des Metabolismus von cAMP. Diese Erklärungen sind jedoch nicht unbestritten (*Halprin* et al., 1976; *Kölmel* u. *Schnuch*, 1980). Ein analoger Mechanismus, wie er für Ephedrin festgestellt wurde, könnte das Tachyphylaxie-Phänomen wenigstens hinsichtlich der Vasokonstriktion erklären (*du Vivier* u. *Stoughton*, 1976; *Altmeyer* u. *Zaun*, 1976).

2.4. Barriere- und Depot-Effekt des Stratum corneum

2.4.1. Penetration von Hautcorticoiden und Hornschichtdepot
Die Permeabilität verschiedener Hautregionen für Pharmaka hängt wesentlich von der Dicke und der Architektur der Hornschicht ab. Sie wird gefördert durch Stripping und mehr noch durch Okklusion (*Maibach*, 1976). Aufschlußreiche experimentelle Daten über die topographischen Unterschiede der Barriere gemessen als Penetrationsrate von Corticoiden stammen von *Feldman* u. *Maibach* (1967, Abb. 4).

Abb. 4: Unterschiedliche örtliche Penetrationsverhältnisse für Dermocorticoide (nach *Feldmann* u. *Maibach* 1967)

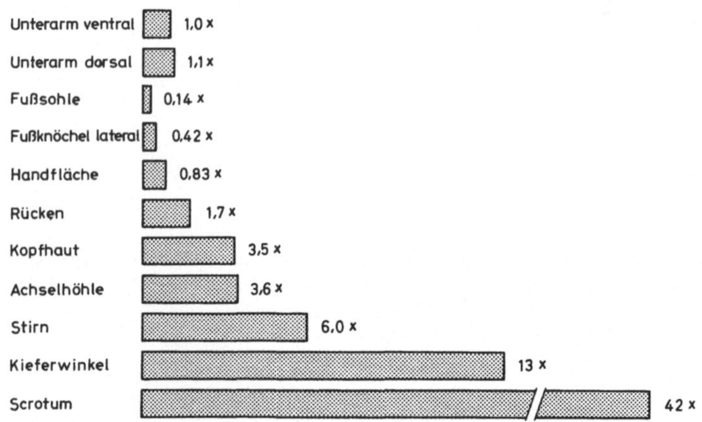

Erstmals wurde die Reservoirbildung im Stratum corneum nach topischer Corticoid-Anwendung von *Vickers* (1963) beschrieben: Zwei Wochen nach einer einmaligen Applikation von Triamcinolonacetonid und Fluocinolonacetonid führte eine kurzzeitige Okklusion zu einem erneuten Abblassen der Haut. Dagegen brachte eine intradermale Applikation keinen vergleichbaren Effekt, ebensowenig wie eine solche nach Entfernen des Stratum corneum durch Stripping. Auch *Vickers* et al. (1976), *Barry* u. *Woodford* (1977) und *Vickers* (1980) gelang der Nachweis eines langfristigen Depots von Dermocorticoiden durch Reokklusion mehrere Tage bis Wochen nach einer einmaligen Corticoid-Applikation: durch die Okklusion wird ein Schub erhöhter Diffusion in die Gefäßschichten erzwungen.
Die Barrierefunktion ekzematischer Haut ist wesentlich eingeschränkt (*Schalla* et al., 1980); selbst in psoriatischen Läsionen und im Lichen ruber-Herd mit ausgeprägten parakeratotischen Auflagerungen war eine erhöhte Penetration für Hautcorticoide zu beobachten (*Vickers*, 1972; *Zesch* et al., 1974; *Schaefer* et al., 1977; *Schalla* et al., 1980; *Vickers*, 1980; *Stüttgen*, 1981). Detaillierte Ergebnisse über das Hornschichtdepot von Corticoiden haben Untersuchungen der Arbeitsgruppe von *Schaefer* gebracht. Tritium-

markierte Corticoidmenge wurde in der oberen Hornschicht eingelagert. Bis in die Tiefe des Stratum corneum wurde ein Konzentrationsgradient, der 1,5 Zehnerpotenzen umfaßt, gefunden. Radioaktivitätsbestimmungen in verschiedenen Stripping-Schichten erlaubten Aufschlüsse über die Vehikelabhängigkeit der Wirkstoffaufnahme im Stratum corneum (*Zesch* u. *Schaefer*, 1973, 1975). Ergänzungen zu diesen Befunden unter Einbezug der Dauer des Depots stammen von *Hopsu-Havu* u. *Tuohimaa* (1970), von *Kukita* et al. (1976) sowie von *Vickers* (1980).

2.4.2. Klinische Bedeutung des Hornschichtdepots

Schaefer et al. (1975) haben die Hornschicht-Barriere mit einem Staudamm verglichen, hinter dem sich ein Stausee auffüllt. Eine Störung führt zu einer schnellen Entleerung des Reservoirs. Da in der Regel mit topischen Corticoiden vor allem Hautzustände mit reduzierter Barrierefunktion therapiert werden, ist die klinische Bedeutung weniger weitreichend, als aufgrund der Ergebnisse bei intakter Haut gefolgert werden könnte (*Vickers*, 1980). Zudem geht die Dauer der klinischen Wirksamkeit nach einer einmaligen Applikation des Pharmakons nicht parallel mit seinem pharmakologischen Nachweis in der Epidermis, speziell der Hornschicht (u.a. *Vickers*, 1963; *Barry* u. *Woodford*, 1974).
Altmeyer und *Krumrey* (1978) konnten zeigen, daß die Applikation von Clobetasolpropionat ein nach 16 Std gesetztes UV-Erythem noch merklich beeinflußt, nicht jedoch ein nach 24 Std gesetztes, während bei gleichzeitigem Einsatz von Wirkstoff und UV-Strahlung das Erythem vollständig supprimiert wird. Das schwache Corticoid Hydrocortison (1%) vermag das UV-Erythem nicht mehr zu beeinflussen, wenn der Wirkstoff 16 Std vor der Bestrahlung appliziert wird (*Scott* u. *Kalz*, 1956).
Der antimitotische Effekt setzt später ein und ist etwa 48 Std lang nachweisbar. Er ist auch konzentrationsabhängig. Eine Reduktion der Fluocinolonacetonid-Konzentration von 0,2% auf 0,025% führte zu einem vollständigen Verlust der antimitotischen Wirkung (*Fisher* u. *Maibach*, 1971).

2.5. Rebound-Effekt

Stoughton (1975) postulierte eine pharmakologische Verbindung zwischen dem Tachyphylaxie-Phänomen und dem Rebound-Effekt systemischer Corticoide in der Psoriasis-Therapie. Ein Rebound-Effekt wurde auch bei topischer Applikation von Corticoiden beobachtet (*Sneddon*, 1976). *Calnan* (1976) wies darauf hin, daß dem Problem der Gewöhnung bislang zu wenig Beachtung beigemessen wurde. Ein plötzliches Absetzen der topischen Dermocorticoid-Therapie führt selbst bei niedriger Dosierung zu den Entzugssymptomen, wie sie bei systemischer Therapie mit subtherapeutischen Dosen bekannt sind. Auf die fatalen Effekte nach plötzlichem Absetzen starker Dermocorticoide in der Psoriasis-Therapie haben *Boxley* et al. (1975) hingewiesen. In einem Leitartikel (Editorial Lancet 1977) wurde ebenfalls auf das Thema eingegangen. Die Autoren stellten fest, daß als Folge eines abrupten Stops der topischen Corticoidtherapie eine ursprünglich lokale Psoriasis in eine generalisierte Krankheit übergehen kann. Ähnliche Beobachtung bei Handekzemen, vor allem aber im Genitalbereich und bei Gesichtsdermatosen sind beschrieben worden. Folgen der wieder aufflammenden Pustulation sind beispielsweise die Symptome einer Rosacea bzw. perioralen Dermatitis (*Weber*, 1972; *Sneddon*, 1972/1976; *Leyden* et al., 1974; *Go* u. *Wuite*, 1976; *Calnan*, 1976). Um einen Rebound-Effekt zu vermeiden, schlagen *Main* u. *White* (1977), *Verbov* (1977) sowie *Miller* u. *Munro* (1980) eine schrittweise Reduktion der Intensität der Behandlung vor, durch Verkleinerung der Applikationsfrequenz oder durch Übergang zu schwächeren Dermocorticoiden. Nach den Beobachtungen von *Kligman* u. *Kaidbey* (1978) führt Hydrocortison nicht zu einem Rebound-Effekt.

2.6. Penetrationssteigerung durch chronische Applikation

Die Penetrationsrate von topisch applizierten Corticoiden, belegt am Beispiel Hydrocortison, weist nach lang andauernder Anwendung deutlich höhere Werte auf (*Wester* et al., 1979) und kann infolge Atrophisierung der Haut eine erhöhte Resorption potentiell toxischer Stoffe bewirken (*Calnan*, 1976). Andererseits führte bei gleichzeitiger Applikation eines Antisepticums und eines Corticoids letzteres nicht zu einer Erhöhung der Resorption des Antisepticums, sondern wahrscheinlich wegen der Vasokonstriktion zu einer Reduktion (*Simon* u. *Dobozy*, 1976).

2.7. Nebenwirkungen der Hautcorticoide bei prolongierter Anwendung

2.7.1. Systemische Nebenwirkungen

Topische Corticoide können nach der Penetration die endogene Cortison-Produktion unterdrücken. Im Falle entzündlicher, ödematöser Krankheiten und generell bei nicht intakter Hornschicht erhöht sich die Penetrationsrate drastisch (*Munro*, 1976a; *Schaefer* et al., 1977; *Schaefer* u. *Schalla*, 1980).
Während bei Erwachsenen selbst nach Applikation größerer Mengen von Hautcorticoiden unter Okklusion auf das Absetzen der Therapie hin rasch eine Normalisierung der Hypophysen-Nebennierenrinden-Achse eintritt (*Munro*, 1976, 1976a), ist bei Kindern die Möglichkeit einer chronischen Suppression mit Wachstumsverzögerung durch starke Dermocorticoide gegeben. So führte beispielsweise die mehrmalige Applikation von 13 g eines starken Dermocorticoidpräparats zu einer nachhaltigen Störung der NNR-Funktion; die Synacthen-Stimulierung und der Insulin-Streßtest waren zwei Tage nach Absetzen der Therapie noch immer nicht im Normalbereich (*Munro*, 1976a). Zudem kann ein plötzliches Absetzen einer längerdauernden Intensivtherapie mit hochpotenten Corticoiden bei Kindern gefährliche Schockzustände auslösen (Editorial Lancet 1977). Im Gegensatz zu einer Dauermedikation führte eine intermittierende Applikation großer Mengen (25−50 g/Tag) stärkster Dermocorticoide nach *Hradil* et al. (1978) zu einer Normalisierung der endogenen Cortisonproduktion (Abb. 6).

Abb. 5: Darstellung der Barrierefunktion normaler und psoriatischer Haut (nach *Schäfer* et al. 1977)

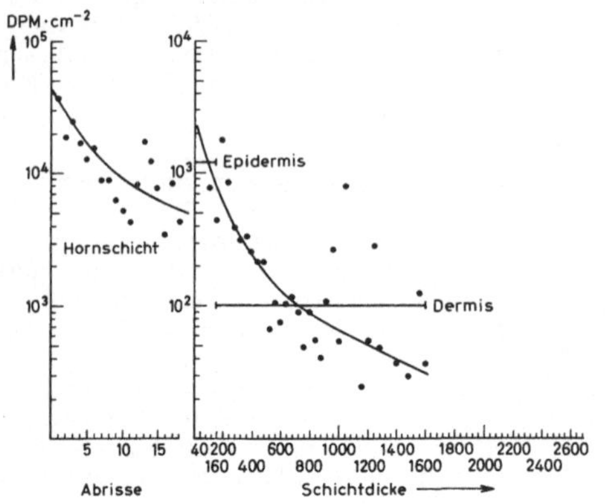

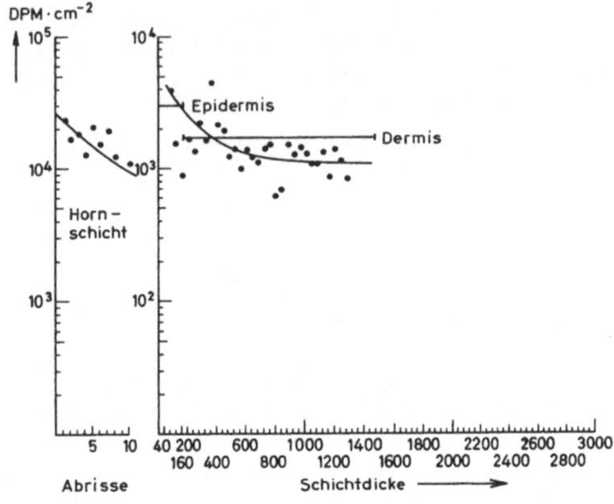

Aktivitätsverteilung von ³H-Triamcinolonacetonid in gesunder Haut

Aktivitätsverteilung von ³H-Triamcinolonacetonid in psoriatischer Haut

Abb. 6: Endogener Corticoidspiegel nach großflächiger Applikation von Clobetasolpropionat; ———— intermittierend (nach *(Hradil* et al. 1978) 25 − 45 g/Tag Intervallschema vgl. unten; − − − Dauerapplikation (nach *Carruthers* et al. 1975) ca. 90 g/Woche

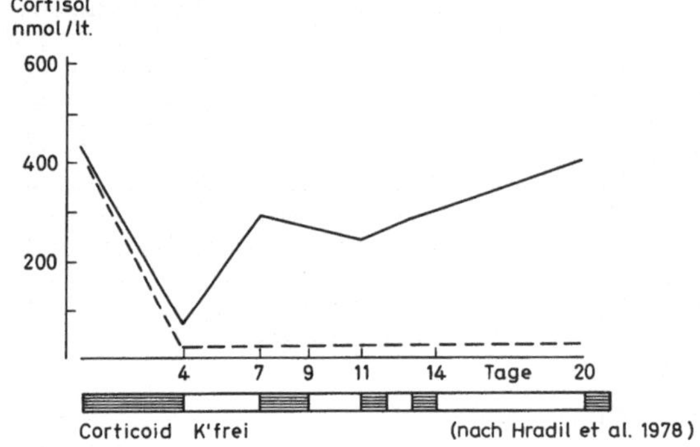

2.7.2. Lokale Nebenwirkungen

Übersichten über die klinisch relevanten Nebenwirkungen lokaler Corticoid-Applikationen stammen von *Schöpf* (1972), *Chernosky* u. *Schmidt* (1973), *Gschwandtner* (1974), *Posternak* (1977), *Lischka* (1977), *Marghescu* (1978) sowie *Hill* u. *Rostenberg* (1978).

Über die Häufigkeiten dieser Nebenwirkungen liegen systematische Untersuchungen bisher nur aus der Hautklinik Erlangen (*Hornstein* et al., 1975) und speziell bei Kindern aus Glasgow vor (*Günther*, 1976). Während *Hornstein* et al. (1975) bei einem allgemeinen Patientengut Frequenzen von ca. 2% klinisch relevanter Nebenwirkungen angaben, bezifferte *Günther* (1976) die Nebenwirkungshäufigkeit bei einem speziell selektionierten Krankengut mit annähernd 90%. Daß eine topische Corticoidtherapie bei Kindern rascher zu Nebenwirkungen führt, und daß die Schädigungen ausgeprägter sind, wurde von vielen Autoren warnend vermerkt (*Feiwel*, 1969; *Feiwel* et al., 1969; *Schöpf*, 1972, *Sneddon*, 1976b; *Munro*, 1976a, b; *Günther*, 1976; *Haneke*, 1979). Die Hautatrophie ist als eine der häufigsten Nebeneffekte einer Langzeittherapie mit topischen Corticoiden beschrieben worden. Übersichten darüber und über die aktuellen methodischen Möglichkeiten zu ihrer Bestimmung gaben *Marks* (1976), *Jones* (1976), *Dykes* u. *Marks* (1979) sowie *Wendt* u. *Frosch* (1982). Die Dauer einer externen Corticoid-Behandlung stellt einen wesentlichen Faktor für die Entstehung unerwünschter Nebenwirkungen dar (*Schöpf*, 1972). Diese klinische Beobachtung wurde durch experimentelle Befunde erhärtet. So zeigten *James* et al. (1977), *Altmeyer* (1977b) sowie *Jablonska* et al (1979) eine deutliche Korrelation zwischen dem Ausmaß der Epidermisverdünnung und der Anwendungsdauer verschiedener Dermocorticoide. *Pierard* (1978) maß bereits nach 2 Wochen Corticoid-Applikation eine deutliche Abnahme der Hautelastizität und eine über 20%ige Erhöhung der vertikalen Dehnbarkeit der Haut.

Die Literaturübersicht folgt am Schluß der 2. Mitteilung.

2. Mitteilung: Klinische Erfahrungen

Zusammenfassung

Basierend auf den pharmakologischen und pharmakodynamischen Eigenheiten der topischen Corticoide wurde in den vergangenen Jahren mit verschiedenen Möglichkeiten einer Reduktion der Coritcoidbelastung der Haut klinisch experimentiert.
Im Zentrum standen dabei die sogenannten Intervall- und Stufentherapie mit Hautcorticoiden.
Eine Reduktion der täglichen Applikationsfrequenz von Corticoidpräparaten und deren intervallmäßige Anwendung beispielsweise im Wechsel mit corticoidfreien Externa bzw. der degressive Einsatz von Dermocorticoidpräparaten unterschiedlicher Wirkungsstärke zeigte gute klinische Ergebnisse vor allem bei ekzematischen Erkrankungen.

Summary

Based on the pharmacological and pharmacodynamical properties of topically applied corticosteroids several clinical trials have been done in the past to reduce the adverse effects of steroids on the skin. The most important methods were the intermittent treatment of skin diseases and the so-called step therapy.
A reduction of the frequency of application and the use of steroids alternately with steroid-free preparations as well as the decreasing use of corticosteroid preparations with different strength showed good clinical results, especially in the case of eczematous diseases.

3. Hauttherapie mit reduzierter Corticoidbelastung

3.1. Allgemeines

Wenn die negativen Folgen der lokalen Corticoidanwendung als Konsequenzen der erwünschten Wirkung anzusehen sind, wenn neben der Wirkungsstärke vor allem die Dauer der Anwendung für das Zustandekommen von negativen Effekten maßgeblich ist, so gilt es der Frage nachzugehen, wie die Corticoidbelastung der Haut und damit das Risiko der Entstehung unerwünschter Nebenwirkungen vermindert bzw. verhindert werden kann (*Schmitz* u. *Flinzer*, 1982). Da mit den stärksten heute verfügbaren Dermocorticoiden bereits nach ein- bis zweiwöchiger Anwendung auf geschädigter Haut systemische Effekte beobachtet werden (vgl. 2.7.1.), drängen sich Behandlungsschemata auf, die zu einem reduzierten Corticoidverbrauch führen (*Cornell* u. *Stoughton*, 1980).
Eine zentrale Frage wurde jedoch bisher mit experimentellen Daten noch nicht ausreichend bestätigt: gibt es auch eine Tachyphylaxie betreffend Nebenwirkungen?
Für systemische Effekte, wie die Beeinträchtigung der Funktion der Hypophysen-Nebennierenrinden-Achse, kann dies verneint werden (u.a. *Munro*, 1976a).
Da auch die topischen Nebenwirkungen eine deutliche Zeitabhängigkeit aufweisen (vgl. 2.7.2.), ist es wahrscheinlich, daß die Nebenwirkungen höchstens teilweise einer Tachyphylaxie unterworfen sind.

3.2. Behandlungsschemata

Zur Corticoideinsparung wurden verschiedene Möglichkeiten aufgezeigt:
1. Reduktion der Applikationsfrequenz
2. Intervallmäßige Applikation von Hautcorticoiden
3. Stufentherapie (Verwendung von Hautcorticoiden abfallender Wirkungsstärken im zeitlichen Therapieablauf)
4. Verwendung möglichst schwacher Hautcorticoide
5. Zeitlich gestaffelte Behandlung verschiedener Hautareale
6. Verdünnung der Corticoid-Präparate
7. Kombination verschiedener Maßnahmen.

Die generelle Begründung einer corticoidsparenden Therapie wurde in den Kapiteln 2.2 bis 2.7 gegeben. Die einzelnen Therapieformen sollen nachstehend kurz begründet und detailliert betreffend klinischer Erfahrung dargestellt werden.

3.2.1 Reduktion der Applikationsfrequenz

Die Reduktion der Applikationsfrequenz wird allgemein durch die generelle Überdosierung (*de Harst* et al., 1982) und durch den Depoteffekt der Hornschicht (2.4.1) sowie durch die darausfolgende steady-state-Penetration, die sich über Tage erstreckt, begründet (*Ponec* u. *Polano*, 1972; *Feldman* u. *Maibach*, 1969). Auch wenn der Barriereeffekt durch Entzündungsvorgänge reduziert wird, scheint eine mehrmalige tägliche Applikation überflüssig (*Schalla* et al., 1980).
Wester et al. (1977) fanden, daß eine dreimalige Applikation von 13,3 µg ^{3}H-Hydrocortison im Vergleich zu einer einmaligen Applikation von 40 µg zu keiner markanten Erhöhung der Corticoid-Resorption

führt. Nach *Wester* u. *Maibach* (1976) besteht nur eine bedingte Korrelation, keinesfalls eine Parallelität zwischen Auftragsmenge und Resorption. Die Untersuchungen zur Beeinflussung der Tachyphylaxie von *Woodford* et al. (1983) zeigten übrigens, daß eine Therapie in 3 Dosierungen im Gegensatz zu einer einmaligen Applikation pro Tag zu einer rascheren Hauttoleranz führt. Schon *Wester* u. *Maibach* (1976) meinten, daß eine einmalige höhere Dosis gegenüber einer Aufteilung der gleichen Menge auf 3 Dosen zu bevorzugen wäre.
Altmeyer u. *Zaun* (1974) zeigten eine individuell unterschiedliche Schwelle der maximalen Vasokonstriktion; eine Konzentrationssteigerung bringt keine Verstärkung der Gefäßreaktion. Verschiedene Autoren raten zu einer einmaligen Applikation des Hautcorticoids, zum Teil im Wechsel mit corticoidfreien Externa (*Hornstein* et al., 1975; *Tronnier*, 1975; *Langen* u. *Psenicka,* 1977; *Braun-Falco,* 1977; *Miller* u. *Munro,* 1980; *Schaefer,* 1982; *Marghescu,* 1982).

3.2.1.2. Klinische Belege der Effizienz der Einmalapplikation
Weigasser (1972) zeigte in einem Blind-Halbseitenversuch an 140 Pat. mit entzündlichen Dermatosen (Ekzeme, Neurodermitis), daß eine einmal tägliche Applikation eines mittelstarken Dermocorticoids (Fluprednylidendiacetat) zu praktisch gleichwertigen Resultaten führt wie die konventionelle dreimalige.
Garretts (1975) kam in einer Doppelblind-Halbseitenuntersuchung an 31 hospitalisierten Patienten mit den gleichen Dermatosen zu analogen Ergebnissen nach 15 Tagen Beobachtungszeit. Mit dem starken bis sehr starken Dermocorticoid Halcinonid belegten *Hauss* u. *Proppe* (1977) in einem offenen Feldversuch die therapeutische Äquivalenz einer Einmalapplikation pro Tag ergänzt durch die morgendliche Verwendung des entsprechenden wirkstofffreien Vehikels gegenüber der 2mal täglichen Applikation. Sie beobachteten lediglich eine leichte Verzögerung der Abheilungsdauer der psoriatischen Läsionen durch die alternierende Therapie um 2−4 Tage. Günstige Therapieerfolge mit einer alternierenden Behandlung beschrieben auch *Grobe* (1978) und *Sudilovsky* et al. (1981), ebenfalls mit dem Dermocorticoid Halcinonid sowie *Konzelmann* u. *Harms* (1983) mit Diflorason.
In einer Doppelblind-Multicenterstudie verglichen *Frederiksson* et al (1980) bei 95 Psoriatikern und Neurodermitikern eine Einmalapplikation von Clobetasolpropionat mit einer 3maligen Applikation. Gesamthaft wurden keine Unterschiede im Therapieerfolg und nur unbedeutende Differenzen in der Raschheit des Ansprechens der Läsionen festgestellt. Ebenfalls in einem Doppelblind-Versuch haben *Senter* et al. (1981) eine dreimalige Applikation von Fluocinonid mit einer einmaligen Anwendung, ergänzt durch zwei Applikationen der analogen wirkstofffreien Grundlage, verglichen. Die Auswertung ergab keine signifikanten Unterschiede im Therapieerfolg. Ebenso berichteten *Neumann* (1972), *Tomoka* u. *Ochoa* (1973), *Ronn* (1976) und *James* et al. (1979) über positive Erfahrungen mit starken Dermocorticoiden bei nur einmal täglicher Applikation.
Im Rhus-Entzündungsmodell wurde von *Kaidbey* u. *Kligman* (1976) nur eine leichte Präferenz zugunsten der dreimaligen Corticoid-Applikation im Vergleich zur einmaligen Anwendung konstatiert. Einen Vergleich zwischen einer sechsmal täglichen Applikation von Triamcinolonacetonid mit einer nur dreimal täglichen stellten *Eaglstein* et al (1974) an: bei den behandelten Psoriatikern und Ekzematikern beobachteten sie keine Unterschiede in der Geschwindigkeit der Abheilung.

3.2.1.3. Zeitpunkt der Applikation
Es wurde die Frage aufgeworfen, inwiefern die topische Applikation auf den circadianen Rhythmus der endogenen Cortison-Produktion (u.a. *Axelrod,* 1976; *Swartz* u. *Dluhy,* (1978) abgestimmt werden müßte (*Marghescu,* 1983). Der durch die Penetrationsvorgänge verzögerte und betreffend vasokonstriktiven und antimitotischen Effekt zeitlich verschobene Wirkungseintritt (*Woodford* et al., 1983; *Mashall* u. *du Vivier,* 1978) läßt solche Überlegungen vorläufig als theoretisch erscheinen. Das Problem wird ferner kompliziert durch wechselnde Barriereeffekte im Verlauf der Abheilung und durch Probleme der grundlagenabhängigen Liberation und Bioverfügbarkeit. Für eine abendliche Applikation der Dermocorticoide spräche die Biorhythmik der epidermalen Proliferationskinetik (*Schell* u. *Hornstein,* 1980), welche eine circadiane Periodik mit Maximum um 06 Uhr und Minimum um 18 Uhr aufweist. Konsequenterweise müßten bei bevorzugt hyperproliferativen Erkrankungen die Dermocorticoide wegen ihres Nebenwirkungsprofils im Vergleich zu vorwiegend entzündlichen Dermatosen zeitlich verschoben eingesetzt werden.

3.2.2.1 Intervalltherapie
Die verschiedenen Formen der Intervalltherapie beruhen auf dem Tachyphylaxiephänomen (2.3.), auf dem Depot-Effekt (2.4.), auf der Beobachtung des Rebound-Effekts (2.5.) und auf den Untersuchungen über die systemischen Effekte intermittierender Corticoid-Applikation (*Hradil* et al., 1978).
Allgemeine Empfehlungen zur diskontinuierlichen Corticoid-Anwendung haben viele Autoren abgegeben (u. a. *Marghescu,* 1975, 1983; *Sneddon,* 1976 a, b; *Günther 1976; Woodbridge* u. *Sparkes,* 1979; *Miller* u. *Munro,* 1980; *Vickers,* 1982; *Pierard,* 1983). Basierend auf ihren Beobachtungen zur Tachyphylaxie schlugen *Barry* u. *Woodford* (1977) eine intermittierende Therapie vor, z.B. 5 Tage Dermocorticoidtherapie, 2 Tage Corticoid-freie Behandlung. Aus den Untersuchungen von *Altmeyer* (1977) ist ein Ryhthmus 4 Tage mit Corticoidpräparaten, 4 Tage ohne Corticoide abzuleiten. (*Leonhardi* et al., 1980). *Scholtz* u. *Nelson* (1965) empfahlen für großflächige Läsionen eine Applikation der Corticoide im 48-Stundenrhythmus. Das gleiche Schema befürworten für hochpotente Corticoide *Leonhardi* et al. (1980).
Bei ausgewählten Indikationen wie Pruritus ani (*Sneddon,* 1976) oder abheilende Psoriasis (*Hradil* et al., 1978) erwies sich sogar eine einmalige Applikation pro Woche als ausreichend.

Einen Wechsel zwischen starken und schwachen Corticoiden, der sich nach dem jeweiligen Entzündungs-zustand der Haut orientiert, schlugen *Vickers* et al. (1976) und *Woodbridge* u. *Sparkes* (1979) vor. Voraus-setzung dafür sind die Kooperationswilligkeit und die notwendige Intelligenz des Patienten, eine ausrei-chende Führung durch den Arzt sowie Hilfestellungen für eine objektive Eigenbeurteilung.

3.2.2.2 Klinische Untersuchungen

Längerdauernde klinische Studien über die Wirksamkeit einer systematischen Intervalltherapie wurden erstmals von *Huber* u. *Pflugshaupt* (1979) angestellt. Obwohl die Untersuchung offen durchgeführt wur-de, konnten sie aufgrund der hohen Abheilungsquote, wegen der großen Fallzahl und wegen des Ver-gleichs mit der vorausgegangenen Dauerbehandlung das Gesamtergebnis als Hinweis darauf werten, daß die experimentellen Befunde der Tachyphylaxie in der Therapie ausnutzbar sind. *Rhode* u. *Reinel* (1980) berichteten von Halbseitenversuchen an 20 stationär behandelten Psoriatikern nach dem Schema 3 Tage Dermocorticoide, 4 Tage wirkstofffreie Grundlage, verglichen mit einer zweimaligen Applikation des Corticoidpräparats während 16 Tagen nach vorausgegangener Entschuppung mit Salicylvaseline. Die Therapieresultate wurden als gleichwertig bezeichnet.

In einem Doppelblindversuch an 20 Psoriatikern zeigte eine intermittierende Behandlung (3 Tage Corti-coid, 4 Tage Excipiens) gleiche Resultate wie die kontinuierliche Anwendung des Corticoids (*de Harst* et al., 1982). Eine intermittierende lokale Psoriasistherapie mit Clobetasolpropionat wurde von *Hradil* et al. (1978) an 23 hospitalisierten Pat., die auf eine vorausgegangene kontinuierliche Therapie nicht angespro-chen hatten, durchgeführt. Nach einer Initialphase von 4 Tagen Intensivtherapie mit dreimal täglicher Applikation wurde in den folgenden Tagen das Corticoid intervallmäßig eingesetzt (Abb. 6). Bei 16 von 23 Patienten wurde eine Abheilung der Läsion beobachtet.

3.2.3. Stufentherapie

Das Therapiekonzept initial und kurzfristig potente Dermocorticoide, nach Ansprechen der Läsion Übergang zu schwächeren Corticoiden wie Hydrocortison oder Prednisolon und Sicherungsbehandlung mit wirkstofffreien Externa wurde von verschiedenen Autoren beschrieben (s. unten). Dieses Therapie-prinzip wird vom Facharzt auch praktisch als Standardschema angewendet. Die Dauer der Initialphase wird mit 48 Stunden (Editorial Lancet 1977; *Ring,* 1982), mit kurzzeitig (u.a. *Meinhof,* 1977; *Weirich,* 1978; *Leonhardi* et al., 1980), mit maximal 10 Tagen (*Vickers,* 1982), mit maximal 14 Tagen (*Nikolowski,* 1975) bzw. mit der wenig präzisen Formulierung „bis zum Ansprechen der Haut auf die Therapie" (*Pa-ce,* 1973; *Darley* u. *Munro,* 1979) angegeben. Die Stufentherapie basiert vor allem auf dem Auftreten z.T. irreversibler Corticoidschäden nach langfristiger kontinuierlicher Anwendung starker Dermocorticoide (2.7.) und auf Beobachtungen des Rebound-Effeks (2.5.). Ein Wechsel von starken auf schwächere Corti-coide kann allerdings das Tachyphylaxiephänomen nicht unterdrücken (*Altmeyer,* 1980). Anstelle von schwächeren Corticoiden in der zweiten Phase können auch sog. mite-Formen, d.h. Originalpräparate mit geringerer Corticoidkonzentration, eingesetzt werden (*Fisher* u. *Maibach,* 1971; *Altmeyer,* 1980). *Fisher* u. *Maibach* (1971) zeigten, daß sich auch bei starker Reduktion der Corticoidkonzentration ein ausgeprägter Abblaßeffekt nachweisen läßt, der antimitotische Effekt jedoch vernachlässigbar wird. Auch *Altmeyer* (1980) konnte belegen, daß eine mite-Form in der adäquaten Grundlage eine ausgepräg-te Vasokonstriktion zeigt.

Schalla et al. (1980) warfen die Frage auf, ob es vom pharmakologischen Standpunkt aus nicht sinnvoller wäre, die abheilende Dermatose mit höherer Konzentration oder stärker wirksamen Corticoiden zu be-handeln als eine initiale Dermatose mit gestörter Barrierefunktion. Übrigens wurde eine differenzierte Anwendung von Dermocorticoid-Präparaten unterschiedlicher Wirkungsstärke in Abhängigkeit von der Lokalisation der Läsionen allgemein akzeptiert. So werden im Gesichts- und Intertrigobereich in der Re-gel nur schwache und mäßig starke Corticoide zugelassen, während bei den übrigen Lokalisationen gleichzeitig potente Dermocorticoide zum Einsatz kommen können (*Vickers* et al., 1976). Ein Teilaspekt der Stufentherapie ist die Sicherungsbehandlung mit wirkstofffreien Excipientien. Der therapeutische Ei-geneffekt hautadäquater Grundlagen wurde von *Borelli* u. *Gehrken (1971, 1979), Woodbridge* u. *Sparkes* (1979), *Huber* u. *Pflugshaupt* (1979), *Akers* (1980), *Sudilovsky* et al. (1981) usw. hervor-gehoben. Die Bedeutung der Nachbehandlung von Dermatosen wurde kürzlich im Rahmen eines der-matologischen Kolloquiums herausgestrichen (*Marghescu,* 1981, *Klaschka,* 1981; *Proppe,* 1981). Die Ver-wendung wirkstofffreier Präparate wurde von einer Großzahl von Autoren in erscheinungsfreien Phasen, in der Abheilungsphase bzw. bei spezifischen Indikationen wie perioraler Dermatitis empfohlen (*Goerz,* 1968; *Feiwel,* 1969; *Roeckel* u. *Schubert,* 1971; *Nolting* u. *Passmann,* 1977; *Meinhof,* 1977; *Gartmann,* 1979; *Engst,* 1981)

3.2.4. Verwendung möglichst schwacher Dermocorticoidpräparate

Die praktischen Erfahrungen vieler Kliniker belegen, daß akute und subakute Ekzeme mit nebenwir-kungsarmen nicht halogenierten   Corticosteroiden etwa gleich gut zu beeinflussen sind wie mit hochwirksa-men, nebenwirkungsreichen halogenierten Corticoiden (u.a. *Winkler,* 1969; *Schöpf,* 1972; *Sneddon,* 1976). Es scheint festzustehen, daß Hydrocortison, das am schwächsten entzündungshemmende Dermocortico-id, klinisch kaum zu einer Steroidatrophie führt (*Fisher* u. *Maibach,* 1971; *Sneddon,* 1976a; *Dykes* u. *Marks,* 1977; *James* et al., 1977; *Marks* et al., 1980; *Frosch,* 1980). Dasselbe scheint weitgehend auch für die Provokation einer rosaceaartigen Dermatitis zu gelten (*Cotteril,* 1979; *Wilkinson* et al., 1979). *Baden* (1978) bevorzugt die Verwendung von Hydrocortison unter Okklusion bei chronischen Ekzemen, da der therapeutische Erfolg dem der stark halogenierten Dermocorticoide wie Betamethason-17-valerat, Fluocinonid, Betamethasondipropionat und Halcinonid entspricht. Die gleiche therapeutische Idee wur-de weiter verfolgt in der Erhöhung der Penetration schwacher Corticoide durch besondere galenische

Formulierungen unter Zusatz von Propylenglykol oder Urea (*Almeyda* u. *Burt,* 1974; *Whitefield* u. *McKenzie,* 1975; *Sarkany* u. *Gaylarde,* 1976; *Poulsen* et al, 1978). Urea-haltige Hydrocortison-Präparate wurden mehrfach vor allem bei xerotischen entzündlichen Erkrankungen im Vergleich mit halogenierten Corticoiden geprüft, wobei im wesentlichen eine therapeutische Äquivalenz festgestellt wurde (Übersicht *Müller* u. *Pflugshaupt,* 1979).

3.2.5. Zeitlich gestaffelte Behandlung verschiedener Hautareale
Bei ausgedehnten generalisierten entzündlichen Affektionen schlugen *Scholtz* u. *Nelson* (1965) eine zeitliche Staffelung der Behandlung verschiedener Körperareale vor, so daß innerhalb von 48 Std nicht mehr als 45 g eines Dermocorticoidpräparats verbraucht werden.

3.2.6. Verdünnung von Hautcorticoiden
Verdünnungen der Originalpräparate wurden u.a. als Form der Stufentherapie vorgeschlagen (*Weitgasser,* 1979; *Magnus* et al., 1981; *Marghescu,* 1983).
Experimentell sind im Vasokonstriktionstest auch bei starker Verdünnung der Originalpräparate ausgeprägte Gefäßreaktionen feststellbar (*Altmeyer,* 1980a; *Woodford,* 1981).
Da heute eine riesige Auswahl von Dermocorticoiden in den verschiedensten Wirkungsstufen auf dem Markte sind, ist die Verdünnung von Originalpräparaten jedoch wegen der Gefahr galenischer und chemischer Inkompatibilitäten und Stabilitätseinbußen, der Änderung der Bioverfügbarkeit und des Risikos bakterieller Kontaminationen höchst fragwürdig (*Main* u. *White,* 1977; *Yip* et al., 1979; *Woodbridge* u. *Sparkes,* 1979; *Miller* u. *Munro,* 1980).

3.2.7. Kombination von Intervalltherapie und Stufentherapie
Diese Therapieform orientiert sich primär am klinischen Bild der Dermatose, an der Lokalisation der Affektion, am Alter des Patienten sowie an der Chronizität der Erkrankung. Initial wird mit einem stark wirksamen Corticoid allenfalls mehrmals täglich therapiert; nach Ansprechen der Läsionen auf die Therapie kann auf ein schwächeres Präparat übergegangen oder die Frequenz der Applikation auf einmal täglich gesenkt werden. Im späteren Verlauf der Abheilung wird es möglich, das Corticoid-Präparat nur noch intervallmäßig einzusetzen (*Marghescu,* 1982; *Vickers,* 1982; *Huber,* 1983). Eine schematische Darstellung dieser Therapieform gibt Abb. 7.

Abb. 7: Kombination Stufen-, Intervalltherapie

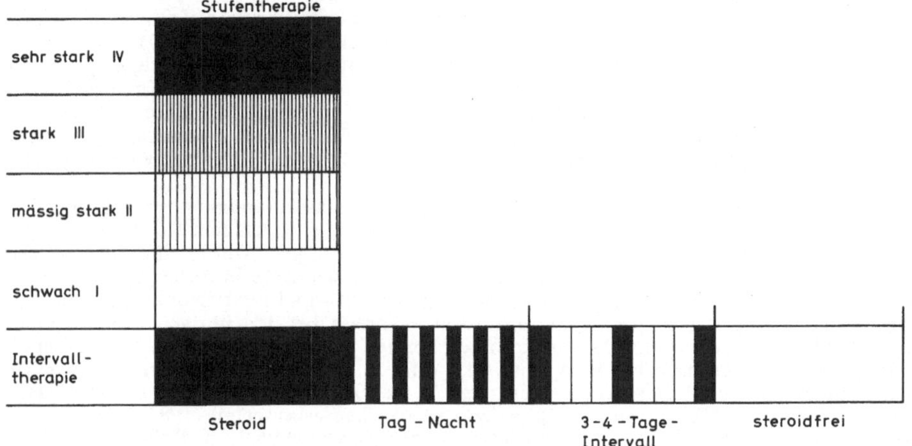

Literatur

Akers, W.A.: Risk of unoccluded topical steroids in clinical trials. Arch. Derm. (Chicago) **116,** 786 (1980). – *Akers, W.A.:* Topical corticosteroids: Proof of efficacy in skin diseases. In: *Kligmann, A.M.* and *Leyden, J.J.,* Safety and efficacy of topical drugs and cosmetics, Grune & Stratton New York 1982, p.1. – *Almeyda, J., Burt, B.W.:* Double blind controlled study of treatment of atopic eczema with a preparation of hydrocortisone in a new drug delivery system versus betamethason-17-valerate. Brit. J. Derm. **91,** 579 (1974). – *Altmeyer, P.:* Zur Tachyphylaxie von Corticoiden an Normalhaut und im Entzündungsmodell. Ärztl. Kosmetol. **7,** 134 (1977). – *Altmeyer, P.:* Ein Beitrag zur Histologie der von Corticoidexterna verursachten Hautveränderungen. Hautarzt **28,** 83 (1977 b). – *Altmeyer, P., Krumrey, K.:* Neue experimentelle Untersuchungsergebnisse über Corticoidexterna. Ärztl. Kosmetol. **8,** 292 (1978). – *Altmeyer, P.:* Über die Wirksamkeit von Steroidsalben unterschiedlicher Konzentration. Ärztl. Kosmetol. **10,** 311 (1980 a). – *Altmeyer, P.:* Neuere Ergebnisse reflexionsphotometrischer Bestimmungen über Vasokonstriktion nach topischer Steroid-Applikation. Aktuelle Derm. **6,** 123 (1980). – *Altmeyer, P., Zaun, H.:* Ergebnisse reflexionsphotometrischer Bestimmungen der Vasokonstriktion neach topischer Steroidapplikation V. Arch. derm. Res. **255,** 51 (1976). – *Altmeyer, P., Zaun, H.:* Ergebnisse reflexionsphotometrischer Bestimmungen der Vasokonstriktion nach topischer Steroidapplikation III. Arch. derm. Forsch. **250**, 381 (1974). – *Anjo, D.M., Feldman, R.J., Maibach, H.I.:* Methods of predicting percutaneous penetration in man. In: Percutaneous absorption of steroids. *Mauvais-Jarvis, P., Vickers, C.F.H., Wepierre, J.* Academic Press London, 1980, p. 31. – *Aschoff, S., Leonhardi, G.:* Vergleichende klinische und pharmakologische Untersuchungen mit verschiedenen Hautcorticosteroiden bei Kindern. Aktuelle Derm. **6**, 197 (1980). – *Axelrod, L.:* Glucocorticoid therapy. Medecine **55**, 40 (1976). – *Baden, H.P.:* Hydrocortisone vs high-potency corticosteroid ointments. Arch. Derm. (Chicago) **114**, 798 (1978). – *Baker, H., Ryan, T.J.:* Generalised pustular psoriasis: a clinical and epidemiological study of 104 cases. Brit. J. Derm. **80**, 771 (1968). – *Barry, B.W.:* Bio-availability of topical steroids. Dermatologica (Basel) **152**, Suppl. 1, 47 (1976). – *Barry, B.W., Woodford, R.:* Comparative bio-availability and activitiy of proprietary topical corticosteroid preparations: vasonconstrictor assay on thirty-one ointments. Brit. J. Derm. **93**, 563 (1975). – *Barry, B.W., Woodford, R.:* Proprietary hydrocortisone creams: vasoconstrictor activities and bio-availability of six preparations. Brit. J. Derm. **95**, 423 (1976). – *Barry, B.W., Woodford, R.:* Vasoconstrictor activites and bio-availabilities of seven proprietary corticosteroid creams assessed using non-occluded multiple dosage regimen; clinical implications. Brit. J. Derm. **97**, 555 (1977). – *Borelli, S., Gehrken, H.:* Therapeutische Vergleichsuntersuchungen mit zwei corticosteroidhaltigen Externa bei atopischer konstitutioneller Neurodermitis. Schweiz. Rdsch. Med. (Praxis) **60**, 1239 (1971). – *Borelli, S., Gehrken, H., Koch, E.:* Doppelblind-Vergleichsuntersuchung von 2 externen Pflegepräparaten bei chronisch-rezidivierenden Dermatosen. Inf. Arzt **3**, 1 (1975). – *Braun Falco, O.:* Steroid-Externa: vermeidbare Nebenwirkungen. Münch. med. Wschr. **121**, 118 (1979). – *Böttger, E., Koch, E., Tronnier, H.:* Klinisch-experimentelle Prüfung auf antientzündliche Wirksamkeit von Corticoidexterna. Berufsdermatosen **25**, 53 (1977). – *Boxley, J.D., Dawber, R.P.R., Summerly, R.:* Generalized pustular psoriasis on withdrawal of clobetasol propionate ointment. Brit. med. J. **2**, 255 (1975). – *Calnan, C.D.:* Use and abuse of topical steroids. Dermatologica (Basel) **152**, Suppl. 1, 247 (1976). – *Carruthers, J.A., Staughton, R.C.D., August, P.J.:* Penetration of topical steroid preparations. Arch. Derm. **113**, 522 (1977). – *Carruthers, J.A., August, P.J., Staughton, R.C.D.:* Observations on the systemic effect of topical clobetasol proprionate (Dermovate). Brit. med. J. **4**, 203 (1975). – *Champion, R.H., Goldin, D.:* Clinical aspects of topical therapy. Pharm. J. **218**, 328 (1975). – *Chernosky, M.E., Schmidt, J.D.:* Adverse side effects after topical fluorinated corticosteroid therapy. Arch. Derm. (Chicago) **108**, 132 (1973). – *Cornell, R.C., Stoughton, R.B.:* Use of glucocorticosteroids in psoriasis. Pharmac. Ther. **11**, 497 (1980). – *Cotteril, J.A.:* Perioral dermatitis. Brit. J. Derm. **101**, 259 (1979). – *Darley, C.R., Munro, D.D.:* Topical skin preparations. Mims Magazine 15. Jan., p. 31 (1979). – *Dykes, P.J., Marks, R.:* The atrophogenicity of 1% hydrocortisone plus 10% urea (alphaderm). A comparison with other corticosteroids. Clin. Tr. J. **14**, 139 (1977). – *Dykes, P.J., Marks, R.:* An appraisal of the methods used in the assessment of atrophy from topical corticosteroids. Brit. J. Derm. **101**, 599 (1979). – *Eaglstein, W.H., Farzad, A., Capland, L.:* Topical corticosteroid therapy: efficacy of frequent application. – Editorial: The hazardous jungle of topical steroid. Lancet **2**, 487 (1977). – *Freiwel, M.:* Percutaneous absorption of topical steroids in children. Brit. J. Derm. **81**, 113 (1969). – *Feiwel, M., James, V.H.T., Barnett, E.S.:* Effect of potent topical steroids on plasma-cortisol levels on infants and children with eczema. Lancet **1**, 485 (1969). – *Feldmann, R.J., Maibach, H.I.:* Regional variations in percutaneous penetration of 14C cortisol in man. J. invest. Derm. **48**, 181 (1967). – *Feldman, R.J., Maibach, H.I.:* Percutaneous penetration of sol in man. J. invest. Derm. **48**, 181 (1967). – *Feldman, R.J., Maibach, H.I.:* Percutaneous penetration of steroids in man. J. invest. Derm. **52**, 89 (1969). – *Feuerstein, F.:* Die Tätigkeit niedergelassener Dermatologen anhand einer Umfrage. Schrifttum u. Praxis **12**, 54 (1981). – *Fisher, L.B., Maibach, H.I.:* The effect of corticosteroids on human epidermal mitotic activity. Arch. Derm. (Chicago) **103**, 39 (1971). – *Flasch, H., Hofferber, E.:* Penetrationskinetik von Fluocortolon aus einer neuen Salben- und Cremegrundlage. Arzneimittel-Forsch. **30**, 625 (1980). – *Frederiksson, T., Lassus, A., Bleeker, J.* Treatment of psoriasis and atopic dermatitis with halcinonid cream applied once and three times daily. Brit. J. Derm. **102**, 575 (1980). – *Frosch, P.J., Kligman, A.M., Wendt, H.:* The Duhring chamber test for assaying corticosteroid atrophy in humans. In: *Mauvais-Jarvis, P., Vickers, C.F.H., Wepierre, J.:* Percutaneous absorption of steroids. Academic press, London (1980) p. 185. – *Frosch, P.J.:* Methods for quantifying the cutaneous adverse effects of topical corticosteroids. In: *Kligman, A.M. and Leyden, J.J.:* Safety and efficacy of topical drugs and cosmetics. Grune & Stratton New York 1982, p. 119. – *Früh, H.:* Einfluß von Urea in einem Corticoid-Dermaticum auf die Vasokonstriktion. Z. Hautkr. **58**, 1983 (in Druck). – *Garretts, M.:* Controlled double-blind comparative trial with fluprednylidene acetate cream and its base. Arch. derm. Forsch. **251**, 165 (1975). – *Gartmann, H.:* Corticosteroide in der Behandlung von Dermatosen. Med. Mo. Pharm. **2**, 45 (1979). – *Gloor, M.:* Pharmakologie dermatologischer Externa. Springer-Verlag Berlin Heidelberg New York, p. 125 (1982). – *Gloor, M.:* Pharmakologie dermatologischer Externa. Springer-Verlag Berlin Heidelberg New York, p. 171 (1982). – *Go, M.J.Th.H., Wuite, J.:* Comparative study of triamcinolone acetonide and hydrocortisone-17-butyrate in rosacea with special regard to the rebound phenomenon. Dermatologica (Basel) **152**, Suppl. 1, 239 (1976). – *Goerz, G.:* Einige Gefahren der Corticosteroid-Behandlung in der Dermatologie. Z. Hautkr. **43**, 409 (1968). – *Grobe, J.W.:* Alternierendes Behandlungsschema bei Dermatosen. Ärztl. Praxis **89**, 2899 (1978). – *Günther, S.:* Über Häufigkeit und Ausmaß unerwünschter Nebenwirkungen im Kindesalter: Ergebnisse dermatologischer Untersuchungen an Kindern mit chronischen Erkrankungen im Alter von 1 bis 15 Jahren. Z. Hautkr. **51**, 569 (1976). – *Haleblian, J.K.:* Bioassays used in the development of topical dosage forms. J. pharm. Sci. **65**, 417 (1976). – *Haneke, E.:* Für die Praxis wichtige Hautkrankheiten im Kindesalter. Therapiewoche **29**, 4296 (1979). *Günther, S.:* Systemische Nebenwirkungen durch Externcorticoide: Ergebnisse dermatologischer Untersuchungen an Kindern mit Neurodermitis. Z. Hautkr. **51**, 838 (1976). – *Harst, L.C.A. v.d., Jonge, H. de, Pot, F., Polano, M.K.:* Comparison of two application schedules for clobetasol-17-propionate. Acta derm.-vener. (Stockh.) **62**, 270 (1982). – *Hauss, H., Proppe, A.:* Corticoidsparende Behandlungsweisen in der Dermatologie. Therapiewoche **27**, 5340 (1977). – *Henschel, V., Jaminet, F.:* Etude comparative de l'activité vasoconstrictrice de préparations renfermant des corticostéroïdes topiques. J. Pharm. Belg. **29**, 3 (1974). – *Hill, C.J.H., Rostenberg, A.:* Adverse effects from topical steroids. Cutis **21**, 624 (1978). – *Hornstein, O.P., Wilsch, L., Scheiber, W.:* Hautschäden durch prolongierte externe Corticosteroidanwendung. Therapiewoche **25**, 4905 (1975). – *Hradil, E., Lindström, C., Möller, H.:* Intermitted treatment of psoriasis with clobetasol propionat. Acta derm.-vener. (Stockh.) **58**, 375 (1978). – *Huber, H.P.:* Differenzierte Corticoidanwendung, Intervall-/Stufentherapie. Swiss Med. (im Druck). – *Ippen, H., Bernecker, H.A.:* Corticoid-Externa. Dtsch. med. Wschr. **101**, 1263 (1976). – *Jablonska, S., Groniowska, M, Dabrowski, J.:* Comparative evaluation of skin atrophy in man induced by topical corticoids. Brit. J. Derm. **100**, 193 (1979). – *Jackson, R.:* Side effects of potent topical corticosteroids. CMA J. **118**, 173 (1978). – *James, M.P., Black, M.M., Sparkes, C.G.:* Measurement of dermal atrophy induced by topical steroids using a radiographic technique. Brit. J. Derm. **96**, 303 (1977). – *Jones, E.W.:* Steroid atrophy – a historical appraisal. Dermatologica (Basel) **152**, Suppl. 1, 107 (1976). – *Kaidbey, K.H., Kligman, A.M.:* Assay of topical corticosteroids by suppression of experimental inflammation in humans. J. invest. Derm. **63**, 292 (1974). – *Kaidbey, K.H., Kligman, A.M.:* Assay of topical corticosteroids. Arch. Derm. (Chicago) **112**, 808 (1976). – *Klaschka, F.:* Nachbehandlung von Ekzempatienten. Ärztl. Kosmetol. **12**, 88 (1981). – *Kligman, A.M., Kaidbey, K.H.:* Hydrocortisone revisted, an historical and experimental evaluation. Cutis **22**, 232 (1978). – *Konzelmann, M., Harms, M.:* Diflarasondiacetat-Creme im Vergleich mit Betamethasondipropionat-Creme bei der Behandlung von Ekzemen. Schweiz. Rdsch. Med. (Praxis) **72**, 709 (1983). – *Magnus, A.D., Haigh, J.M., Kaufer, I.:* Release of betamethasone-17-valerate from extemporaneous dilutions of a proprietary topical cream. Dermatologica (Basel) **163**, 331 (1981). – *Langen, M.L., Psenicka, F.G.:* Diflucortolonvalerianat (Nerisona®) bei der Behandlung corticoidempfindlicher Dermatosen im Kindesalter. Z. Hautkr. **52**, 1244 (1977). – *Lawless, J., Stubbs, S.:* Comparative efficacy of once-a-day diflonasone diacetate and t.i.d. hydrocortisone in treating eczematous dermatitis. Curr. Ther. Res. **23**, 159 (1978). – *Leonhardi, G., Schneider, Ch., Neufahrt, A., Gürenci, J.:* Struktur und Wirkung der Hautcorticosteroide. Therapiewoche **30**, 6168 (1980). – *Leyden, J.J., Thew, M., Kligman, A.M.:* Steroid rosacea. Arch. Derm. (Chicago) **110**, 619 (1974). – *Lischka, G.:* Unerwünschte Folgen lokaler Glucocorticoid-Anwendung. Pädiat. Praxis **18**, 361 (1977). – *Lutsky, B.N., Berkenkopf, J., Fernandez, X., Monahan, M., Watnik, A.S.:* Selective effects of 7α-halogeno substitution on corticosteroid activity: Sch 22219 and Sch 23409. Arzneimittel-Forsch. **29**, 992 (1979). – *Macher, E.:* Glucocorticosteroidtherapie aus der Sicht des Dermatologen. Therapiewoche **31**, 6266 (1981). – *Maibach, H.I.:* In vivo percutaneous penetration of corticoids in man and unresolved problems in their efficacy. Dermatologica (Basel) **152**, Suppl. 1, 11 (1976). – *Main, R.A., White, M.I.:* Choice of topical corticosteroids. Practitioner **219**, 456 (1977). – *Marghescu, S.:* Grundlagen der externen Dermotherapie. Therapiewoche **25**, 20 (1975). – *Marghescu, S.:* Nebenwirkungen von Glucocorticosteroiden an der Haut. Natabene medici **3**, 125 (1978). – *Marghescu, S.:* Pharmacotherapie in der Praxis bei Erkrankungen der Haut. Therapiewoche **32**, 2917 (1982). – *Marghescu, S.:* Externe Corticoidtherapie: Kontinuierliche versus diskontinuierliche Anwendung. Hautarzt **34**, 114 (1983). – *Marghescu, S.:* Vehikelwirkung auf die Haut. Ärztl. Kosmetol. **12**, 85 (1981). – *Marks, R., Pongeshirun, D., Saylant, T.:* A method for the assay of topical corticosteroids. Brit. J. Derm. **18**, 69 (1973). – *Marks, R.:* Methods for the assessment of skin atrophogenicity of topical corticosteroids. Dermatologica (Basel) **152**, Suppl. 1, 117 (1976). – *Marks, R., Dykes, P., Tan, C.Y.:* Die Aufklärung und Messung corticosteroidbedingter Atrophie der Haut. Aktuelle Derm. **6**, 43 (1980). – *Marshall, R.C., du Vivier, A.:* The effects on epidermal DNA synthesis of the butyrate esters of clobetasone and clobetasole, and the propionate ester of clobetasol. Brit. J. Derm. **98**, 355 (1978). – *Mauvais-Jarvis, P., Vickers, C.F.H., Wepierre, J.:* Percutaneous absorption of steroids. Academic Press London, New York, Toronto, Sydney, San Francisco 1980. – *Meenan, F.O.C.:* The treatment of atopic dermatitis with clobetasol propionate. J. Irish med. Ass. **70**, 316 (1977). – *Meinhof, W.:* Therapie der Ekzem-Krankheiten in der Praxis. Fortschr. Med. **95**, 1113 (1977). – *Miller, J.A., Munro, D.D.:* Topical corticosteroids: clinical pharmacology and therapeutic use. Drugs **19**, 119 (1980). – *Moës-Henschel, V., Jaminet, F.:* Pénétration percutanée de corticostéroides à partir de préparations d'activité thermodynamique identique. J. Pharm. Belg. **31**, 367 (1976). – *Müller, K.H., Pflugshaupt, Ch.:* Review. Harnstoff in der Dermatologie. Zbl. Haut- u. Geschl.-Kr. **142**, 157 (1979). – *Munro, D.D.:* The effect of percutaneously absorbed steroids on hypothalamic-pituitary-adrenal function after intensive use in in-patients. Brit. J. Derm. **94**, Suppl. **12**, 67 (1976). – *Munro, D.D.:* Topical corticosteroid therapy and its effect on the hypothalamic-pituitary-adrenal axis. Dermatologica (Basel) **152**, Suppl. 1, 173 (1976 a). – *Nasemann, Th.:* Extern-medikamentöse Beeinflussung der Haut durch Corticosteroide. Dtsch. Apoth. Ztg. **113**, 219 (1973). – *Neumann, L.:* Efficacy of two fluorinated topical steroids in the treatment of common eczemas, on once-a-day treatment schedule. Acta derm.-vener. (Stockh.) **67**, Suppl. 74 (1972). – *Nikolowski, W.:* Cortisonschäden der Haut. Aktuelle Derm. **1**, 9 (1975). – *Nilsson, J.E., Gip, L.J.:* Systemic effects of local treatment with high doses of potent corticosteroids in psoriatics. Acta derm.-vener. (Stockh.) **59**, 245 (1979). – *Nolting, S., Passmann, M.:* Entstehung und Bedeutung der perioralen Dermatitis. Münch. med. Wschr. **119**, 49 (1977). – *Pace, W.E.* Topical corticosteroids. Canad. med. Ass. J. **108**, 13 (1973). – *Pepler, A.F., Woodford, R., Morrison, J.C.:* The influence of vehicle composition on the vasoconstrictor activity of betamethason-17-benzoate. Brit. J. Derm. **85**, 171 (1971). – *Pierard, G.E.:* Iatrogenic alteration of the biochemical properties of human skin. Brit. J. Derm. **98**, 113 (1978). – *Pierard, G.-E.:* La tachyphylaxie et les corticostéroïdes topiques. Nouv. derm. **2**, 8 (1983). – *Polano, M.K.,*

Hagenouw, J.R.B., Richter, J.R.: Advances in topical corticosteroid therapy. Dermatologica (Basel) **152**, Suppl., 1–276 (1976). – *Polano, M.K., Ponec, M.:* Bioavailability and effects of various vehicles on percutaneous absorption. In: Percutaneous absorption of steroids. *Mauvais-Jarvis, P., Vickers, C.F.H., Wepierre, J.* Academic Press London, 1980, p. 67. – *Polano, M.K., Ponec, M.:* Dependence of corticosteroid penetration on the vehicle. Arch. Derm. (Chicago) **112**, 675 (1976). – *Ponec, M.:* Penetration of corticosteroids through the skin in relation to the vehicle. Dermatologica (Basel) **152**, Suppl. 1, 37 (1976). – *Ponec, M.:* Wirkung der Corticosteroide auf das Wachstum und auf die Kollagensynthese von kultivierten menschlichen Hautfibroblasten. Aktuelle Derm. **6**, 91 (1980). – *Ponec, M., Polano, M.K.:* Hydrocortisone butyrate penetration through epidermis in vitro. Arch. derm. Forsch. **245**, 381 (1972). – *Posternak, F.:* Effects secondaires de l'application intempestive des corticoïdes locaux. Schweiz. Rdsch. Med. (Praxis) **66**, 16 (1977). – *Poulsen, B.J.:* Diffusion of drugs from topical vehicles. An analysis of vehicle effects. In: *Montagna, W., Stoughton, R.B., van Scott, E.J.* (eds.): Pharmacology and the skin. Appleton-Century-Crofts. New York: [Advances in biological sciences, **12**, 495 (1972)]. – *Poulsen, B.J., Chowhan, Z.T., Pritchard, R., Katz, M.:* The use of mixtures of topical corticosteroids as a mechanism for improving total drug bioavailability: a preliminary report. Curr. Probl. Derm. **7**, 107 (1978). – *Proppe, A.:* Indikationen einer dermatologischen Corticoidtherapie. Therapiewoche **28**, 7964 (1978). – *Proppe, A.:* Nachbehandlung trockener Hautzustände. Ärztl. Kosmetol. **12**, 98 (1981). – *Roeckl, H., Schubert, E.:* Zur „Therapie" der sogenannten perioralen Dermatitis. Hautarzt **22**, 527 (1971). – *Rohde, B., Reinel, D.:* Psoriasisbehandlung innerhalb einer Halbseitenstudie mit Syracort und Syracerin. Dtsch. Derm. ·**28**, 80 (1980). – *Ronn, H.H.:* Fluocinonide compared with betamethasone in the treatment of eczema and psoriasis. Practitioner **216**, 707 (1976). – *Sarkany, I., Gaylarde, P.M.:* Effect of bases and accelerants on the anti-inflammatory activity of topical corticosteroids. Dermatologica (Basel) **152**, Suppl. 1, 81 (1976). – *Schaefer, H., Zesch, A., Stüttgen, G.:* Penetration von Medikamenten in die Haut. Hautarzt **26**, 449 (1975). – *Schaefer, H., Stüttgen, G., Zesch, A., Schalla, W., Gazith, J.:* Quantitative determination of percutaneous absorption of radiolabeled drug in vitro and in vivo by human skin. Curr. Probl. Derm. **7**, 88 (Karger, Basel 1978). – *Schaefer, H., Zesch, A., Stüttgen, G.:* Penetration, permeation and absorption of triamcinolone acetonide in normal and psoriatic skin. Arch. derm. Res. **258**, 241 (1977). – *Schalla, W., Bauer, E., Schaefer, H.:* Beeinflussungsgrößen der Penetration von Steroidexterna Aktuelle Derm. **6**, 3 (1980). – *Schell, H., Hornstein, O.P.:* Endogener Cortisolrhythmus und Epidermisproliferation. Aktuelle Derm. **6**, 27 (1980). – *Schmitz, H., Flinzer, E.:* Zur Frage einer periodisierten Anwendung topischer Corticoide. Arzneimittel-Forsch. **32**, 430 (1982). – *Scholtz, J.R., Nelson, D.H.:* Some quantitative factors in topical corticosteroid therapy. Clin. Pharmacol. Ther. **6**, 496 (1965). – *Schöpf, E.:* Nebenwirkungen externer Corticosteroidtherapie. Hautarzt **23**, 295 (1972). – *Schöpf, E.:* Side effects from topical corticosteroid therapy. Ann. clin. Res. **7**, 353 (1975). – *Schöpf, E.:* Gesamtdiskussion. Aktuelle Derm. **6**, 207 (1980). – *Schöpf, E.:* Corticoiddermatica, Untersuchungsmodelle zu ihrer Beurteilung. Titisee-Symposium, 5. u. 6. Okt. 1979, Aktuelle Derm. **6**, 1–212 (1980). – *Schöpf, E.:* Corticoid-Dermatika. Untersuchungsmodelle zu ihrer Beurteilung. Aktuelle Derm. **6**, 1–212 (1980). – *Scott, A., Kalz, F.:* The effect of the topical application of corticotrophin, hydrocortison and fluorocortison on the process of cutaneous inflammation. J. invest. Derm. Syph. **26**, 361 (1956). – *Senter, T.P., Stimson, D.H., Charles, G.:* The efficacy of two treatment regimens using the same topical corticoids in psoriatics. Clin. Res. **29**, 285A (1981). – *Simon, N., Dobozy, A.:* Effect of hydrocortisone-17-butyrate on the percutaneous absorption of antibiotics. Dermatologica (Basel) **152**, Suppl. 1, 215 (1976). – *Sneddon, I.B.:* Perioral dermatitis. Brit. J. Derm. **87**, 430 (1972). – *Sneddon, I.B.:* The danger of indiscriminate use of topical corticosteroids. Prescriber's J. **14**, 1 (1974). – *Sneddon, I.B.:* Clinical use of topical corticosteroids. Curr. Ther. **17**, 35 (1976). – *Sneddon, I.B.:* Clinical use of topical corticosteroids. Curr. Ther. **17**, 35 (1976). – *Sneddon, I.B.:* Clinical use of topical corticosteroids. Drugs **11**, 193 (1076 a). – *Sneddon, I.B.:* Atrophy of the skin; the clinical problems. Brit. J. Derm. **94**, Suppl. 12, 121 (1976 b). – *Solomon, L.M., Wentzel, H.E., Greenberg, M.S.:* Studies in the mechanism of steroid vasoconstriction. J. invest. Derm. **44**, 129 (1965). – *Steigleder, G.K., Enderer, K., Braun, J.:* Erfahrungen bei der Testung „entschärfter" Glucocorticoidpräparate. Aktuelle Derm. **6**, 185 (1980). – *Stengel, R., Schöpf, E.:* Tachyphylaxie topischer Steroide im Pyrexal-Erythem-Test, einem Entzündungsmodell am Menschen. Zbl. Haut.- u. Geschl.-Kr. **148**, 371 (1982). – *Stoughton, R.B.:* Corticosteroids in psoriasis. Proceedings of the International Symposium. Ed. Farber E.M., Cox A.J., Stanford University Press, Stanford, 1971, p. 367. – *Stoughton, R.B.:* Penetration of drugs through the skin. Dermatologica (Basel) **152**, Suppl. 1, 27 (1976). – *Stoughton, R.B.:* Perspectives in topical glucocorticosteroids. Progr. Derm. **9**, 7 (1975). – *Stoughton, R.C.D., August, P.J.:* Cushing's syndrome and pituitary-adrenal suppression due to clobetasol propionate. Brit. med. J. **2**, 419 (1975). – *Stüttgen, G.:* Pharmakokinetik und Effektivität von Hauttherapeutika. Hautarzt **31**, 199 (1981). – *Sudilovsky, A., Muir, J.G., Bocobo, F.C.:* A comparison of single and multiple applications of halcinonide cream. Int. J. Derm. **20**, 609 (1981). – *Swartz, S.L., Dluhy, R.G.:* Corticosteroids: clinical pharmacology and therapeutic use. Drugs **16**, 238 (1978). – *Tomoka, M.T., Ochoa, A.G.:* Clinical efficacy of fluocinonide in some common dermatoses. Wien. med. Wschr. **15**, 247 (1973). – *Tronnier, H.:* Aussprache. Berufsdermatosen **23**, 78 (1975). – *Verbov, J.:* Topical steroids. Lancet **2**, 487 (1977). – *Vickers, C.F., Charters, S.C., Walker, S. R.:* The use of topical steroids of differing potency in the management of the atopic child. Brit. J. Derm. **94**, Suppl. 12, 129 (1976). – *Vickers, C.F.H.:* Reservoir effect of human skin: pharmacological speculation. In: Percutaneous absorption of steroids (eds. *Mauvais-Jarvis, P., Vickers, C.F.H., Wepierre, J.*), Academic Press., London, 1980, p. 19. – *Vickers, C.F.H.:* Treatment of severe atopic eczema with potent steroids. Brit. J. Derm. **107**, Suppl. 22, 39 (1982). – *du Vivier, A.:* Tachyphylaxis to topically applied steroids. Arch. Derm. (Chicago) **112**, 1245 (1976). – *du Vivier, A., Stoughton, R.B.:* Tachyphylaxis to the action of topically applied corticosteroids. Arch. Derm. (Chicago)

111, 581 (1975). – *du Vivier, A., Stoughton, R.B.:* Acute tolerance to effects of topical glucocorticosteroids. Brit. J. Derm. **94,** Suppl. 12, 25 (1976). – *Weber, G.:* Rosacea-like dermatitis. Contraindication or intolerance reaction to strong steroids. Brit. J. Derm. **86,** 253 (1972). – *Weber, G.:* Perioral dermatitis, an important side-effect of corticosteroids. Dermatologica (Basel) **152,** Suppl. 1, 161 (1976). – *Weirich. E.G.:* Zur Pharmakologie der Dermatocorticoide. Z. Hautkr. **53,** 133 – 140, 189, 209, 247 (1978). – *Weitgasser, H.:* Klinische Untersuchungen mit Fluprednylidenacetat. Wien. Med. Wschr. **122,** 53 (1972). – *Weitgasser, H.:* Erfahrungen mit magistraliter zubereiteten Verdünnungen eines neuen Flumethasonpivalat-Triclosan-Dermaticums in der dermatologischen Praxis. Wien. med. Wschr. **129,** 193 (1979). – *Wendt, H.:* bei *E. Bohnert* et al.: Corticosteroide in der Dermatotherapie. Aktuelle Derm. **8,** 94 (1982). – *Wendt, H., Frosch, P.J.:* Clinico-pharmacological models for the assay of topical corticoids. Karger Verlag Basel 1982, p. 13 – 59. – *Wester, R.C., Maibach, H.I.:* Relationship of topical dose and percutaneous absorption in rhesus monkey and man. J. invest. Derm. **67,** 518 (1976). – *Wester, R.C., Noonan, P.K., Maibach, H.I.:* Frequency of application on percutaneous absorption of hydrocortisone. Arch. Derm. (Chicago) **113,** 620 (1977). – *Wester, R.C., Noonan, P.K., Maibach, H.I.:* Percutaneous absorption of hydrocortisone increases significantly with chronic application. J. invest. Derm. **72,** 206 (1979). – *Whitefield, M., McKenzie, A.W.:* A new formulation of 0.1% hydrocortisone cream with vasoconstrictor activity and clinical effectiveness. Brit. J. Derm. **92,** 585 (1975). – *Wieriks, J., Hespe, W., Jaitly, K.D., van Kan, B.L.:* Topical and systemic effects of hydrocortisone-17-butyrate. Dermatologica (Basel) **152,** Suppl. 1, 181 (1976). – *Wilkinson, D.S., Kirton, V., Wilkinson, J.D.:* Perioral dermatitis: A 12year review. Brit. J. Derm. **101,** 245 (1979). – *Wolf, J.E., Hubler, W.R., Guzick, N.D. 1974:* Mechanism of steroid-induced vasoconstriction. Zitiert nach *du Vivier, A., Stoughton, R.B.:* Arch. Derm. (Chicago) **111,** 581 (1975). – *Woodbridge, P.A., Sparkes, C.G.:* Manging chronic skin conditions with two differing topical corticosteroids. Dermatologica (Basel) **158,** 299 (1979). – *Woodford, R., Haig, J.M., Barry, B.W.:* Possible dosage regimens for topical steroids, assessed by vasoconstrictor assays using multiple applications. Dermatologica (Basel) **166,** 136 (1983). – *Yip, Y.W., Li Wan Po, A.:* The stability of betamethason-17-valerate in semi-solid bases. J. Pharm. Pharmacol. **31,** 400 (1979). – *Young, J.M., Yoxall, B.E., Wagner, B.M.:* Corticosteroid-induced dermal atrophy in the rat. J. invest. Derm. **69,** 458 (1977). – *Zaun, H., Altmeyer, P.:* Ergebnisse reflexphotometrischer Bestimmungen der Vasokonstriktion nach topischer Steroidapplikation. Arch. derm. Forsch. **247,** 379 (1973). – *Zesch, A., Schaefer, A.:* Penetrationskinetik von radiomarkiertem Hydrocortison aus verschiedenen Salbengrundlagen in die menschliche Haut. I. In vitro. Arch. derm. Forsch. **246,** 335 – 354 (1973). – *Zesch, A., Schaefer, A.:* Penetrationskinetik von radiomarkiertem Hydrocortison aus verschiedenartigen Salbengrundlagen in die menschliche Haut. II. In vivo. Arch. derm. Forsch. **252,** 245 (1975).

Addendum zur Literatur

Altmeyer, P., Cremer, C.: Results of reflexphotometric determinations of vasoconstriction after topical steroid application. Arch. Derm. Res. **257,** 281 (1977). – *Barry, B.W., Woodford, R.:* Comparative bioavailability of proprietary topical corticosteroid preparations; vasoconstrictor assays of thirty creams and gels. Brit. J. Derm. **91,** 323 (1974). – *Bohnert, E., Bonatz, G., Häberle, M., Hoppe, U., Voigtländer, V.:* Corticosteroide in der Dermatotherapie. Aktuelle Derm. **8,** 94 (1982). – *Burn, J. H., Rand, M. J.:* The action of sympathomimetic amines in animals treated with reserpine. J. Physiol. **144,** 314 (1958). – *Chen, K.K., Meek, W.J.:* Further studies of the effect of ephedrin on the circulation. J. Pharmacol. Exp. Ther. **28.** 31 (1926). – *Engst, R.:* Nachbehandlung mit indifferenten pflegenden Hautsalben. Hautarzt **32,** 213 (1981). – *Gschwandtner, W.R.:* Über die perkutane Anwendung der Kortikosteroide und ihre Nebenwirkungen. Wien. klin. Wschr. **84,** 49 (1974). – *Halprin, K.M., Yoshikawa, K., Adachi, K., Levine, V.:* On the failure of steroids to stimulate epidermal cyclic AMP formation. In: Mechanisms of topical corticosteroid activity; *Wilson, L., Marks, R.* (eds). Churchill Livingstone Edinburgh 1976, p. 33. – *Hopsu-Havu, V.K., Tuohimaa, P.:* Quantitative and radioautographic studies on the penetration kinetics of 9α-fluoro-16-methylene-prednisolone-21-acetate-7-T in human skin. Arch. klin. exp. Derm. **239,** 252 (1970). – *Huber, H.P., Pflugshaupt, C.:* Ergebnisse einer systematischen Kortikoid-Grundlagen-Intervalltherapie. Schweiz. Rdsch. Med. (Praxis) **68,** 821 (1979). – *McKenzie, A.W., Stoughton, R.B.:* Method for comparing percutaneous absorption of steroids. Arch. Derm. **86,** 608 (1962). – *Kölmel, K., Schnuch, A.:* Wirkung verschiedener Kortikosteroide auf UVB und PUVA-Erythem. Aktuelle Derm. **6,** 117 (1980). – *Kukita, A., Yamada, K., Takeda, Y.:* Systemic effects and percutaneous absorption of topically applied 0,1% hydrocortisone 17-butyrate. Dermatologica **152,** (Suppl. 1) 197 (1976). – *Poulsen, J., Rorsman, H.:* Ranking of glucocorticoid creams and ointments. Acta Dermatovener (Stockholm) **60,** 57 (1980). – *Queille, C., Saurat, J.-H.:* La corticothérapie locale en pédiatrie. Ann. Dermatol. Vénérol. (Paris) **107,** 1091 (1980). – *Ring, J.:* Spezifische Wirkstoffe in der dermatologischen Therapie. Pharmazie in unserer Zeit **11,** 138 (1982). – *Schäfer, H., Schalla, W.:* Kinetics of percutaneous absorption of steroids. In: Percutaneous absorption of steroids; *Mauvais-Jarvis, P., Vickers, C.F.H., Wepierre, J.* (eds). Academic press London 1980, p. 53. – *Stevanovic, D.V., Wilson, L., Sparkes, C.G.:* A separation of clinical from epidermal thinning effect in the topical glucocorticoid clobetasone butyrate. Brit. J. Derm. **96,** 76 (1977). – *Thune, P.:* The effect of corticosteroids on skin pulses. In: Mechanisms of topical corticosteroid activity; *Wilson, L., Marks, R.* (eds) Churchill Livingstone Edinburgh 1976, p. 25. – *Vickers, C.F.H.:* Stratum corneum reservoir for drugs. In: *Montagna, W., Scott, E.J. van, Stoughton, R.B.* (eds). Advances in biology of skin, vol. XII, Pharmacology and the skin. Appleton-Century-Crofts, New York, 1972, p. 177. – *Vickers, C.F.H.:* Existence of reservoir in the stratum corneum. Arch. Derm. **88,** 20 (1963). – *Wilson, L., Marks, R.* (eds): Mechanisms of topical Corticosteroid Activity, Churchill Livingstone, Edinburgh 1976. – *Winkler, K.:* Hormonbehandlung in der Dermatologie. Verlag Walter de Gruyter & Co., Berlin 1969, p. 112. – *Woodford, R.:* Investigation of the release characteristics of Unguentum Merck as a diluent for topical corticosteroid preparations. Curr. Ther. Res. **29,** 17 (1981). –